中国医疗卫生人才培养体系的整体框架研究——规模、布局和管理体制

主　　编　孟庆跃　王志锋　侯建林

主　　审　王陇德

编　　委（按姓氏笔画排序）

王志锋　北京大学公共卫生学院

王陇德　中华预防医学会（中国工程院院士）

王彦斌　首都医科大学附属北京儿童医院

王媛媛　北京大学医学部教育处

王　楠　北京积水潭医院

田传胜　中华预防医学会

刘　阳　中国医学科学院医学信息研究所

张　驰　北京医院教育处

罗友晖　北京大学医学部教育处

孟庆跃　北京大学公共卫生学院

侯建林　北京大学医学教育研究所

贾金忠　北京大学研究生院医学部分院

北京大学医学出版社

ZHONGGUO YILIAOWEISHENGRENCAI PEIYANGTIXI DE ZHENGTIKUANGJIA
YANJIU-GUIMO BUJU HE GUANLITIZHI

图书在版编目（CIP）数据

中国医疗卫生人才培养体系的整体框架研究：规模、布局和管理体制 / 孟庆跃，王志峰，侯建林主编．— 北京：北京大学医学出版社，2019. 3

ISBN 978-7-5659-1755-4

Ⅰ．①中… Ⅱ．①孟… ②王… ③侯… Ⅲ．①医学院校－人才培养－研究－中国 Ⅳ．①R-4

中国版本图书馆CIP数据核字（2018）第019991号

中国医疗卫生人才培养体系的整体框架研究——规模、布局和管理体制

主　　编：孟庆跃　王志锋　侯建林
出版发行：北京大学医学出版社
地　　址：（100191）北京市海淀区学院路38号　北京大学医学部院内
电　　话：发行部 010-82802230；图书邮购 010-82802495
网　　址：http：//www.pumpress.com.cn
E-mail：booksale@bjmu.edu.cn
印　　刷：北京瑞达方舟印务有限公司
经　　销：新华书店
责任编辑：刘云涛　　**责任校对**：靳新强　　**责任印制**：李　啸
开　　本：850 mm × 1168 mm　1/16　　**印张**：14　**字数**：414千字
版　　次：2019年3月第1版　2019年3月第1次印刷
书　　号：ISBN 978-7-5659-1755-4
定　　价：115.00元

前 言

医学教育的根本目的是为社会提供优质的医疗卫生人力资源。高等医学教育培养的是医疗卫生人才的主力军，承担着为社会培养高素质医疗卫生人才的重任，其规模、布局和管理体制等对医疗卫生人才的有效供给有十分重要的影响。新中国成立以来，我国在医疗卫生人才培养方面取得了很大发展，同时依然存在方方面面的问题，例如高等医学教育扩招过快，医学教育资源地区分布不均衡，高校医学教育管理体制尚未完全理顺等。伴随高等教育政策及社会医疗环境的变化，我国高等医学教育在过去十余年间发生了巨大变化，扩招、院校合并、专业调整等成为这一时期的关键词，使医疗卫生人才培养的规模、布局和管理体制等发生了重大变化。

在高等教育中，教育规模与结构、质量等共同构成高等教育宏观发展战略的基本范畴。加强医学教育的宏观布控和教育质量保障，是培养高质量人才、为人民提供更好的卫生保健的需求。随着社会经济和医学教育理念的发展，在新的形势下如何使医疗卫生人才培养的数量、类型、层次、分布等更好地满足社会需求，也日益成为迫切需要研究和解决的问题。因此，十分有必要开展医疗卫生人才培养的规模、布局和管理体制研究，通过对规模变化趋势、结构与布局、管理体制比较等的系统研究，发现其中存在的问题，并在此基础之上为医疗卫生人才培养体系的改善提出具有可行性的建议。

本书是中国工程院咨询研究重点项目（编号 2013-XZ-21-3）“中国医疗卫生人才培养体系的架构、模式及适宜人才培养研究”子课题之一的研究成果。通过多种研究方法，综合运用定量和定性资料，从中国医疗卫生人才培养的规模、布局和管理体制研究三个方面为医疗卫生人才培养提供基础依据。

目　录

摘　要

本项研究采用文献综述、专家访谈、定量分析、实地访问等方法，对我国举办医学教育的普通高等院校的规模、布局和管理体制现状以及变迁进行了研究，分析了其与社会需求不相适应之处及其原因，并对院校设置、规模、管理体制以及医疗卫生人才培养整体框架的改进提出了政策性建议。

主要研究结果如下：

从医学类院校、招生、在校生、毕业生及医学类专任教师数量的变化情况可以看出，我国医疗卫生人才培养规模在1998—2012年间持续扩大，但增速趋于放缓。其中，举办医学教育的院校数量由189所增至590所，举办临床医学专业的院校数量由133所增至268所，每千万人口医学类院校数从1.5所增至4.4所。就办学类别而言，医学类院校的前三种类别分别是综合性大学、医药院校和理工院校。在此期间，医学类专业招生数的平均增长速度为15.1%，2012年达到58.7万人，15年间增加了6.1倍。其中，专科招生数的增长速度明显高于其他学历层次。医学类在校生数逐年增加，从1998年的30.2万人增加到2012年的210.4万人。医学类毕业生人数逐年增加，由6.6万人增至50.8万人。其中，专科层次医学类毕业生的增长速度最快，自2005年超过本科层次毕业生数后，其数量一直在不同学历层次医学类毕业生中居于首位。概括而言，医学类招生、在校生和毕业生数量在1998—2012年的平均增长速度均保持在15%左右。就医疗卫生人才培养规模增幅的变化情况而言，表现出前期快速、后期平缓的特点。1999年和2000年医学类招生数分别比上一年份增加了42.3%和37.9%。2005年以来，医学类招生、在校生年增长幅度保持在10%左右，2012年医学专业招生和毕业生量仅分别比2011年增加了0.5%和4%。医疗卫生人才培养规模对于一个国家或地区医疗卫生人才的培养潜能与有效供给、卫生人力资源的配置水平、医疗卫生服务的可得性与可及性等均具有重要影响。我国医疗卫生人才培养规模的扩大有利于提高卫生人力资源的配置水平和解决个别地区卫生人力短缺的问题，但也产生了生均教学资源不足、教学质量难以保证等问题。

医疗卫生人才培养规模存在地区失衡现象，西部与东中部地区之间的差距有扩大之势。我国医疗卫生人才培养的规模与办学条件在不同地区之间存在明显的规律性，从大到小或从好到差依次为东部、中部和西部地区。2012年，东部地区拥有医学类院校261所，明显高于中部地区（195所）和西部地区（134所）。东部地区医学类招生规模最大，学历层次水平也最高；中西部地区招生规模较小，并且一半以上为专科层次。就变化情况而言，东部和中部地区之间日趋接近或差距较小，而这两类地区与西部地区之间的差距却存在扩大之势。就医学类招生数而言，1998年西部地区分别比东部和中部地区少2.3万人和1.2万人，到2012年此差值分别上升为11.4万人和6.9万人，分别增加了9.1万人和5.7万人。同期内，中部地区医学类招生数与东部地区的差距由0.7万人增至4.4万人，两地区之间的差值仅增加了3.7万人。在医学类在校生和毕业生数量方面，也存在类似现象。

我国医学类院校的举办主体是省、地、市属等地方院校，民办医学类院校从无到有，发展速度明显快于公立医学类院校，开始在医疗卫生人才培养中占有一席之地，但办学条件与管理需要引起关注。在举办医学教育的院校中，2012年教育部直属院校为40所，中央非教育部门7所，地方教育部门274所，地方非教育部门134所，民办院校129所。我国自1998年开始，允许民间力量举办高等院校。此后，民办院校数量逐年增加，培养规模不断扩大。2012年，民办院校医学类专业招生数为8.8万人，占全国医学类招生数的15.0%；在校生数为31.4万人，占全国医学类在校生数的14.9%；毕业生数为7.2万人，占全国医学类毕业生数的14.3%。1998—2012年，民办医学院校招生、在校生和毕业生数量的平均增长速度分别为44.3%、59.2%和53.6%，均明显高于公立医学类院校相同指标的平均增幅（分别为11.8%、13.4%和17.6%）。从办学层次上看，民办医学类院校目前仍集中于专科和本科层次，尚未涉及硕士和博士研究生等未来高端医疗卫生人才的培养。虽然民办医学院校的发展有利于促进医疗卫生人才培养规模的扩大，但是其办学条件却令人无法乐观，有可能对医疗卫生人才培养质量产生不利影响。

院校合并使高等医学教育的管理体制和运行机制发生巨大变化，对医学卫生人才培养产生深远影响。自20世纪90年代我国推行院校合并政策以来，相当一部分单独设置的医药院校合并进入综合性大学。1990—2013年，全国涉及医学院校的合并共有76次，合并各级各类医学院校98所。目前，我国医疗卫生人才培养出现了综合性大学医学教育和单独设置医药院校教育两种形式。在综合性大学中，对于医学教育的管理模式也不尽相同，可分为分权型、中间型和集权型三种类型，主要体现为大学内部医学教育模式及相关责权利分配的不同方式，从而对医疗卫生人才培养所涉及的招生、人事、教学、科研、财务、国际合作等方面产生不同程度的影响。从理论上讲，医药院校合并进入综合性大学十分有利于加强医学生的社会人文技能教育、提高医学毕业生的综合素质并促进跨学科合作。然而，由于部分综合性大学没有考虑到医学教育所特有的规律，在招生、经费分配、师资、人事、附属医院管理等方面所采取的措施不当，使医疗卫生人才培养受到不利影响。目前，业内人士所形成的共识是必须加强综合性大学中医学教育管理的自主权。

该项研究所提出的政策性建议包括：

（1）因地制宜，科学调控医疗卫生人才的培养规模。相对于中东部地区，我国西部地区属于健康状况相对落后和医疗卫生人才紧缺的地区，迫切需要提高卫生人力配置水平。因此，我国在控制医疗卫生人才培养规模方面不宜采取“一刀切”的政策，而是应结合各地区实际情况，采取有差别的政策，优先加强西部地区医疗卫生人才的培养，尤其是需要加强地方医学类院校建设和本土医疗卫生人才的培养。

（2）完善监督管理体制机制，依据资源配置标准加强高等医学教育招生的总量控制。师资队伍、教学用房、实验设施等教育资源对于保障医疗卫生人才培养质量起着至关重要的作用。为了更好地保障医疗卫生人才培养质量，我国应尽快建立完善医学院校监督管理体制与机制，依据教育资源配置标准严格加强高等医学教育招生的总量控制。

（3）临床医学教育应坚持实行精英教育，在控制招生规模的基础上加大资源投入。临床医学教育具有专业化程度高、培养周期长、社会期望高等鲜明特点。医疗卫生人才培养的基本、主体和核心应是临床医生。目前，临床医学专业已被设定为控制招生专业，在校生数占医学类在校生的比例也由1998年的65.6%下降到2012年的34.8%。在控制招生规模的基础上，还应加大对临床医学专业的资源投入，坚持实行精英教育，使临床医学毕业生具备合乎标准的职业道德与态度、医学理论知识和临床实践知识与能力。

（4）加强高等医学教育招生的专业结构调整，提高人才培养的针对性。面对我国基层和农村医疗卫生人才严重缺乏的局面，医学院校应尽快转变观念和培养重点，利用自身优势地位积极参与城市社区和农村基层医疗卫生人才的培养。与此同时，针对人才培养具有滞后性的特点，应积极加强卫生人力需求的预测与研究，及时调整专业设置和招生计划，在院校培养与行业需求之间建立有效的衔接调控机制，保证人才培养在数量、类型与层次等方面能够更好地满足社会需求。

（5）在综合性大学医学教育管理模式改革方面，应考虑发挥政府的主导作用。基于医疗卫生人才培养的特殊规律，综合性大学需要给予医学教育必要的自主权已成为业内人士的共识。然而，在加强综合性大学医学教育自主性方面，仅仅依靠大学自身的主观能动性可能是远远不够的，应当考虑发挥政府行政主管部门的主导作用，督促大学管理层基于医疗卫生人才培养的客观规律加强医学教育的自主性。

第一章　导　论

一、研究背景

健康是人人应当享有的基本权利。伴随社会的发展，如何更好地组织医疗卫生服务、提高公众健康水平是全球范围内讨论的热点话题[1]。在我国，随着社会经济的持续发展和生活水平的不断提高，人民群众对于健康生活的渴求日益强烈，也希望获得更高水平的医疗卫生服务。医疗卫生人才是各类医疗卫生服务的直接提供者和维护人民健康的核心决定因素之一，是卫生系统的核心要素，其数量、质量和分布等与广大人民群众的健康与生命息息相关[2]。

新中国成立以来，我国在医疗卫生人才培养方面取得了很大发展。高等医学院校数量和在校生数量由新中国成立初期的 44 所、1.52 万人，发展到 2000 年的 177 所、71.48 万人[3]。根据全球医学教育专家委会员的研究报告，我国在 2008 年共有 188 所举办临床医学教育的高校，每年培养出约 17.5 万名医生，每校临床专业学生数量约为 1000 人，远高于世界平均水平[4]。1950—2012 年，普通高校医学类毕业生累计达到 490 余万人。2012 年，普通高校医学类在校生人数为 212 万人，毕业生人数约为 51 万人，与新中国成立初期相比增加了 138 倍以上。医学类毕业生数量的显著增加使卫生人力资源配置标准明显提高，有效解决了医疗卫生人才数量不足的问题。2009 年全国卫生技术人员总量已达 668 万人，执业（助理）医师达到 262 万人，注册护士达到 250 万人。在新中国成立后总人口增加两倍以上的背景下，1949—2012 年每千人口卫生技术人员数由 0.93 人增至 4.94 人，每千人口执业（助理）医师数由 0.67 人增至 1.94 人，每千人口注册护士数由 0.06 人增至 1.85 人，分别约增加了 4 倍、2 倍和 30 倍[5]。2001 年，我国每千人口医生数已超过世界平均水平[3]。在培养规模显著扩大的同时，我国医学卫生人才的培养层次也不断提高，低学历医学类毕业生所占比例有下降趋势。1998—2012 年，大学、研究生学历医学类毕业生增长速度分别为 15.4% 和 19.3%。高学历医学类毕业生的增长速度高于低学历者，反映出人才培养的整体水平日益提高。我国医疗卫生人才培养的持续发展为世界上规模最大的卫生体系之一提供了强有力的人力和智力支撑，为保证医疗卫生服务的提供和人民群众健康状况的改善做出了重要贡献。

改革开放以来，在经济保持持续发展的同时，我国社会在诸多领域经历了深刻变革，人民生活方式、生活水平、健康意识与卫生服务需要发生巨大变化，健康决定因素错综复杂，医疗保障制度已基本实现全民覆盖，医药卫生体制改革与教育体制改革逐步深化。以上因素对于医疗卫生人才的数量、素质、构成与分布等都提出了更高的要求。2001 年 7 月 17 日，原卫生部和教育部联合下发《中国医学教育改革和发展纲要》[3]，提出了“优化结构，深化改革，稳步发展，提高质量”的医学教育发展方针，对我国医疗卫生人才的培养目标、规模、结构、体系、内容、方法等改革均产生了深刻的影响[6]。2011 年，原卫生部颁发《医药卫生中长期人才发展规划（2011—2020 年）》[7]，再次强调了医药卫生人才队伍建设的重要性，并明确了未来十年医药卫生人才的培养目标。

医学教育在保证医疗卫生人才的供给、提高他们的知识水平与技能、改善服务态度并最终提高卫生服务质量等方面发挥至关重要的作用[8]。其中，高等医学教育随着社会发展在我国医学教育体系中发挥日益重要的作用，是医疗卫生人才培养的主力军，承担着为社会培养高素质医疗卫生人才的重任，其规模、布局和管理体制等对医疗卫生人才的有效供给具有十分重要的影响。伴随高等教育政策及社会环境的变化，我国高等医学教育在过去十余年间发生了巨大变化，扩招、院校合并、专业调整等成为这一时期的关键词，使医疗卫生人才培养的规模、布局与管理体制等发生了重大变化。

在高等教育大众化理念的影响下，我国于1999年开始实施高等教育扩大招生政策，医学院校招生数量迅速增加，医疗卫生人才培养规模不断扩大[9]。随着高等教育的市场化发展，很多医学院校为了追逐经济利益也出现了盲目扩招现象[10]。1998—2010年，全国普通高校医学类专业招生数年平均增长速度为17.7%。2010年招生人数和在校生人数分别达到53.4万人和186.5万人，分别是1998年的7.1倍和6.6倍[5]。高等医学教育招生规模不断扩大，从理论上讲有利于解决医疗卫生人才数量不足的问题。然而，在迅速扩招的同时，进入卫生领域工作的人数并没有随医学类毕业生数量的增加而呈比例同步增长[4]。相关研究显示，2004—2008年新增卫生人员数仅占医学类毕业生人数的20%～40%，说明许多毕业生没有进入医疗卫生领域工作[11]。与此同时，医学院校的基础教学设施、师资队伍和教学基地建设等未能同步跟上在校生数量的大规模增加，生均教育资源大幅度下降，导致部分教学手段和措施不到位，一些教学环节被简化甚至被省略，教学质量严重滑坡[12]。高等医学教育规模与教学质量的矛盾越来越突出，极有可能对医疗卫生人才培养和医疗服务的质量产生不利影响。

20世纪90年代初开始，在我国新一轮教育体制大调整中出现了大中专院校合并组建更大规模高等教育机构的现象。1998年，教育部对院校合并提出了“共建、调整、合作、合并”的八字指导方针，对院校合并进行引导与支持，以调整我国高校管理体制，促进学科交叉与渗透、优化高校布局。在医疗卫生人才培养领域，也出现了院校合并的现象。1990—2013年，全国涉及医学院校的合并共有76次，合并各级各类医学院校98所。院校合并为医学教育的跨越式发展提供了可能。然而，医学教育存在课时量大、学制长、实践性强等特点，与普通理工科有所不同。如果院校合并后，不遵循医学教育的独特规律，有可能对其发展产生不利影响[13-15]。在一些地区，医学院校并入综合性大学后，存在医疗卫生人才培养受重视程度下降、资源配置不合理和投入不足、管理模式与理念不当等问题。部分医学教育部门甚至被边缘化，无人事、经济、招生自主权，导致优质生源下降，第一志愿报考者锐减，出现教学质量下滑等令人担忧的现象[16]。目前，院校合并后医学教育的管理模式尚未完全理顺，对于不同模式的优缺点需要认真研究总结，避免不合理管理模式损害医学教育的发展。

综上所述，过去十余年是我国高等医学教育经历巨大变化的时期，对于医疗卫生人才培养的规模、布局与管理体制等产生了历史性影响。虽然医疗卫生人才培养取得快速发展，但依然存在着一些矛盾与不足。例如，高等医学教育扩招过快，医学教育质量难以保证；医学生就业不充分，部分毕业生并未进入医疗卫生市场；办学层次依然偏低；医学教育地区分布不均衡，依然集中在东部发达地区[9,17-21]。同时，医学教育的管理体制尚未完全理顺，治理结构亟待完善，医学教育内部各要素的有机联系机制有待进一步巩固和加强[22]。随着社会经济的发展，在新的形势下如何使医疗卫生人才培养的数量、类型、层次、分布等更好地满足社会需求，也日益成为迫切需要得到研究解决的问题。因此，目前十分有必要开展医疗卫生人才培养的规模、布局及管理体制研究，通过对规模变化趋势、结构与分布、管理模式比较等的系统研究，发现其中存在的问题，并在此基础之上为医疗卫生人才培养体系的改善提出具有可行性的建议。

二、研究目的与内容

（一）研究总目标

通过对全国举办医学教育的普通高等院校的规模、布局和管理体制现状以及变迁的研究和梳理，分析其与社会需求不相适应之处及其原因，进而对院校及专业设置、规模、管理体制以及医疗卫生人才培养整体框架的改进提出政策性建议。

（二）研究目的

1．总结医学教育规模变化趋势及其主要影响因素，提出适度规模的政策建议。

2．分析院校及教学资源的布局和结构，提出完善资源布局的政策建议。

3．通过回顾和评判医学教育管理体制变迁及其影响，为管理体制优化提供依据。

（三）研究对象

普通高等院校在我国高等医学教育中占据主导地位，是我国医疗卫生人才培养体系整体框架研究中需要重点关注的内容。因此，本课题的研究对象为举办医学教育的普通高等院校，即设有专科、本科、硕士或博士医学类专业的普通高等院校，不含成人高校、军队院校和培养研究生的科研院所。在本研究中，举办医学教育的普通高等院校简称为医学类院校。研究范围为我国除港澳台外的 31 个省份。

（四）研究内容

1．医疗卫生人才培养的规模　对医学类院校、学生、师资、办学条件等的数量及历史变化趋势进行分析，并总结分析招生政策、就业问题。

具体研究内容包括：①绝对规模，如全国医学类院校数、在校生人数、招生人数、毕业生人数、专任教师人数等；②相对规模，如每千万人口拥有的医学类院校数、每万人口的在校生数等；③发展速度，包括环比增长速度和定比增长速度等；④国际比较；⑤从供需均衡角度对医疗卫生人才培养的规模进行评价与预测。利用已有研究结果，根据政策设定的发展目标与国际配置标准比较，使用人口比值法、趋势外推法等对 2020 年医生、护士需求情况进行预测，结合医学生培养数量，对医疗卫生人才培养规模的适宜度进行评价。

我国医学类院校于 1999 年进行大规模扩招，这对于医学教育规模的影响比较大。因此数据分析的起始时间设定为 1998 年，截止时间为 2012 年，以更好地分析扩招政策的影响及医学教育规模的变化趋势。

2．医疗卫生人才培养的布局　分析医学类院校、学生、教学资源的地域分布、专业分布和办学主体变化情况，包括民办医学类院校发展情况，并对布局的公平性进行分析。其中，地域分布主要根据我国对 31 个省、直辖市和自治区的东、中、西部划分对相关指标进行比较分析。专业分布则依据我国医学类专业三级学科目录进行分析与比较。办学主体变化情况，从医学类院校的类型、办学层次、隶属关系、产权类型等角度进行分析与比较。

在医疗卫生人才培养规模和布局的研究中，以需求为导向并结合中国现有卫生体系，进行医疗卫生人才需求的分析，以回答目前现状是什么、需要什么样的人才、需要多少人才等问题，从而确定办学规模以及专业结构的设置与架构，为之后政策建议的提出以及制度设计上的改革打好基础。

3．医疗卫生人才培养的管理体制　通过定量和定性分析方法，比较并评价北京大学医学部、复旦大学上海医学院、西安交通大学医学院、哈尔滨医科大学、中国医科大学等代表性院校的管理模式、办学条件、教学、科研、学科发展情况，对不同管理体制的优缺点及其原因进行总结分析。通过管理体制的研究和分析，明确医学教育适合综合性大学的条件、独立办学的条件，以及已有合校状态下如何更好地实现合校设定的目标。

管理体制包括学校战略层面的管理体制与学校具体事务的管理体制。本研究注重于宏观层面的研究，因此主要针对医学教育战略层面的管理体制进行研究，重点关注综合性大学对于医学院校的管理模式及影响。具体研究内容包括高等医学教育管理体制的变迁及现状、不同管理模式的影响及利弊分析等。

三、资料来源与研究方法

本报告的研究方法主要分为文献综述、专家访谈、定量分析和实地访问四种类型。以下结合具体方法和资料来源分别进行描述。

（一）文献综述

广泛收集、查阅相关文献资料，了解医疗卫生人才培养规模、布局和管理体制等方面的国内外研究现状。文献综述的对象为有关医疗卫生人才培养的规模、布局和管理体制的国内外研究资料。文献类型包括专业期刊学术论文、政策性文件、专著、研究生论文、报告、综述、新闻报道以及其他相关资料。

文献检索策略如下：①以“医学院校”“医疗卫生人才”“医学教育”“规模”“布局”“招生”“院校合并”“管理体制”等为主题词检索中国知网（China National Knowledge Infrastructure，CNKI）、万方数据、维普期刊整合资源服务平台等中文文献数据库；②访问教育部、前卫生与计划生育委员会等相关政府部门和国际性组织官方网站，获取医疗卫生人才培养、医学教育管理等方面的政策性文件及研究报告等；③以“medical university”，“health professional，education of health professional”，“admission”，“educational institutions”等为检索词检索PubMed、JSTOR、Springer、ScienceDirect Online（Elsevier）、ProQuest、EBSCO等外文数据库；④使用百度和Google搜索引擎检索相关文献。

（二）专家访谈

从医学教育领域专家、医学院校管理者、（医学）教育行政管理者或其他相关领域，选取15名左右对于我国高等临床医学教育管理体制有丰富实践经验或研究经验的相关专家或管理者进行深入访谈。

专家访谈的具体方式为结构式深入访谈。访谈对象分为三种类型，即医学教育资深专家、综合性大学医学教育部门核心管理层或研究人员、单独设置医学院校核心管理层或研究人员。课题组针对以上三类人员分别编写了访谈提纲（附件1），主要包括医学教育学制、招生、专业设置、综合性大学医学教育管理模式、院校合并及其影响以及医学教育管理体制、布局、规模评价等方面内容。

截止到目前，课题组共访谈了5位专家。对于每位被访谈的专家，均根据录音整理出了访谈记录（附件2）。

（三）定量分析

定量分析的具体方法包括：①以统计表、图呈现的描述性分析，所使用的统计指标包括频数、构成比、和、均数、比值等；②统计推断分析，包括t检验、卡方检验等。定量分析所使用的统计软件包括Stata 12.0和SPSS 16.0等。定量分析所使用的数据主要来源于以下几个方面：

1．常规统计数据

（1）内部数据：经与教育部相关部门联系，获得的以下常规统计报表数据用于本课题研究：① 1998—2012年不同校不同专业医学类学生人数；② 1998—2012年不同医学类专任教师人数；③ 1995—2013年举办医学教育院校的教职工人数、资产情况、校舍情况、科技情况及学科情况。上述数据包括全国所有举办医学教育院校的类型、所在地、隶属关系、学生、师资等较为全面的信息，为本研究开展医疗卫生人才培养体系的规模、布局与管理体制研究创造了良好的条件。

（2）公开数据：通过教育部、前卫生与计划生育委员会、世界卫生组织、世界银行、相关院校等官方网站以及《中国教育统计年鉴》《中国卫生统计年鉴》、部分省市统计年鉴等获得相关公开数据。具体包括：1990年以来全国涉及医学院校合并情况；1995—2012年全国医药院校分职称专任教师数；2013年各院校医学类专业分专业本科生招生计划；东、中、西部11个省份（上海、江苏、浙江、广东、福建、海南、安徽、湖南、湖北、陕西、广西）医学类专业本专科招生、在校生和毕业生数。

2．问卷调查数据　问卷调查的对象为2011级临床医学、护理、公共卫生专业本专科学生。根据分层整群抽样的结果，对来自全国29所医学类院校的7036名学生进行了自填式问卷调查，调查内容包括基本信息、学习情况、教学与办学条件评价、职业素养评价、经济状况、择业意愿。问卷回收后，对于每份问卷使用 EpiData3.1 软件进行双遍录入及一致性检验，并在录入完成后对数据库进行了区间检错和逻辑检错，以保证数据质量。

（四）实地访问

为了加强直观认识与理解，课题组成员先后赴复旦大学、华中科技大学、四川大学、南京医科大学等院校进行了实地访问，就医学教育管理体制等与上述院校的相关专家进行了面对面交流。

第二章　中国医疗卫生人才培养的规模研究

一、概述

医疗卫生人才培养规模对于一个国家或地区医疗卫生人才的培养潜能与有效供给、卫生人力资源的配置水平、医疗卫生服务的可得性与可及性等均具有重要影响。医疗卫生人才培养的总体规模由社会若干因素决定[23]，包括人口学因素、地理学因素、卫生服务水平因素、社会经济发展因素、社会因素、办学思想因素、办学条件与办学效益因素等。

高等医学教育承担着培养高素质医疗卫生人才的重担，是高等教育的重要组成部分，其宏观合理性对于整个高等教育、医疗卫生体系的发展均会产生重要影响。在高等教育中，教育规模与结构、质量等共同构成高等教育宏观发展战略的基本范畴[24]。教育规模有宏观和微观两层含义，宏观上高等教育又可以分为总体规模和相对规模。高等教育总体规模（或绝对规模）一般是指一个国家或一个地区高等教育的总体容量；相对规模一般是指利用人口、经济等指标来衡量高等教育规模的相对水平。就高等医学教育规模的研究指标而言，可通过具体的指标数量关系来评价规模的大小。高等医学教育总体规模的代表指标有高等医学院校数、在校医学生人数等；相对规模指标中，与人口相对的指标一般是指每万人中在校医学生数。微观上，教育规模通常称为学校规模，也称办学规模，是指高等医学院校对一定规格学生的培养容量[25]。

（一）医学类院校

举办医学教育的高等院校是培养高素质医疗卫生人才的主要渠道与阵地[18-26]。医学类院校数量是衡量医疗卫生人才培养规模的指标之一，相对应的还有医学类院校在高等院校中所占的比例、每千万人口拥有的医学类院校数等[27]，以及医学类院校占普通高校比例、不同类型医学类院校数量等。

就医学类院校数量而言，我国在1949年名义上仅有高等医学院校44所，还存在设备简陋、师资短缺、招生数量少等问题，难以满足人才培养的需要。新中国成立以后，政府先后接管了公私立医学院校，大力发展医学教育。随着改革开放后社会经济的快速发展，政府对教育事业的投入与重视程度不断加大，医学类院校数量有明显增长。据相关研究，2009年我国医学类院校有485所，其中本科院校237所，专科院校178所，分校大专班11所，独立学院59所；就学校性质类别而言，医药院校171所，综合性大学156所，理工院校90所，农业院校22所，师范院校19所，其他院校27所。就行政隶属关系而言，以地方教育部门和地方非教育部门为主。其中，隶属于地方政府344所，民办105所，教育部29所，其他部门7所[9]。根据教育部网站资料，在“985”工程批准建设的39所高校中，20所设有医学院（部）；全国112所“211”高校中，36所设有医学院（部）或为独立办学的医学院校。

（二）医学生

医学生是医疗卫生人才培养体系传授医学知识和技能的对象，毕业生可被视为医疗卫生人才培养体系的直接产出。医学类专业招生、在校生及毕业生数量是衡量医疗卫生人才培养规模的直接指标之一。医学类院校及校均招生数量、医学类专业的增减变化等均对医学生的总体规模具有直接影响。

在本研究中，医学生指攻读医学类专业的专科层次以上学生。在我国，由于医学类专业包括临床医学、基础医学、药学、预防医学与公共卫生、护理等11个学科门类。因此医学生是一个广义的概念，并不仅限于指攻读临床医学专业的学生。不过，临床医学专业的目的是培养未来担负治病救人重任的临床医生，因此往往被视为医疗卫生人才培养中最核心的专业之一。由于历史的原因，我国现有的医学教育学制长短不一，医学卫生人才培养规格多种多样。例如，我国现有培养医生的教育模式主要有三年制专科教育（不授予学位）、五年制本科教育（授予学士学位）、七年制本硕连读（授予硕士学位）、八年制本博连读（授予博士学位）四种[28]。1978 年，我国建立学位制度后，学位教育中设立了医学学士、医学硕士和医学博士学位。1997 年，国务院学位委员会通过实施临床医学专业学位后，又将医学学位分为医学科学学位和医学专业学位两种。医学科学学位分为学士、硕士、博士三个层次，医学专业学位分为硕士和博士两个层次[29]。

就医学生培养规模而言，1999 年我国实施高等教育扩大招生政策之后，医学类院校招生数量也迅速增加。2001 年 7 月 17 日，原卫生部和教育部联合下发《中国医学教育改革和发展纲要》，提出扩大研究生和本、专科招生，大幅度压缩中等教育招生数量；到 2005 年，本、专科教育和研究生教育年招生总量较 1999 年增长 50% 以上；本、专科教育（含高等职业技术教育）和研究生教育年招生总量占总体的比例达到 60% 以上，到 2015 年，增长到 70% 以上[3]。

（三）医学类专任教师

医疗卫生人才培养体系的运行与发展离不开人力支撑。根据高等教育基层统计报表的分类，高等院校教职工包括专任教师、行政人员、教辅人员、工勤人员、科研机构人员、校办企业职工、其他附设机构人员。其中，专任教师指具有教师资格，专职从事教学工作的人员，是高等教育教职工的主体。分学科专任教师是根据专任教师所从事的专业按学科门类进行分类统计的专任教师，与医疗卫生人才培养相关的分学科专任教师为医学类专任教师。我国在高等医学教育管理中对于医学类专任的配置标准有明确要求。例如，在教育部所颁布的《本科医学教育标准——临床医学专业（试行）》中，在“教师”一项标准中明显规定教师数量必须符合学校的办学规模和目标定位，满足教学、科研、教学改革需求的需要。

医学类专任专师的职称结构反映了学校师资的总体水平，是保证教育质量的关键，可作为师资结构评价指标之一。据研究，2002 年全国高等医学院校专任教师职称构成为教授 12.97%、副教授 31.62%、讲师 29.58%、助教 19.16%、教员 6.67%。专任教师占所有教职工人数的 48.12%[27]。

（四）办学条件

教育资源是医学院校办学条件的基础，是医学教育事业发展的前提和约束条件，直接制约着医学教育的供给程度，是影响教育发展和保证教育质量的重要因素。衡量办学条件的指标主要涉及师资、教学与辅助用房、固定资产、教学仪器设备等配置情况。我国教育资源的配置标准在不同地区和院校之间相差较大，存在较为严重的不均衡问题，导致教育质量参差不齐[30-31]。

由于高等医学教育具有实践性强、实验课教学比例高等特点，对于办学条件的要求更高[32]。然而，随着我国医疗卫生人才培养规模的不断扩大，医学类院校的办学条件却出现下滑现象。不少医学院校教育资源配置不足，办学条件未达标，有可能对医疗卫生人才培养质量产生不利影响。据介绍，按照教育部《普通高等学校基本办学条件指标》教发〔2004〕2 号文件的要求，我国大约 40% 的医学院校办学条件不合格却仍在举办医学教育，教育资源匮乏很可能是以医学教育质量下降为牺牲，势必会导致医学教育质量的滑坡[33]。姚萱对中国东部和西部的 11 所医学院校进行了教育资源（办学条件）现状调查，采用水平比较法、垂直比较法、因素分析法、纯比较法、类比法等与国家办学标准进行比较。一级指标包括师资、教学用房、教育经费投入、教学仪器设备 4 项教学资源。姚萱发现被调查的东部地区医学院校在教师占教职工比例、生均教学行政用房面积、生均宿舍面积、藏书 4 项指标不符合国家合格标准，被调查的西部地区医学院校在教师占教职工比例、研究生学历教师所占比例、生均占地面积、生均教学行政用房面积、生均宿舍面积、藏书、生均图书册数、教学仪器设备总值和生均教学仪器设备值 9 个指标不符合国家合格标准[33]。

在过去十余年中，伴随着中国医学教育招生规模的显著扩大，教学设备、教师数量、教育经费等生均医学教育资源数量相对减少[34]。首先，扩招导致医学院校师资力量缺乏问题渐趋严重[35]。1987—2002年，全国高等医学院校本专科学生数与教师数比值（生师比）由4.31∶1上升到13.45∶1[27]。另有研究揭示，以普通高等医学院校全日制本专科在校生人数和在册教职工人数为基础计算，生师比不断增长，1999年为9.16∶1，2008年增至17.87∶1，远高于世界平均水平（2.73∶1）。广东某医学院2003年生师比则高达24.0∶1[36]。

此外，由于扩招后实验室建设未能同步跟上，我国高等医学教育存在较为严重的简化实验课教学现象[37-39]。很多医学院校因学生太多不得不增加实验课小组人数或安排学生周末上课，甚至存在取消实验课、采用观摩形式上实验课等现象，不利于学生实际动手能力的培养，而且为将来患者生命安全埋下极大隐患[40-43]。同时，在教学基地建设方面严重滞后，生均临床实习床位数明显下降，部分院校接近0.5床，远远达不到国家规定标准，导致临床教学不堪重负，难以保证临床训练效果[44-48]。此外，扩招还造成后勤管理压力骤增，学生公寓超员、教室紧张、食堂拥挤、运动场地受限、水电供应不足等问题渐趋严重。

生师比是关系到医学教育质量的关键因素，是最直接反映学校办学效益和教育质量的评价指标[18]。Glewwe等学者对1990—2010年发展中国家学校资源对教育产出效果的述评时发现，生师比等7项指标对教育产出效果有显著影响，生师比增加对于医学教育质量具有负向的显著影响[49]。1998—2012年，我国普通医学院校的生师比由8.00∶1增加到19.98∶1[50-51]。过高的生师比，导致教师尤其是骨干教师负担过重，长期超负荷运转，不利于业务提高，影响身体健康，影响科研创新和成果的取得，导致教学质量滑坡[27]。由于师资队伍有限，很多医学院校在理论课教学时不得不安排多个班级同课堂授课，很难保障教学质量。学生数量的快速增长还导致教师超负荷工作，正常进修和培训受到影响。

院校合并重组也使我国高等医学教育办学模式及教育资源的配置状况发生了一次重大变化[52]。综合性大学与单独设置医学院两种医学教育办学模式各自体现不同的医学教育资源配置状况。不过，两种办学模式在教育资源配置和使用上是否存在差异的相关研究较为缺乏，有待开展不同办学模式下教育资源配置和使用的比较研究。

二、医学类院校数及变化情况

（一）医学类院校数及变化情况

从表2-1可见，1998—2012年，我国医学类院校数逐年增多，从1998年的189所增长到2012年的590所，增加了2倍多。同期内，举办临床医学专业的院校数由133所增至268所，增加了1倍多。在此期间内，医学类院校数平均增长速度为8.47%。与此相对应，每千万人口医学类院校数从1.5所增至4.4所，增加了近2倍。

医学类院校增长速度也高于普通高校。1998—2012年，普通高校平均增长速度为6.42%，低于医学类院校平均增长速度（8.47%）；全国普通高校数从1022所增至2442所，增加了1.4倍，也低于医学类院校的增加倍数（2.1倍）。同期内，医学类院校占普通高校的比例呈上升趋势，在2007年达到最高值（27.1%），以后略有下降，2012年降为24.2%。换言之，2012年大约每5所普通高校中，就有1所设有医学类专业。总体而言，医学类院校的增幅快于普通高校的整体增幅，其原因可能是多方面的，包括设置医学类专业的普通高校数增多和民办医学院校从无到有的发展等。由于举办临床医学专业院校的增幅远低于医学类院校和普通高校的整体增幅，因此医学类院校的增加主要是由于举办其他医学类专业院校数的快速增加。

表 2-1　1998—2012 年中国医学类院校数（单位：所）

年份	医学类院校	举办临床医学专业院校	每千万人口医学类院校	普通高校数	医学类院校数占普通高校数比例（%）
1998	189	133	1.5	1022	18.5
1999	209	139	1.7	1071	19.5
2000	264	176	2.1	1041	25.4
2001	286	202	2.2	1225	23.4
2002	315	202	2.5	1396	22.6
2003	390	245	3.0	1552	25.1
2004	452	282	3.5	1731	26.1
2005	470	261	3.6	1792	26.2
2006	487	267	3.7	1867	26.1
2007	517	271	3.9	1908	27.1
2008	515	270	3.9	2263	22.8
2009	521	268	3.9	2305	22.6
2010	539	268	4.0	2358	22.9
2011	570	269	4.2	2409	23.7
2012	590	268	4.4	2442	24.2

图 2-1 显示，1998—2012 年，我国医学类院校数据呈明显上升趋势。就举办临床医学专业院校数而言，1998—2004 年呈上升趋势，2004 年达到最大值（282 所）。此后，举办临床医学专业的院校数呈现下降趋势，2012 年减少至 268 所。

（二）不同办学类别医学类院校数

表 2-2 显示，我国举办医学教育的院校包括综合性大学、理工院校、农业院校、林业院校、医药院校、师范院校、语文院校、财经院校、政法院校、体育院校和民族院校等。需要指出的是，在我国高等教育统计报表中，以上分类主要是各院校依据历史沿革自主填报，因此并不一定

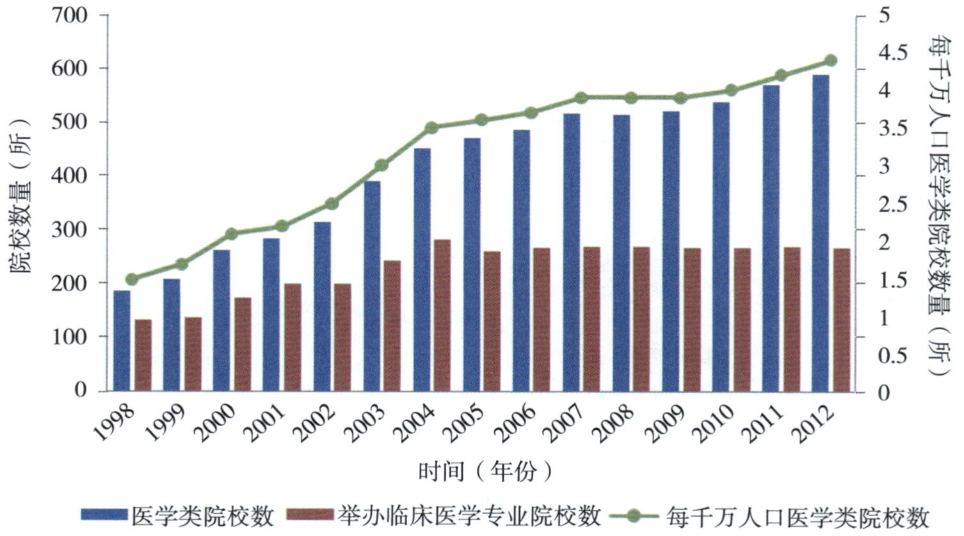

图 2-1　1998—2012 年中国医学类院校及举办临床医学专业院校数变化情况

能准确反映目前情况。例如，虽然清华大学从目前的专业设置上看应为综合性大学，但一直被划分为理工院校。

表 2-2 1998—2012 年中国不同办学类别医学类院校数（单位：所）

年份	综合性大学	理工院校	农业院校	林业院校	医药院校	师范院校	语文院校	财经院校	政法院校	体育院校	民族院校	其他	合计
1998	25	14	3	0	125	2	0	2	1	2	4	11	189
1999	28	17	4	0	125	7	0	2	2	2	4	18	209
2000	54	35	6	0	112	14	0	5	3	3	4	28	264
2001	62	32	7	0	111	15	0	3	2	3	4	47	286
2002	56	30	13	0	105	17	1	3	2	2	5	81	315
2003	65	43	14	1	131	20	1	6	2	2	5	100	390
2004	116	84	25	4	154	29	3	10	4	3	8	12	453
2005	143	85	22	3	160	25	3	10	3	4	8	4	470
2006	145	88	24	3	168	24	4	12	3	4	8	4	487
2007	156	97	25	4	171	28	3	11	3	7	8	4	519
2008	155	98	26	4	171	25	4	10	3	8	8	3	515
2009	162	101	25	4	171	24	4	9	3	8	8	2	522
2010	173	104	25	4	176	25	4	8	3	8	8	1	539
2011	182	113	28	5	179	26	4	13	3	8	8	1	570
2012	182	106	25	5	169	26	5	13	3	8	8	40	590

从历年数据看，医学类院校的前三种类型分别是综合性大学、医药院校和理工院校。2012 年，医学类院校中上述三种院校分别为 182 所、169 所和 106 所。

图 2-2 显示，1998—2012 年，综合性大学在医学类院校中呈快速上升之势，1998 年仅有 25 所，2012 年增至 182 所。单独设置医药院校数目变化不明显，近年来还有所减少。2012 年，医学类院校中综合性大学数量（182 所）已超过单独设置医药院校（169 所）。

图 2-3 显示，1998—2012 年，单独设置医药院校在医学类院校中所占比例呈不断下降趋势，1998 年所占比例为 66.14%，2012 年下降至 28.64%。与此相比，综合性大学在医学类院校中所占比例则不断增加，1998 年所占比例为 13.23%，2012 年上升至 30.85%。两类院校在医学类院

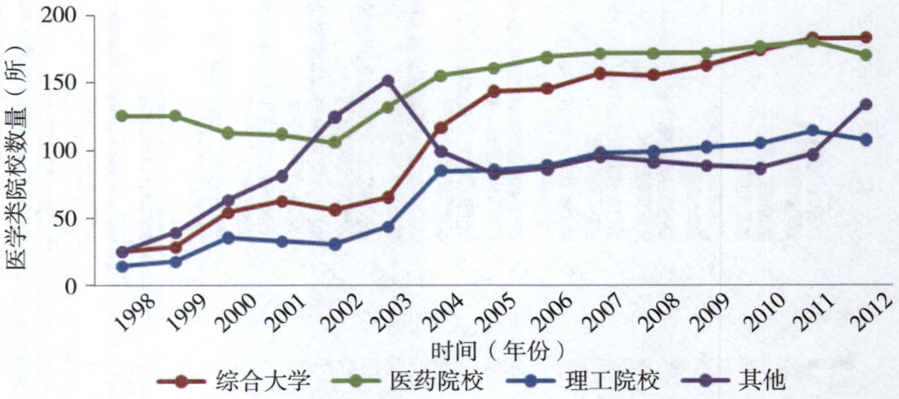

图 2-2 1998—2012 年中国不同办学类别医学类院校变化情况

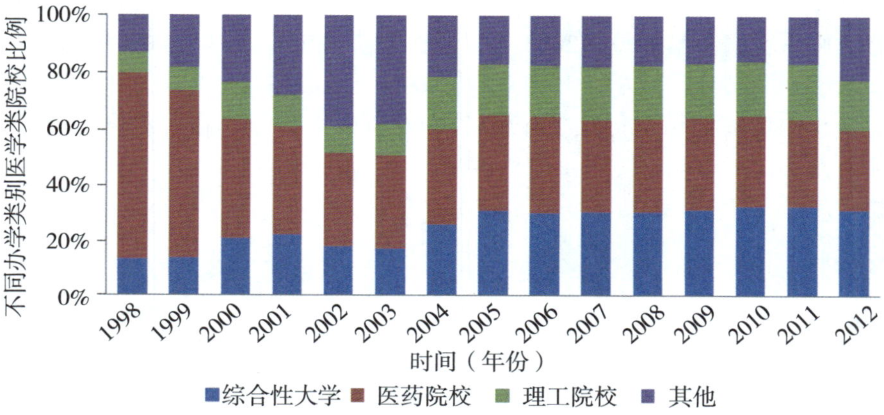

图 2-3　1998—2012 年中国不同办学类别医学类院校的构成

校中所占比例的增减变化，应该与这一时期内医药院校并入综合性大学和综合性大学新增医学类专业有关。

（三）不同办学类型医学类院校数

从表 2-3 可见，按照办学类型划分，医学类院校主要分为大学、学院、独立学院、高等专科学校、高等职业学校、分校或大专班等。其中，大学和学院一般为本科层次以上院校，在 1998—2012 年呈稳定增长之势，两类院校在 1998 年分别为 68 所和 77 所，2012 年则分别增至 177 所和 118 所。独立学院均为民办机构，在 2004 年才出现，此后其数量保持在 40 ～ 60 所之内，2012 年为 57 所。高等专科学校和高等职业学校均为专科层次的院校，两类院校又简称为"高职高专"。其中，高等专科学校数量虽有缓慢增加，但一直保持在 50 所以下；高等职业学校则于 1998 年的 11 所增至 2012 年的 185 所，增加了近 16 倍。

表 2-3　1998—2012 年中国不同办学类型医学类院校数（单位：所）

年份	大学	学院	独立学院	高等专科学校	高等职业学校	分校或大专班	其他	合计
1998	68	77	0	26	11	7	0	189
1999	76	77	0	30	18	8	0	209
2000	82	83	0	27	28	44	0	264
2001	88	84	0	25	47	42	0	286
2002	104	85	0	90*	–	90	14	315
2003	113	95	0	119*	–	53	10	390
2004	128	105	43	41	102	22	11	453
2005	131	107	53	38	114	24	3	470
2006	141	105	54	44	119	21	3	487
2007	155	110	60	47	124	18	3	519
2008	157	112	59	46	123	16	2	515
2009	160	112	59	48	130	11	1	522
2010	166	111	59	47	144	12	0	539
2011	168	119	58	48	171	6	0	570
2012	177	118	57	49	185	4	0	590

注：* 含高等职业学校

1998—2012年，医学类院校中高职高专的增长速度最快，其数量在2003年已超过其他类型院校。大学的增长速度居于第二位，2003年以后医学类院校中大学的数量稳居第二位。学院的增长速度明显低于高职高专和大学，其绝对数量在各类院校中居于第三位。2004年以后，民办的独立学院出现，此后其数量变化较小，保持在60所以下。分校和大专班呈现明显下降趋势，2012年仅有4所（图2-4）。

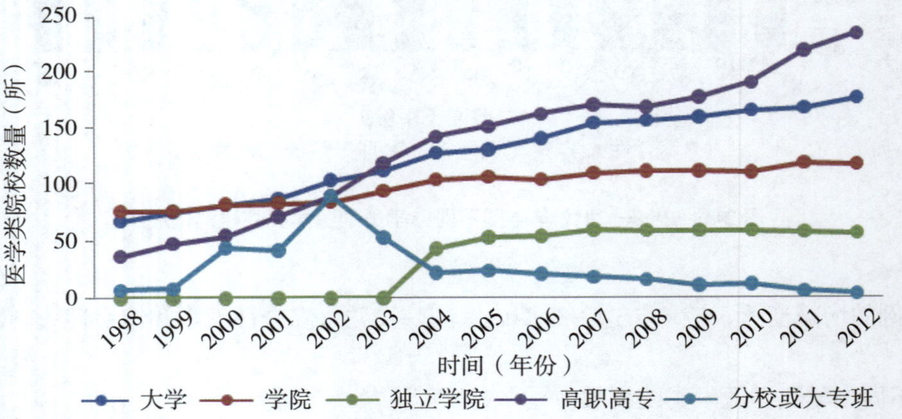

图2-4　1998—2012年中国不同办学类型医学类院校数量变化情况

图2-5显示，就医学类院校的构成而言，高职高专所占比例呈明显上升趋势，2012年在医学类院校中所占比例最大。学院所占比例呈明显下降趋势。大学所占比例虽略有下降，但2012年在医学类院校中所占比例仍居于第二位。

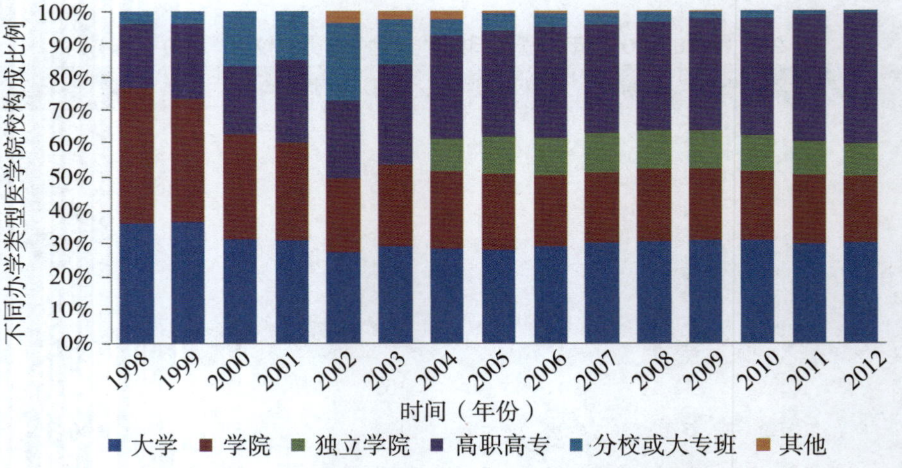

图2-5　1998—2012年中国不同办学类型医学类院校构成

三、医学生数及变化情况

（一）医学类各专业

1．招生数及变化情况　从表2-4可见，1998—2012年，我国医学类专业招生数平均增长速度为15.08%。全国医学类专业招生数在1998年为82138人，2012年增至586537人，15年期间增加了 6.14 倍。同期内，专科、本科、硕士和博士招生数的平均增长速度分别为 20.21%、11.04%、18.11% 和 12.14%，专科和硕士招生数的增长速度明显高于本科和博士。与 1998 年相比，2012 年专科招生数量增加了 12.16 倍，本科、硕士和博士招生数量分别增加了 3.33 倍、9.28 倍和 3.98 倍。

除 2007 年，1998—2012 年间医学类专业招生数与上一年相比都有所增长。其中，1999 年招生人数与上一年相比增长最快，增幅为 42.3%。2002 年，教育部提出高校扩招进入调整期，要求招生年增长率控制在 5% ~ 10%。然而，2002—2005 年普通高校医学专业招生增长速度均超过 15%，其中 2003 年达到 24.6%。2006 年以来，扩招现象有所缓解，增长速度徘徊在 10% 左右，2007 年还出现了负增长。就医学类招生数占全国普通高校招生数的比例而言，其在 1998—2012 年变化不明显，保持在 7.0% 左右。

表 2-4　1998—2012 年中国医学类专业招生数（单位：人）

年份	专科	本科	硕士	博士	合计	占普通高校招生数比例（%）	环比增长速度（%）
1998	22366	52667	5389	1716	82138	7.6	—
1999	33093	74912	6563	2294	116862	7.5	42.3
2000	59988	88886	9384	2924	161182	7.3	37.9
2001	76570	97132	12371	3786	189859	6.7	17.8
2002	97567	105531	14818	4364	222280	6.5	17.1
2003	132105	119121	20188	5577	276991	6.8	24.6
2004	158059	130920	25746	6197	320922	6.7	15.9
2005	180586	147638	30870	6505	365599	6.8	13.9
2006	214936	155200	34707	6586	411429	7.0	12.5
2007	181760	173755	36065	6867	398447	6.6	-3.2
2008	208884	175181	39381	7101	430547	6.5	8.1
2009	239666	202892	37739	6646	486943	6.9	13.1
2010	262434	219549	33969	6426	522378	7.2	7.3
2011	306407	217290	52068	7878	583643	7.8	11.7
2012	294302	228294	55402	8539	586537	7.7	0.5
平均增速（%）	20.21	11.04	18.11	12.14	15.08	—	—
增加倍数	12.16	3.33	9.28	3.98	6.14	—	—

图 2-6 显示，1998—2012 年，我国医学类专业招生数量呈明显上升趋势。其中，专科招生数的增长速度明显高于其他学历层次，在 2002 年超过本科招生数量后，成为我国招生数量最多的医学类学生。

图 2-7 显示，医学类专业招生构成中，专科和本科层次招生所占比例位居前两位。不过，专科招生数量所占比例呈上升趋势，本科招生数量所占比例则不断下降，近年来前者所占比例已超过后者。硕士和博士层次招生数量所占比例保持在 10% 左右，近年来硕士招生数量所占比例增加较为明显。

2. 在校生人数及变化情况　从表 2-5 可见，1998—2012 年，我国医学类在校生数逐年增加，从 1998 年的 301866 人增加到 2012 年的 2103652 人，15 年间增加了 5.97 倍。专科、本科、

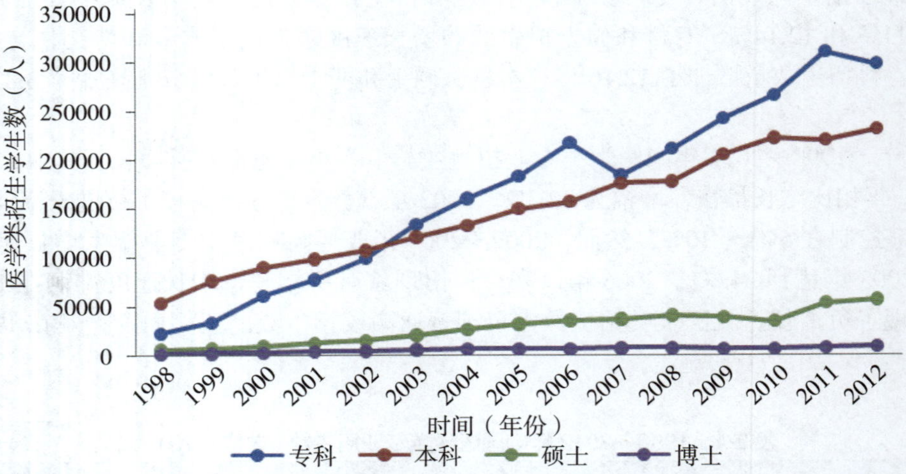

图 2-6 1998—2012 年中国不同学历医学类学生招生数

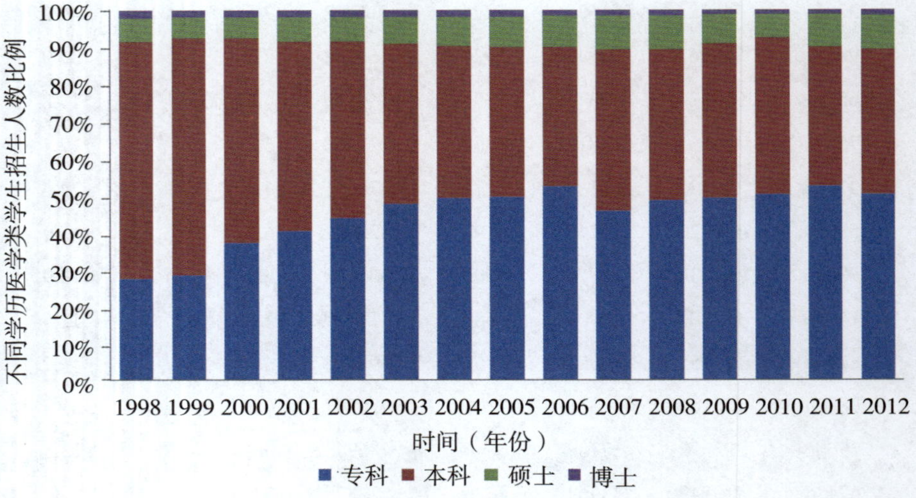

图 2-7 1998—2012 年中国不同学历医学类学生招生数构成

硕士、博士增加的倍数分别为 11.58 倍、3.78 倍、10.00 倍和 5.28 倍，专科和硕士层次增加的倍数明显较多。2012 年，医学类在校生中专科生为 911209 人，本科生为 1006410 人，硕士研究生为 156206 人，博士研究生为 29827 人。1998—2012 年，医学类在校生总数的平均增长速度为 14.88%，专科、本科、硕士、博士的平均增速分别为 19.83%、11.83%、18.68% 和 14.02%，也是专科和硕士层次的增速最快。就年增长速度而言，2000 年和 2001 年增幅最为显著，与上一年相比分别增加了 28.4% 和 25.7%。医学类在校生数占全国普通高校在校生数的比例在 1998—2012 年略有下降，但变化不明显，保持在 8.0% 左右。

校均在校生数逐年增加，1998 年为 1597 人，2012 年为 3566 人，增加了 1 倍多。每万人口在校生数也逐年增加，从 1998 年的 2.4 人增加到 2012 年的 15.5 人，增加了 5 倍多。

图 2-8 显示，1998—2012 年，各个学历层次的医学类在校生数量均呈上升趋势，其中专科层次在校医学生数量增长最快，2009 年以后专科层次在校医学生数量已经基本接近本科层次在校医学生数量。

表 2-5　1998—2012 年中国不同学历医学类在校生数（单位：人）

年份	专科	本科	硕士	博士	合计	占普通高校在校生比例	环比增长速度（%）	校均在校生数	每万人口在校生数
1998	72426	210488	14200	4752	301866	8.9	—	1597	2.4
1999	77606	250924	16616	5677	350823	8.6	16.2	1679	2.8
2000	117294	304323	21543	7284	450444	8.1	28.4	1706	3.6
2001	168252	360545	28211	9138	566146	7.9	25.7	1980	4.4
2002	221884	423991	37147	11329	694351	7.7	22.6	2204	5.4
2003	306028	495702	47945	14240	863915	7.8	24.4	2215	6.7
2004	397111	558043	62370	17212	1034736	7.8	19.8	2284	8.0
2005	475089	627161	78226	19628	1200104	7.7	16.0	2553	9.2
2006	550580	688707	92352	20814	1352453	7.3	12.7	2777	10.3
2007	620225	736760	103181	22145	1482311	7.4	9.6	2856	11.2
2008	700877	778626	113243	24065	1616811	7.4	9.1	3139	12.2
2009	787163	830050	104751	21972	1743936	7.5	7.9	3341	13.1
2010	812984	883847	105550	22709	1825090	7.5	4.7	3386	13.6
2011	850061	942912	150714	27887	1971574	7.8	8.0	3458	14.6
2012	911209	1006410	156206	29827	2103652	8.1	6.7	3566	15.5
平均增速（%）	19.83	11.83	18.68	14.02	14.88	—	—	5.91	—
增加倍数	11.58	3.78	10.00	5.28	5.97	—	—	1.23	5.45

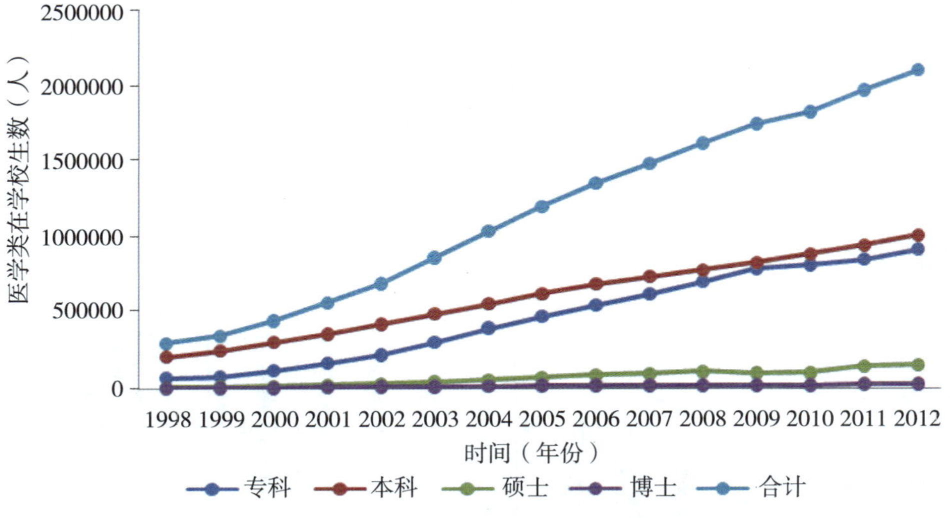

图 2-8　1998—2012 年中国不同学历医学类在校生数变化情况

图 2-9 显示，本科层次在校医学生所占总数比例一直最大，但呈下降趋势，1998 年占 69.7%，2012 年占 47.8%，下降了 20 多个百分点。同时，专科层次在校医学生所占比例呈上升趋势，从 1998 年的 24.0% 上升到 2012 年的 43.3%，到 2012 年与本科层次在校生所占比例只差 4.5 个百分点。硕士层次在校医学生所占比例有所增加，博士层次在校医学生所占比例变化不明显。

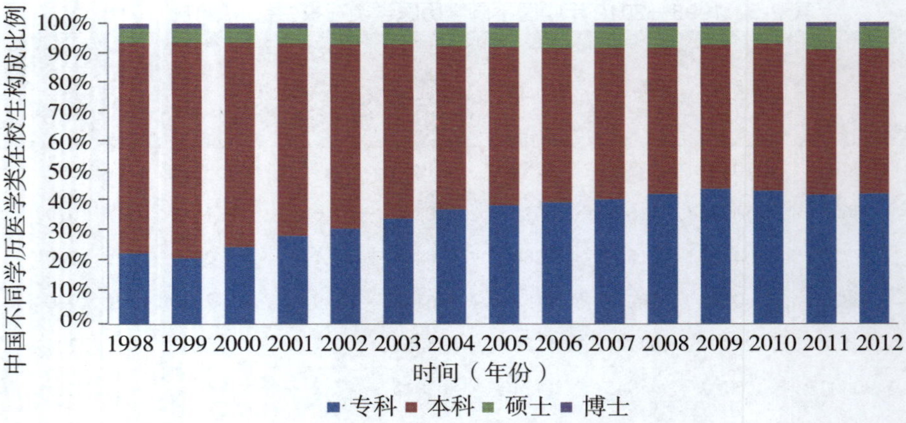

图 2-9 1998—2012 年中国不同学历医学类在校生构成

图 2-10 显示，1998—2012 年，校均医学类在校生数与校均临床医学专业在校生数的绝对数均呈增加趋势，但医学类在校生的增长速度明显高于临床医学专业在校生的增长速度。

生师比指医学类在校生数量与医学类专任教师之比，也即平均每名专任教师需要指导的学生数量。1998—2012 年，生师比呈明显上升趋势，1998 年为 7.9：1，2012 年增加到 20.0：1，增加了 1 倍以上。生师比在 1998—2003 年间增长较快，2004 年略有下降，之后又出现缓慢增长趋势。

3．毕业生人数及变化情况　由表 2-6 可见，1998—2012 年，医学类毕业生人数逐年增加，从 1998 年的 65916 人上升到 2012 年的 507663 人，增加了 6.70 倍，平均增长速度为 15.70%。就年增长速度而言，除 2000 年出现过 –1.6% 的负增长外，其余年份均为正增长，2003 年和 2004 年的增长幅度最大，环比增长速度分别为 39.3% 和 38.2%。

不同学历医学类毕业生数的增长幅度有所不同，1998—2012 年，专科、本科、硕士、博士毕业生的平均增速分别为 17.61%、12.79%、20.69% 和 14.34%；15 年间增加的倍数分别为 8.69 倍，5.39 倍，12.92 倍和 5.53 倍。增速最快和增加倍数最多的均为硕士层次医学类毕业生数，其次为专科层次。医学类毕业生数占普通高校毕业生的比例在 1998—2012 年变化不明显，维持在 7.0% 左右。

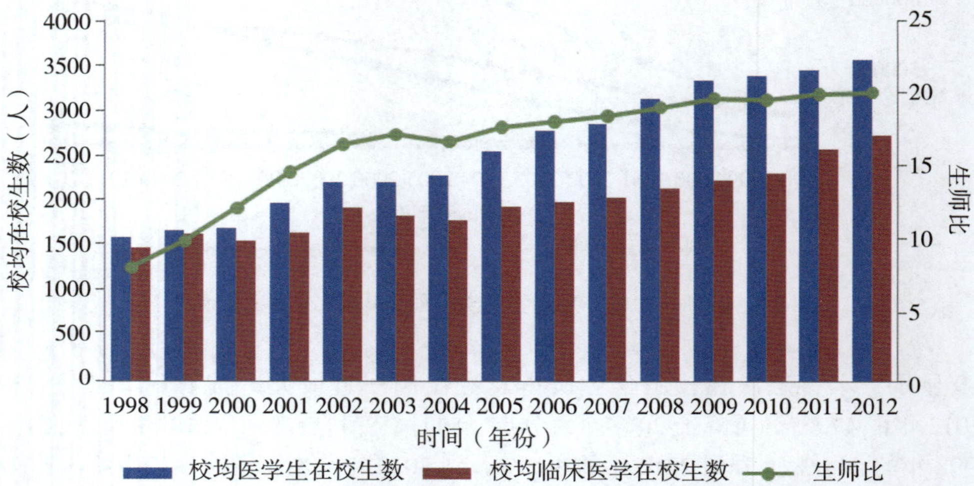

图 2-10 1998—2012 年中国医学类及临床医学类校均在校生数

表 2-6　1998—2012 年中国不同学历医学类毕业生数（单位：人）

年份	专科	本科	硕士	博士	合计	占普通高校毕业生比例（%）	环比增长速度（%）
1998	28302	33027	3425	1162	65916	7.9	–
1999	26425	35060	3909	1369	66763	7.9	1.3
2000	22750	37045	4412	1475	65682	6.9	–1.6
2001	21107	41468	4994	1690	69259	6.3	5.4
2002	31103	47320	6298	2105	86826	6.1	25.4
2003	53134	55927	9117	2738	120916	6.1	39.3
2004	70261	81098	12117	3598	167074	6.6	38.2
2005	101258	96011	14739	4169	216177	6.6	29.4
2006	138338	107210	20461	5290	271299	6.7	25.5
2007	168697	122815	25940	5696	323148	6.7	19.1
2008	219473	139101	31100	5543	395217	7.2	22.3
2009	227395	152392	28825	5448	414060	7.3	4.8
2010	271767	162401	29637	5593	469398	7.6	13.4
2011	269714	168582	41565	6777	486638	7.5	3.7
2012	274326	178085	47664	7588	507663	7.5	4.3
平均增速（%）	17.61	12.79	20.69	14.34	15.70	–	–
增加倍数	8.69	5.39	12.92	5.53	6.70	–	–

图 2-11 显示，不同学历医学类毕业生数总体呈上升趋势。其中，专科层次医学类毕业生的增长速度最快，自 2005 年超过本科层次毕业生数后，其数量一直在不同学历层次医学类毕业生中居于首位。

图 2-12 显示，本科层次医学类毕业生数占总数比例呈下降趋势，从 1998 年的 50.1% 下降到 2012 年的 35.1%。与此相比，专科层次医学类毕业生数所占比例呈上升趋势，从 1998 年的 42.9% 上升到 2012 年的 54.0%。

（二）临床医学专业

1．招生数及变化情况　从表 2-7 可见，1998 年以来，我国临床专业学生招生数量基本上逐

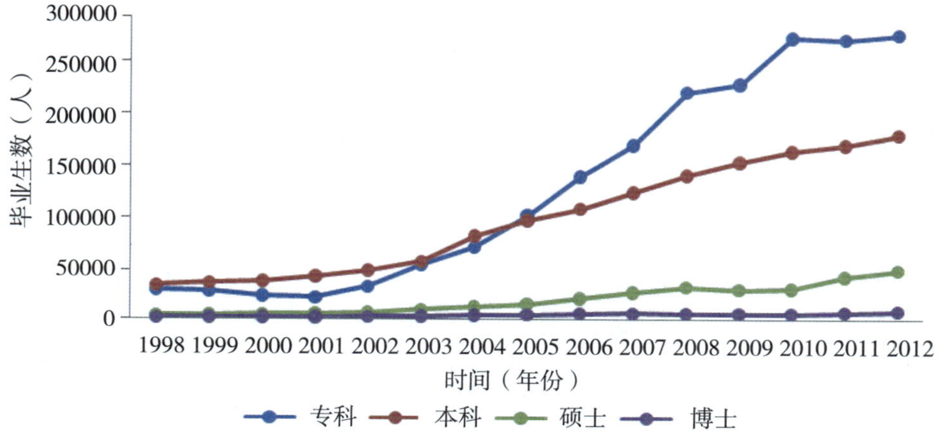

图 2-11　1998—2012 年中国不同学历医学类毕业生数

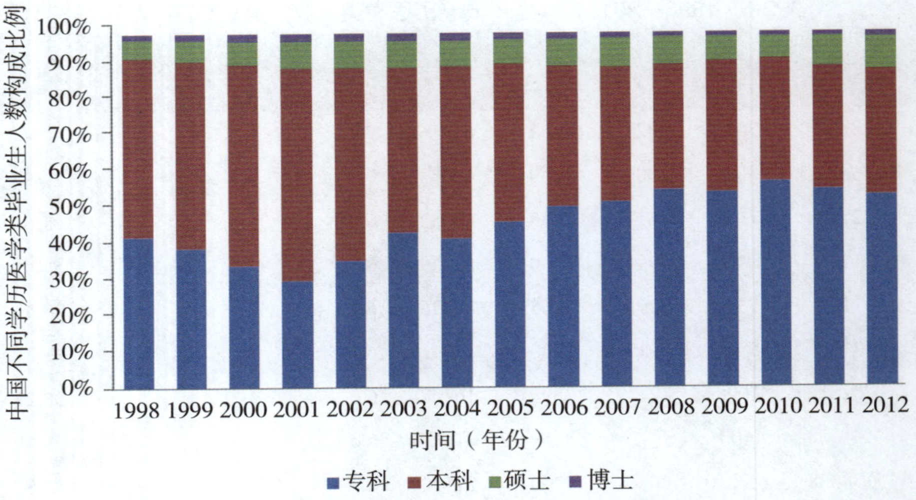

图 2-12 1998—2012 年中国不同学历医学类毕业生数构成

年增多，1998 年为 51696 人，2012 年增至 185318 人，其中专科 42187 人、本科 103644 人、硕士 34853 人、博士 4634 人。15 年间，临床医学专业招生数增加了 2.58 倍，年平均增长速度为 9.55%。与 1998 年相比，2012 年临床医学专业专科、本科、硕士、博士招生数分别增长了 2.24 倍、2.01 倍、10.04 倍和 3.40 倍。就年增长速度而言，1999 年和 2000 年增幅最为显著，与上一年相比分别增加了 38.5% 和 26.3%。

在这一段时间内，虽然临床医学专业招生的绝对数量持续增加，但占医学类招生数量的比例却呈明显下降趋势。1998 年，临床医学专业招生数占医学类招生数的比例为 62.9%，此后不断下降，至 2012 年仅占医学类学生招生数的 31.6%。上述数据一方面可能表示医学类其他专业招生数量的增长速度超过临床医学专业，另一方面也可能由于医学类专业数目及招生数的增加改变了临床医学专业招生在医学类招生中一家独大的局面。

表 2-7 1998—2012 年中国临床医学专业招生数（单位：人）

年份	专科	本科	硕士	博士	合计	占医学类招生数比例（%）	环比增长速度（%）	举办临床医学专业的院校数
1998	13015	34470	3157	1054	51696	62.9	–	133
1999	19074	47522	3558	1431	71585	61.3	38.5	139
2000	29017	54209	5400	1784	90410	56.1	26.3	176
2001	36333	55758	6674	2206	100971	53.2	11.7	202
2002	41536	58264	8012	2614	110426	49.7	9.4	202
2003	49222	63102	10905	3277	126506	45.7	14.6	245
2004	54003	64336	13669	3571	135579	42.2	7.2	282
2005	36601	70030	16778	3544	126953	34.7	–6.4	261
2006	36603	72315	18426	3585	130929	31.8	3.1	267
2007	33494	80669	18677	3723	136563	34.3	4.3	271
2008	38714	80112	21023	3874	143723	33.4	5.2	270
2009	41019	94019	17652	3314	156004	32.0	8.5	268
2010	41833	101155	14135	3033	160156	30.7	2.7	268

续表

年份	专科	本科	硕士	博士	合计	占医学类招生数比例（%）	环比增长速度（%）	举办临床医学专业的院校数
2011	42809	98812	31996	4410	178027	30.5	11.2	269
2012	42187	103644	34853	4634	185318	31.6	4.1	268
平均增速（%）	8.76	8.18	18.72	11.16	9.55	–	–	5.13
增加倍数	2.24	2.01	10.04	3.40	2.58	–	–	1.02

图 2-13 显示，1998—2012 年，我国临床医学专业招生数量总体呈上升趋势。其中，本科生招生数量一直高于专科生、硕士研究生和博士研究生招生数量。硕士的平均增长速度最快，年平均增长速度为 18.72%，并且在 2011 年和 2012 年显著增多；博士的平均增长速度居于第二位，为 11.16%。专科招生数在 2004 年达到最大值（54003 人），在 2005 年招生数最少（36601 人），在此之后的增长不明显。

图 2-14 显示，1998—2012 年，本科层次招生数量在临床医学专业招生总数中一直占最大比例，但总体呈下降趋势，1998 年占招生总数的 66.7%，2012 年下降至 55.9%。其次是专科层次，所占比例略有下降，从 1998 年的 25.2% 降为 2012 年的 22.8%，并且在 2004 年前逐年升高，在 2004 年达到顶点（39.8%）后开始逐年下降。硕士层次招生数量所占比例明显上升，由 1998 年的 6.1% 上升为 2012 年的 18.8%。

图 2-15 显示，1998—2012 年，临床医学专业招生数占医学类招生总数的比例呈明显下降趋势，从 1998 年的 62.9% 下降到 2012 年的 31.6%，2005 年以后在 32% 上下波动。

2．在校生数及变化情况　从表 2-8 可见，1998—2012 年，我国临床医学专业在校生数逐年增加，从 1998 年的 198033 人增加到 2012 年的 731825 人，15 年增加了 2.70 倍。专科、本科、硕士、博士在此期间增加的倍数分别为 1.83 倍、2.48 倍、10.30 倍和 4.61 倍，硕士层次临床医学专业在校生增加的倍数明显较多。2012 年，临床医学专业在校生中专科生为 129612 人，本科生为 489527 人，硕士研究生为 96330 人，博士研究生为 16356 人。

就平均增长速度而言，临床医学专业在校生数的平均增长速度为 9.79%，专科、本科、硕士、博士的平均增速分别为 7.71%、9.31%、18.91% 和 13.12%，硕士层次临床医学专业在校生数量的增速最快，其次是博士层次。就年增长速度而言，2000 年和 2001 年增幅最为显著，与上一年相比分别增加了 21.5% 和 20.5%。

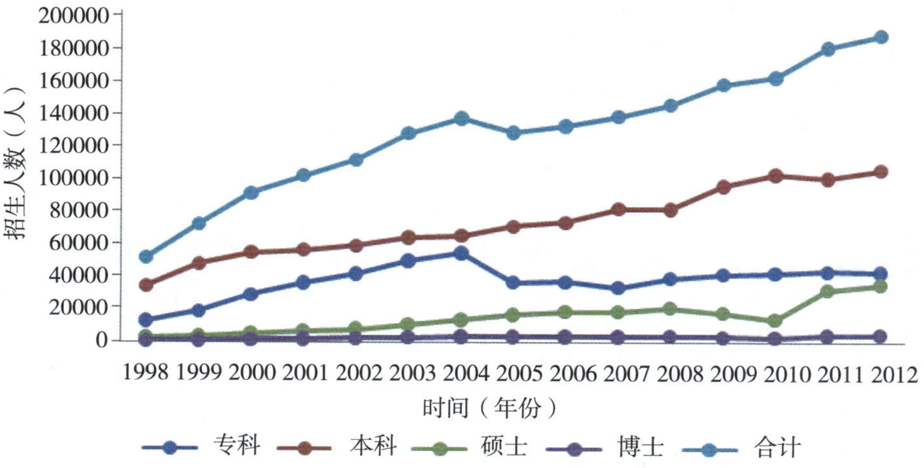

图 2-13　1998—2012 年中国不同学历临床医学专业招生数

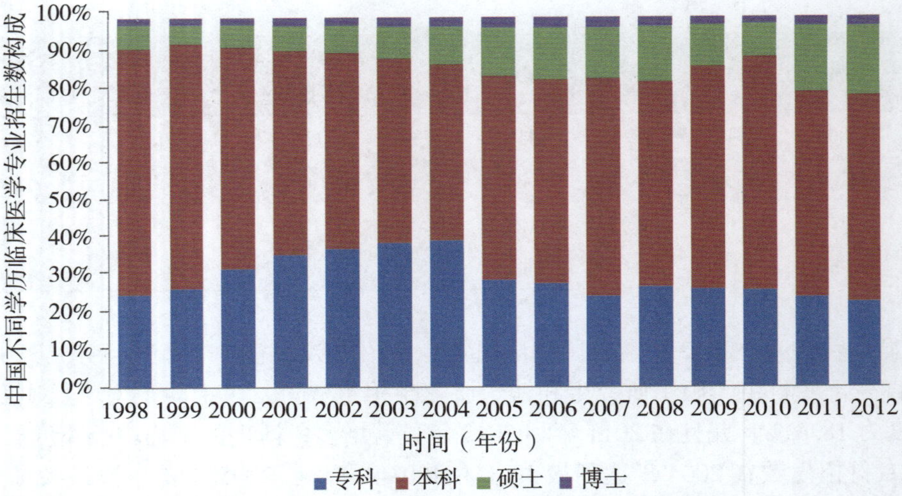

图 2-14　1998—2012 年中国不同学历临床医学专业招生数构成

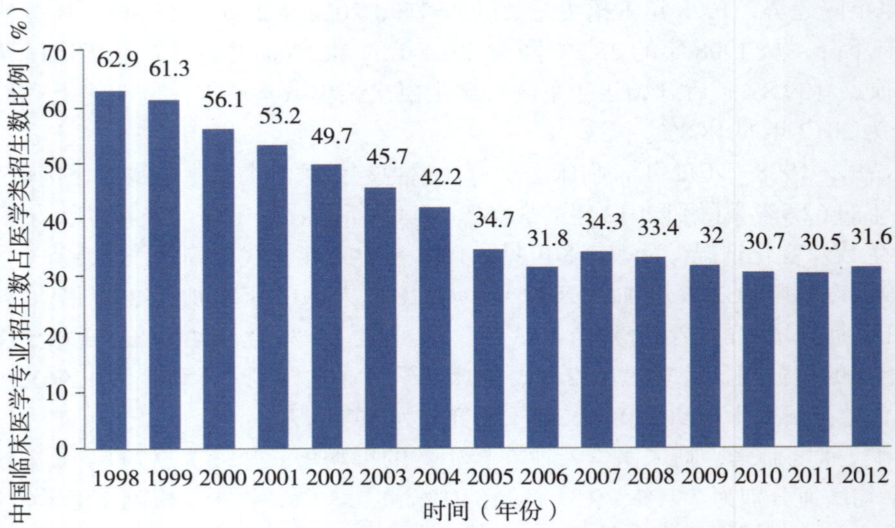

图 2-15　1998—2012 年中国临床医学专业招生数占医学类招生数比例

校均在校生数逐年增加，1998 年为 1489 人，2012 年为 2731 人，增加了将近 1 倍。每万人口在校生数也逐年增加，从 1998 年的 1.6 人增加到 2012 年的 5.4 人，增加了 2 倍多。虽然 1998—2012 年临床医学专业在校生数量逐年增加，但是占医学类在校生的比例则呈明显下降趋势，1998 年所占比例为 65.6%，到 2012 年降为 34.8%，下降了近一半。

表 2-8　1998—2012 年中国不同学历临床医学专业在校生数（单位：人）

年份	专科	本科	硕士	博士	合计	环比增长速度（%）	校均在校生数	占医学类在校生比例（%）	每万人口在校生数
1998	45828	140768	8524	2913	198033	–	1489	65.6	1.6
1999	47287	166984	9194	3491	226956	14.6	1633	64.7	1.8
2000	61313	197656	12403	4469	275841	21.5	1567	61.2	2.2
2001	83382	227915	15617	5408	332322	20.5	1645	58.7	2.6
2002	100377	261217	20485	6736	388815	17.0	1925	56.0	3.0

续表

年份	专科	本科	硕士	博士	合计	环比增长速度（%）	校均在校生数	占医学类在校生比例（%）	每万人口在校生数
2003	123037	295183	26035	8363	452618	16.4	1847	52.4	3.5
2004	144468	316220	33585	10045	504318	11.4	1788	48.7	3.9
2005	112298	341038	42194	11115	506645	0.5	1941	42.2	3.9
2006	108506	361845	49395	11581	531327	4.9	1990	39.3	4.0
2007	113137	373140	54895	12157	553329	4.1	2042	37.3	4.2
2008	120122	387754	59643	13308	580827	5.0	2151	35.9	4.4
2009	127962	409327	49704	10693	597686	2.9	2230	34.3	4.5
2010	128091	432173	48091	10975	619330	3.6	2311	33.9	4.6
2011	127681	459003	90188	15751	692623	11.8	2575	35.1	5.1
2012	129612	489527	96330	16356	731825	5.7	2731	34.8	5.4
平均增速（%）	7.71	9.31	18.91	13.12	9.79	–	–	–	–
增加倍数	1.83	2.48	10.30	4.61	2.70	–	–	0.83	2.38

图 2-16 显示，1998—2012 年临床医学专业在校学生数呈上升趋势，与临床医学专业招生数的趋势较为类似。硕士的平均增长速度最快，为 18.91%；博士居第二位，为 13.12%。专科层次在校生数在 1998—2004 年逐年增加，在 2004 年达到最大值（144468 人），到 2005 年有所下降，在 2005 年达到最小值（112298 人）后缓慢增加。硕士层次临床医学专业在校生数在 2011 年和 2012 年显著增多，与 2011 年和 2012 年硕士层次临床医学专业招生数显著增多相一致。

图 2-17 显示，本科层次在校临床医学专业学生数一直占绝对比例，但总体呈略微下降趋势，1998 年占 71.1%，2012 年占 66.9%。同时，专科层次在校临床医学生所占比例也呈下降趋势，从 1998 年的 23.1% 下降到 2012 年的 17.7%。硕士层次和博士层次临床医学在校生所占比例有所增加，从 1998 年的 5.8% 上升到 2012 年的 15.4%，增加了近 2 倍。

3．毕业生数及变化情况　由表 2-9 可见，1998—2012 年，临床医学专业毕业生数量呈上升趋势，从 1998 年的 43341 人上升到 2012 年的 159263 人，增加了 2.67 倍，在此期间的平

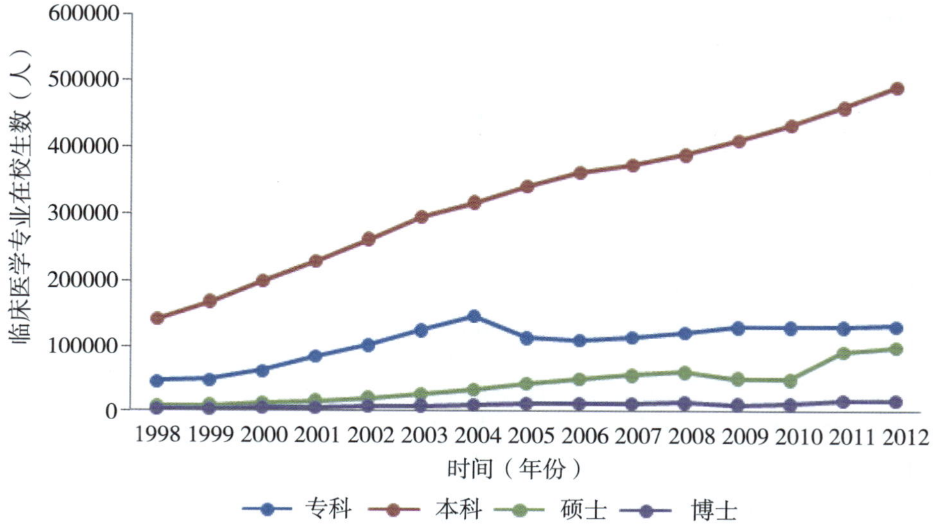

图 2-16　1998—2012 年中国不同学历临床医学专业在校生数

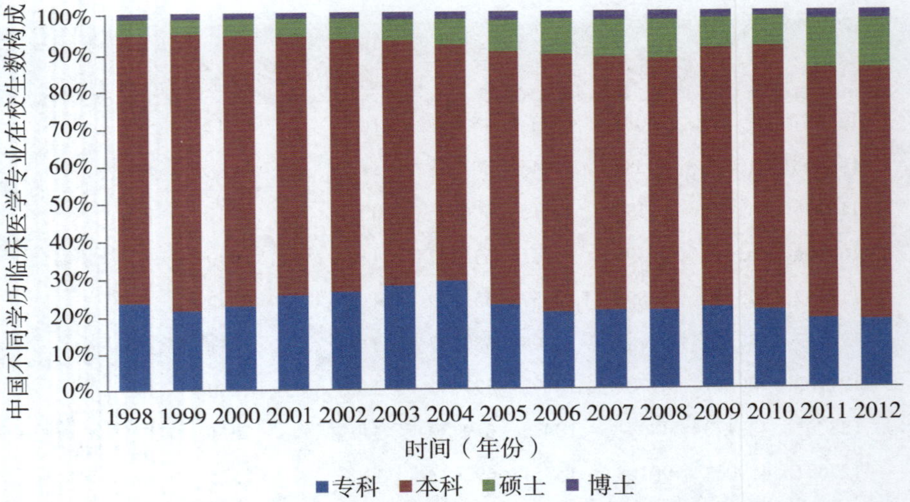

图 2-17 1998—2012 年中国不同学历临床医学专业在校生数构成

均增长速度为 9.74%。就年增长速度而言，在 2000 年和 2009 年出现了负增长，分别为 –2.0% 和 –2.4%，其余年份均为正增长，2004 年和 2003 年增长的幅度最大，与上一年相比的增长速度分别为 32.0% 和 29.9%。

从各学历层次看，不同学历的临床医学专业毕业生数均有不同幅度的增加。专科层次临床医学专业毕业生的平均增长速度为 6.05%，到 2012 年毕业生数达到 42571 人，增加了 1.27 倍。本科层次临床医学专业毕业生的平均增长速度为 10.02%，到 2012 年毕业生数达到 82883 人，增加了 2.81 倍。硕士层次临床医学专业毕业生的平均增长速度为 20.65%，到 2012 年毕业生数达到 29413 人，增加了 12.85 倍。博士层次临床医学专业毕业生的平均增长速度为 13.56%，到 2012 年毕业生数达到 4396 人，增加了 4.93 倍。增速最快和增加倍数最多的均为硕士毕业生。

临床医学专业毕业生数占全部医学类毕业生数的比例在 1998—2012 年呈明显下降趋势，从 1998 年的 65.8% 下降为 2012 年的 31.4%。

表 2-9 1998—2012 年中国不同学历临床医学专业毕业生数（单位：人）

年份	专科	本科	硕士	博士	合计	占医学类毕业生比例（%）	环比增长速度（%）
1998	18713	21764	2123	741	43341	65.8	–
1999	17928	23266	2207	891	44292	66.3	2.2
2000	15119	24774	2578	922	43393	66.1	–2.0
2001	12962	27335	2727	1017	44041	63.6	1.5
2002	17282	30467	3491	1269	52509	60.5	19.2
2003	25649	35650	5179	1706	68184	56.4	29.9
2004	30882	50289	6676	2138	89985	53.9	32.0
2005	33085	57535	8008	2492	101120	46.8	12.4
2006	37736	61101	11095	3167	113099	41.7	11.8
2007	37317	67213	13939	3301	121770	37.7	7.7
2008	42366	71609	16864	3063	133902	33.9	10.0
2009	39879	74360	13728	2678	130645	31.6	–2.4

续表

年份	专科	本科	硕士	博士	合计	占医学类毕业生比例（%）	环比增长速度（%）
2010	42538	77775	13364	2680	136357	29.0	4.4
2011	41945	78090	24300	3786	148121	30.4	8.6
2012	42571	82883	29413	4396	159263	31.4	7.5
平均增速（%）	6.05	10.02	20.65	13.56	9.74	–	–
增加倍数	1.27	2.81	12.85	4.93	2.67	–	–

图 2-18 显示，1998—2012 年我国不同学历临床医学专业毕业生数呈上升趋势，硕士研究生的平均增长速度最快，为 20.65%。

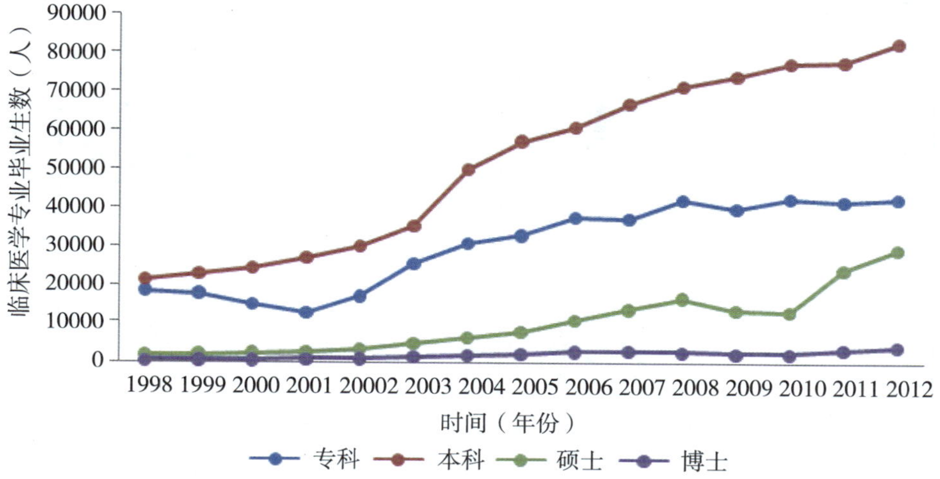

图 2-18　1998—2012 年中国不同学历临床医学专业毕业生数

图 2-19 显示，临床医学专业本科毕业生所占比例最多，并且在 1998—2012 年略有上升，从 1998 年的 50.2% 上升到 2012 年的 52.0%，其中在 2001 年所占比例最大（62.1%）。专科层次毕业生所占比例居于第二位，并且在此期间呈下降趋势，在 1998 年所占比例为 43.2%，2012 年降为 26.7%。硕士毕业生数所占比例在 1998—2012 年有较明显上升，1998 年只占 4.9%，2012 年

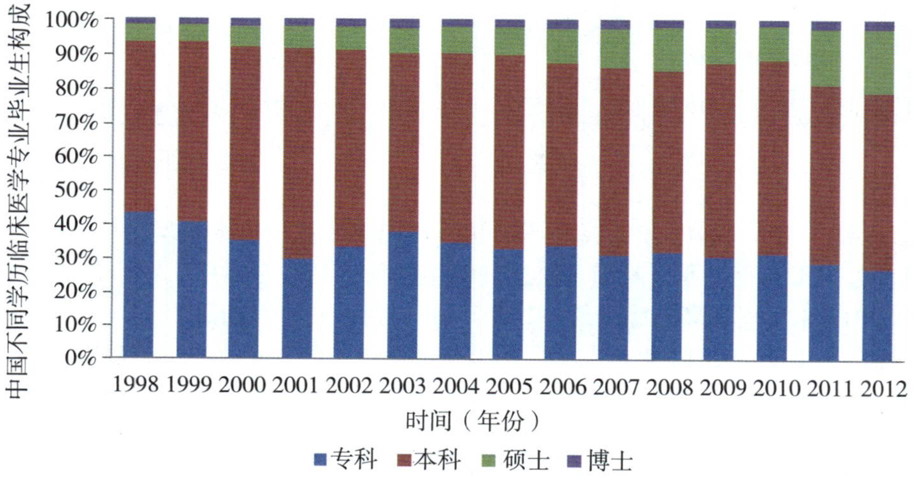

图 2-19　1998—2012 年中国不同学历临床医学专业毕业生构成

上升到 18.5%，上升了近 3 倍。

（三）护理学专业

1．招生数及变化情况　从表 2-10 可见，1998—2012 年，我国护理学专业学生招生数量呈明显增加趋势，1998 年为 4099 人，2012 年增至 196952 人，增加了 47.05 倍，其中专科 155858 人、本科 40081 人、硕士 975 人、博士 38 人。专科层次增加的倍数最多，2012 年与 1998 年相比增加了 49.00 倍。1998—2012 年间，护理学专业招生数的年平均增长速度为 31.86%，专科、本科和硕士层次招生数的年平均增长速度分别为 32.24%、30.57% 和 29.91%。就环比增长速度而言，2000 年的增幅最为显著，为 130.56%；之前几年增长较快，之后有增长减缓的趋势，在 2007 年和 2012 年出现负增长，分别为 –7.70% 和 –6.52%。

就占医学类招生数的比例而言，护理学专业招生数占医学类招生数量的比例呈上升趋势。1998 年，护理学专业招生数占医学类招生数的比例为 4.99%，至 2012 年占医学类学生招生数的比例升为 33.58%，超过临床医学专业占医学类学生招生数的比例（31.6%）。

表 2-10　1998—2012 年中国不同学历护理学专业招生数（单位：人）

年份	专科	本科	硕士	博士	合计	占医学类招生数比例（%）	环比增长速度（%）
1998	3117	957	25	0	4099	4.99	–
1999	5973	2172	15	0	8160	6.98	99.07
2000	14863	3866	77	8	18814	11.67	130.56
2001	22096	6490	43	0	28629	15.08	52.17
2002	29362	7714	50	0	37126	16.70	29.68
2003	47850	11193	103	0	59146	21.35	59.31
2004	62611	13459	220	0	76290	23.77	28.99
2005	79223	18413	246	12	97894	26.78	28.32
2006	106671	20519	300	11	127501	30.99	30.24
2007	90706	26637	332	13	117688	29.54	–7.70
2008	104010	26892	446	9	131357	30.51	11.61
2009	122755	33408	713	16	156892	32.22	19.44
2010	137949	37845	743	17	176554	33.80	12.53
2011	172002	37888	779	24	210693	36.10	19.34
2012	155858	40081	975	38	196952	33.58	–6.52
平均增速（%）	32.24	30.57	29.91	–	31.86	–	–
增加倍数	49.00	40.88	38.00	–	47.05	–	–

图 2-20 显示，1998—2012 年，我国不同学历护理学专业招生数量均呈增加趋势。专科层次招生数量一直远高于本科、硕士和博士层次的招生数量。并且专科层次招生数的增长速度最快，除 2007 年和 2012 年出现下降趋势以外，其余年份均保持较快的增长。

图 2-21 显示，1998—2012 年，专科层次招生数量在护理学专业招生总数中一直占最大比例，在 15 年间上下波动，但一直维持在 80% 左右，本科层次招生数量在护理学专业招生总数中的比例在 20% 左右波动，硕士和博士层次的招生数所占比例极少。

2．在校生数及变化情况　从表 2-11 可见，1998—2012 年，我国护理学专业学生在校生数

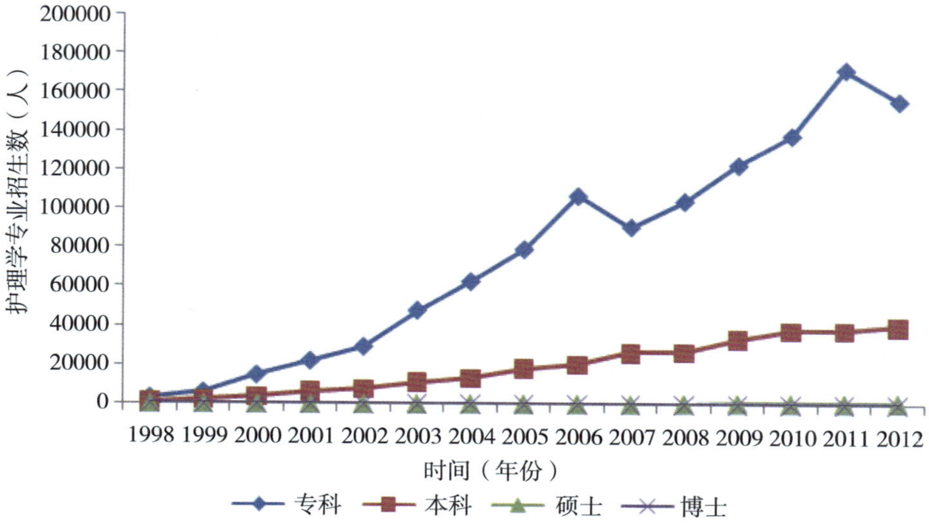

图 2-20　1998—2012 年中国不同学历护理学专业招生数

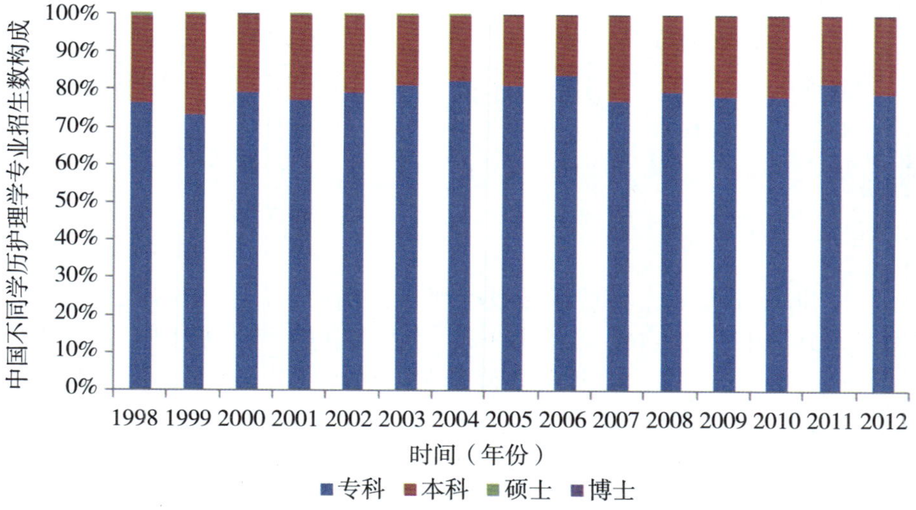

图 2-21　1998—2012 年中国不同学历护理学专业招生数构成

量呈明显增加趋势，1998 年为 9386 人，2012 年增至 660127 人，增加了 69.33 倍，其中专科 501862 人、本科 155660 人、硕士 2511 人、博士 94 人。专科层次增加的倍数最多，2012 年与 1998 年相比增加了 76.53 倍。1998—2012 年，护理学专业在校生数的年平均增长速度为 35.50%，专科、本科和硕士层次在校生数的年平均增长速度分别为 36.45%、33.03% 和 32.09%。就环比增长速度而言，2000 年增幅最为显著，为 114.96%；其次为 2001 年，增长速度为 82.74%。

就占医学类在校生数的比例而言，护理学专业在校生数占医学类在校生数的比例呈明显上升趋势。1998 年，护理学专业在校生数占医学类在校生数的比例为 3.11%，至 2012 年占医学类在校生数的比例升至 31.38%。

图 2-22 显示，1998—2012 年我国不同学历层次护理学专业在校生数均呈上升趋势，其中专科层次增长速度最快，其次是本科层次，硕士和博士层次护理学专业的在校生数增长的速度相对缓慢。

表 2-11　1998—2012 年中国不同学历护理学专业在校生数（单位：人）

年份	专科	本科	硕士	博士	合计	占医学类在校生数比例（%）	环比增长速度（%）
1998	6473	2862	51	0	9386	3.11	–
1999	10987	4673	38	0	15698	4.47	67.25
2000	25388	8182	159	16	33745	7.49	114.96
2001	45956	15622	87	0	61665	10.89	82.74
2002	64216	22292	126	0	86634	12.48	40.49
2003	101238	33617	199	0	135054	15.63	55.89
2004	147363	45019	394	0	192776	18.63	42.74
2005	203207	59648	566	13	263434	21.95	36.65
2006	256974	72955	742	24	330695	24.45	25.53
2007	310445	88317	866	37	399665	26.96	20.86
2008	368803	99991	1068	38	469900	29.06	17.57
2009	427842	113404	1464	52	542762	31.12	15.51
2010	443117	127418	1865	50	572450	31.37	5.47
2011	467835	142019	2279	68	612201	31.05	6.94
2012	501862	155660	2511	94	660127	31.38	7.83
平均增速（%）	36.45	33.03	32.09	–	35.50	–	–
增加倍数	76.53	53.39	48.24	–	69.33	–	–

图 2-23 显示，护理学专业专科层次在校生所占比例最大，在 1998—2012 年呈上升趋势，1998 年为 69.0%，到 2012 年所占比例为 76.0%，其中在 2009 年所占比例最大（78.8%）。本科层次在校生所占比例在 1998—2012 年呈下降趋势，1998 年为 30.5%，到 2012 年所占比例为 23.6%。硕士层次和博士层次在校生数所占比例极少，不足 1%。

3．毕业生数及变化情况　从表 2-12 可见，1998—2012 年，我国护理学专业毕业生数量呈明显增加趋势，1998 年为 1534 人，2012 年增至 182457 人，增加了 117.94 倍，其中专科 152490 人、

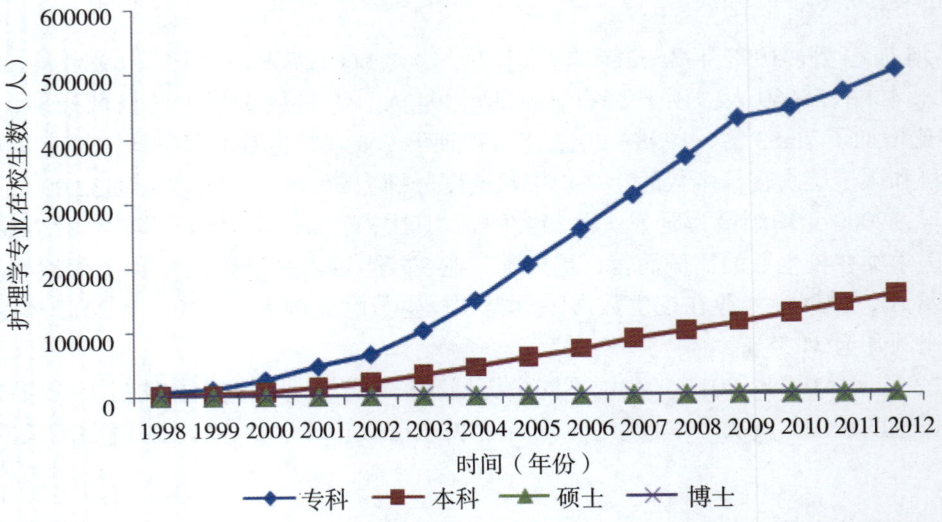

图 2-22　1998—2012 年中国不同学历护理学专业在校生数

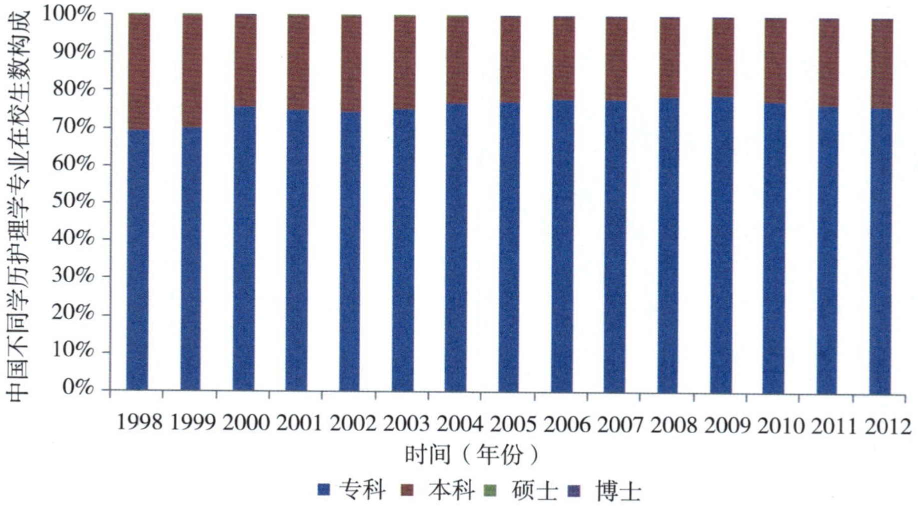

图 2-23　1998—2012 年中国不同学历护理学专业在校生数构成

本科 29261 人、硕士 694 人、博士 12 人。本科层次增加的倍数最多，2012 年与 1998 年相比增加了 130.22 倍。1998—2012 年，护理学专业毕业生数的年平均增长速度为 40.68%，专科、本科和硕士层次毕业生数的年平均增长速度分别为 40.56%、41.67% 和 32.86%。就环比增长速度而言，2003 年增幅最为显著，为 105.48%，其次为 2002 年，增长速度为 89.56%。

就占医学类毕业生数的比例而言，护理学专业毕业生数占医学类毕业生数量的比例呈明显上升趋势。1998 年，护理学专业毕业生数占医学类毕业生数的比例为 2.33%，至 2012 年占医学类学生毕业生数的比例升为 36.74%。

表 2-12　1998—2012 年中国不同学历护理学专业毕业生数（单位：人）

年份	专科	本科	硕士	博士	合计	占医学类毕业生数比例（%）	环比增长速度（%）
1998	1298	223	13	0	1534	2.33	–
1999	1396	333	9	0	1738	2.60	13.30
2000	2081	424	30	0	2535	3.86	45.86
2001	3828	498	3	0	4329	6.25	70.77
2002	7266	917	23	0	8206	9.45	89.56
2003	15169	1649	44	0	16862	13.95	105.48
2004	22271	4186	32	0	26489	15.85	57.09
2005	34896	6792	73	0	41761	19.32	57.65
2006	54948	9104	131	0	64183	23.66	53.69
2007	78035	12271	208	0	90514	28.01	41.02
2008	108418	16557	253	7	125235	31.69	38.36
2009	117674	20190	277	9	138150	33.36	10.31
2010	153616	23660	302	18	177596	37.83	28.55
2011	152510	25824	437	10	178781	37.83	28.55
2012	152490	29261	694	12	182457	36.74	0.67
平均增速（%）	40.56	41.67	32.86	–	40.68	–	–
增加倍数	116.48	130.22	52.38	–	117.94	–	–

图 2-24 显示，1998—2012 年我国不同学历层次护理学专业毕业生数均呈上升趋势，其中专科层次增长速度最快。专科层次护理学专业的毕业生数在 1998—2010 年间呈逐年快速增长趋势，2010—2012 年略有减少。本科层次护理学专业的毕业生数增长较平缓，硕士和博士层次护理学专业的毕业生数增长的速度相对缓慢。

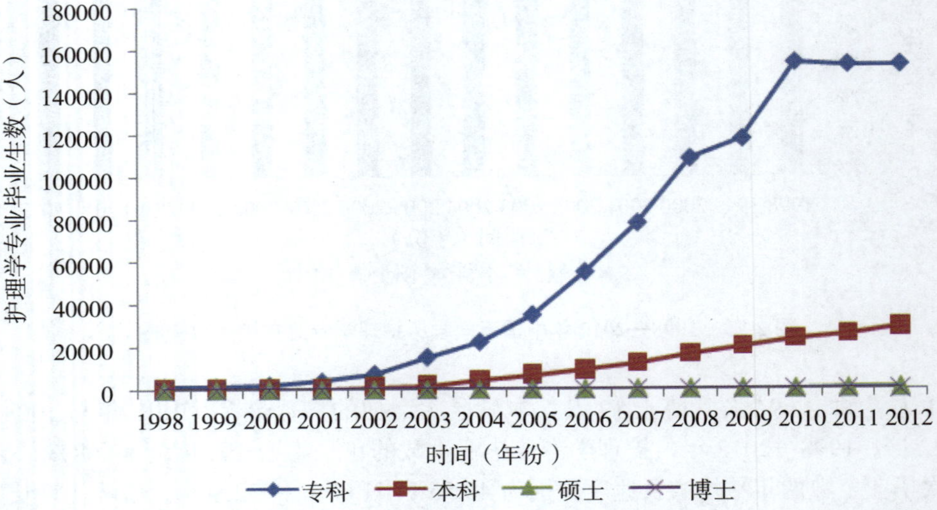

图 2-24 1998—2012 年中国不同学历护理学专业毕业生数

图 2-25 显示，护理学专业专科层次毕业生所占比例最多，在 1998—2012 年间波动不大，到 2012 年所占比例为 83.6%，其中在 2003 年所占比例最大（90.0%）。本科层次毕业生所占比例维持在 15.0% 左右。硕士层次和博士层次毕业生数所占比例极少，不足 1%。

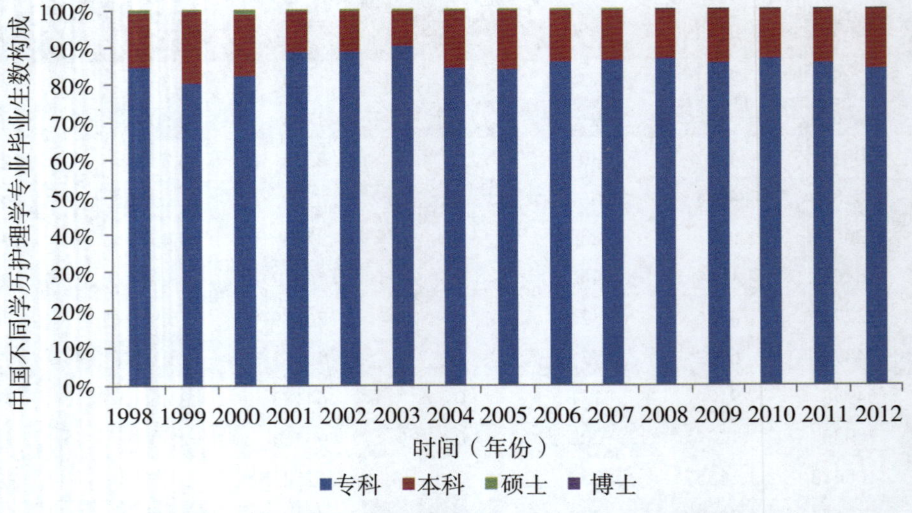

图 2-25 1998—2012 年中国不同学历护理学专业毕业生数构成

（四）公共卫生与预防医学专业

1．招生数及变化情况　从表 2-13 可见，1998 年以来，我国公共卫生与预防医学专业学生招生数量呈增加趋势，1998 年为 4854 人，2012 年增至 13048 人，其中专科 1509 人、本科 9014 人、硕士 2191 人、博士 334 人。1998—2012 年，公共卫生与预防医学专业招生数增加了 1.69 倍，年平均增长速度为 7.32%。与 1998 年相比，2012 年公共卫生与预防医学专业专科、本科、硕士、博士招生数分别增长了 0.14 倍、1.83 倍、6.50 倍和 5.19 倍，硕士层次的招生数增加的倍数最多，其次是博士层次。就环比增长速度而言，2000 年增幅最为显著，为 46.89%，在 2001 年出现 15 年间唯一的负增长，与 2000 年相比减少了 44.71%。

在公共卫生与预防医学专业招生的绝对数量增加的同时，占医学类招生数量的比例却呈下降趋势。1998 年，公共卫生与预防医学专业招生数占医学类招生数的比例为 5.91%，此后不断下降，至 2012 年仅占医学类学生招生数的 2.22%。

表 2-13　1998—2012 年中国不同学历公共卫生与预防医学专业招生数（单位：人）

年份	专科	本科	硕士	博士	合计	占医学类招生数比例（%）	环比增长速度（%）
1998	1327	3181	292	54	4854	5.91	–
1999	1670	4126	349	76	6221	5.32	28.16
2000	3443	5090	499	106	9138	5.67	46.89
2001	1009	3425	487	131	5052	2.66	–44.71
2002	859	3903	578	122	5462	2.46	8.12
2003	1089	3924	731	168	5912	2.13	8.24
2004	1689	5006	903	210	7808	2.43	32.07
2005	1091	5678	1036	256	8061	2.20	3.24
2006	1434	6200	1276	248	9158	2.23	13.61
2007	1592	6310	1424	246	9572	2.40	4.52
2008	1660	7646	1562	289	11157	2.59	16.56
2009	1555	7966	1950	272	11743	2.41	5.25
2010	1516	8230	2052	281	12079	2.31	2.86
2011	1511	8307	2246	310	12374	2.12	2.44
2012	1509	9014	2191	334	13048	2.22	5.45
平均增速（%）	0.92	7.72	15.48	13.90	7.32	–	–
增加倍数	0.14	1.83	6.50	5.19	1.69	–	–

图 2-26 显示，1998—2012 年，我国本科层次的公共卫生与预防医学专业招生数量一直高于专科、硕士和博士层次的招生数量。本科层次的增长速度最快，硕士层次的平均增长速度最快，年平均增长速度为 15.48%。本科层次的招生数除在 2001 年从 5090 人减少到 3425 人以外，其余年份均呈增加趋势。专科层次招生数在 2008 年前仅次于本科层次招生数。从 2009 年开始，硕士层次招生数超过专科层次招生数。

图 2-27 显示，1998—2012 年，本科层次招生数量在公共卫生与预防医学专业招生总数中一直占最大比例，在 15 年间上下波动，但一直维持在三分之二左右，到 2012 年为 69.1%。专科层次所占比例总体呈下降趋势，从 1998 年的 27.3% 降为 2012 年的 11.6%，在 2000 年达到最大值（37.7%）。硕士层次招生数量所占比例明显上升，由 1998 年的 6.0% 上升为 2012 年的 16.8%。

2．在校生数及变化情况　从表 2-14 可见，1998—2012 年，我国公共卫生与预防医学专业在校生数逐年增加，从 1998 年的 18739 人增加到 2012 年的 50949 人，15 年间增加了 1.72 倍。专科、本科、硕士、博士在此期间增加的倍数分别为 – 0.05 倍、1.95 倍、7.15 倍和 6.88 倍，硕士层次公共卫生与预防医学专业在校生增加的倍数明显较多，专科层次公共卫生与预防医学专业在校生数略有减少。2012 年，公共卫生与预防医学专业在校生中专科生为 4277 人、本科生为

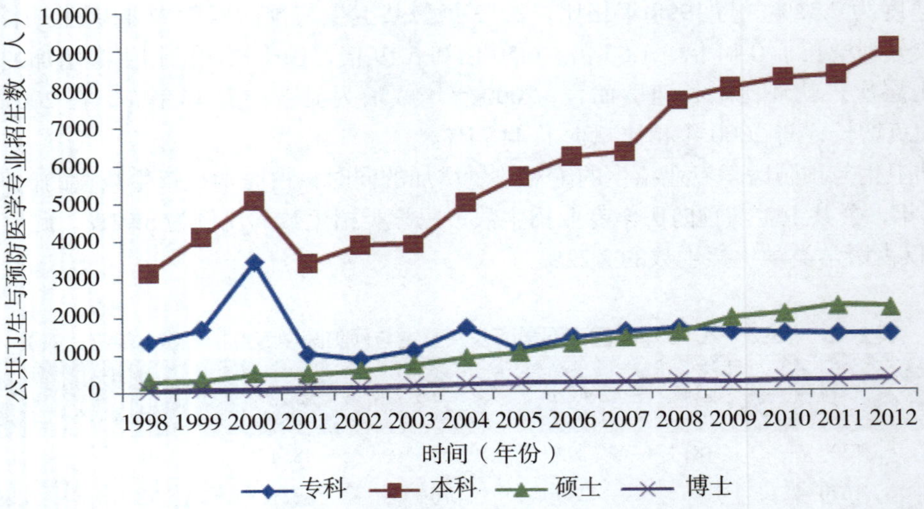

图 2-26　1998—2012 年中国不同学历公共卫生与预防医学专业招生数

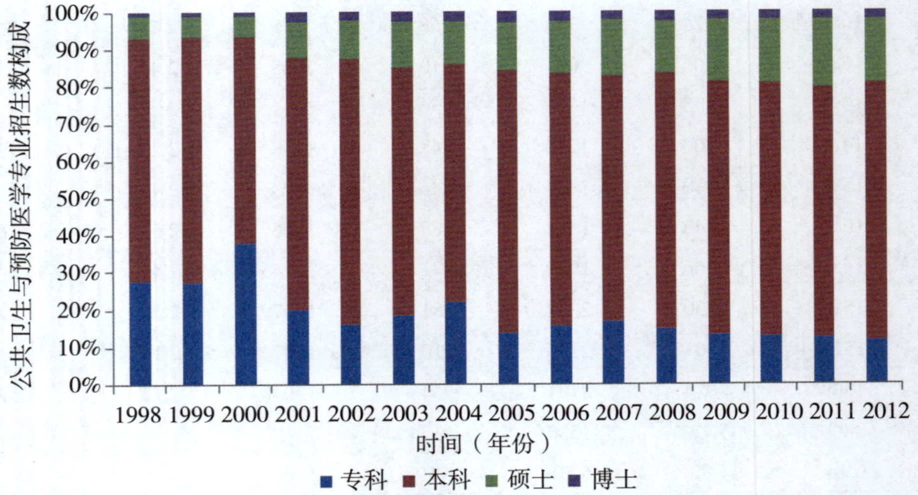

图 2-27　1998—2012 年中国不同学历公共卫生与预防医学专业招生数构成

39362 人、硕士为 6144 人、博士为 1166 人。

就平均增长速度而言，公共卫生与预防医学专业在校生数的平均增长速度为 7.41%，专科、本科、硕士、博士的平均增速分别为 –0.37%、8.04%、16.17% 和 15.89%，硕士层次公共卫生与预防医学专业在校生数量的平均增速最快，其次是博士层次。就年增长速度而言，2000 年的增幅最为显著，与上一年相比增加了 26.09%。仅 2001 年出现了负增长，为 –30.76%。

虽然 1998—2012 年公共卫生与预防医学专业在校生的绝对数量呈增加趋势，但是占医学类在校生的比例则呈下降趋势，1998 年所占比例为 6.21%，到 2012 年降为 2.42%。

图 2-28 显示，1998—2012 年本科、硕士和博士层次公共卫生与预防医学专业在校生数均呈上升趋势，其中本科层次的增长速度最快，除 2001 年外，其他年份均呈不断上升趋势。专科层次在校生数在 1998—2012 年呈下降趋势，在 2001 年达到最小值，仅为 2362 人。

表 2-14　1998—2012 年中国不同学历公共卫生与预防医学专业在校生数（单位：人）

年份	专科	本科	硕士	博士	合计	占医学类在校生数比例（%）	环比增长速度（%）
1998	4503	13334	754	148	18739	6.21	–
1999	4676	15059	891	182	20808	5.93	11.04
2000	6674	18165	1158	240	26237	5.82	26.09
2001	2362	14357	1147	301	18167	3.21	–30.76
2002	2686	15900	1485	348	20419	2.94	12.40
2003	2851	16684	1827	439	21801	2.52	6.77
2004	4078	19584	2209	542	26413	2.55	21.15
2005	3119	22000	2687	675	28481	2.37	7.83
2006	3685	24879	3181	773	32518	2.40	14.17
2007	3963	26432	3735	842	34972	2.36	7.55
2008	4967	29652	4319	968	39906	2.47	14.11
2009	4783	32419	4885	953	43040	2.47	7.85
2010	4474	34698	5406	1084	45662	2.50	6.09
2011	4111	36240	6057	1092	47500	2.41	4.03
2012	4277	39362	6144	1166	50949	2.42	7.26
平均增速（%）	–0.37	8.04	16.17	15.89	7.41	–	–
增加倍数	–0.05	1.95	7.15	6.88	1.72	–	–

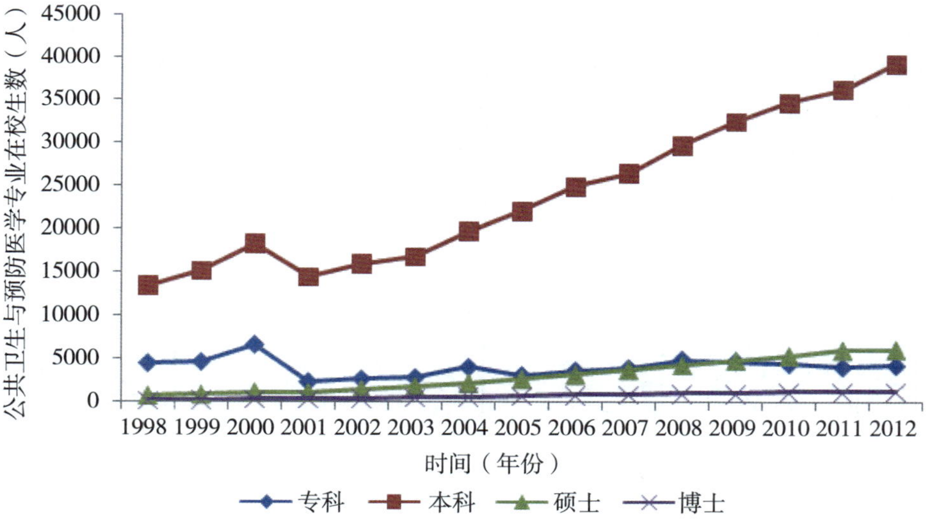

图 2-28　1998—2012 年中国不同学历公共卫生与预防医学专业在校生数

图 2-29 显示，本科层次公共卫生与预防医学专业在校生数一直占绝对比例，并且总体呈略微上升趋势，1998 年占 71.2%，2012 年升为 77.3%。同时，专科层次公共卫生与预防医学在校生所占比例呈下降趋势，从 1998 年的 24.0% 下降到 2012 年的 8.4%。硕士层次和博士层次公共卫生与预防医学在校生所占比例有所增加，从 1998 年的 4.8% 上升到 2012 年的 14.3%，增加了近 2 倍。

3．毕业生数及变化情况　由表 2-15 可见，1998—2012 年间，公共卫生与预防医学专业毕业

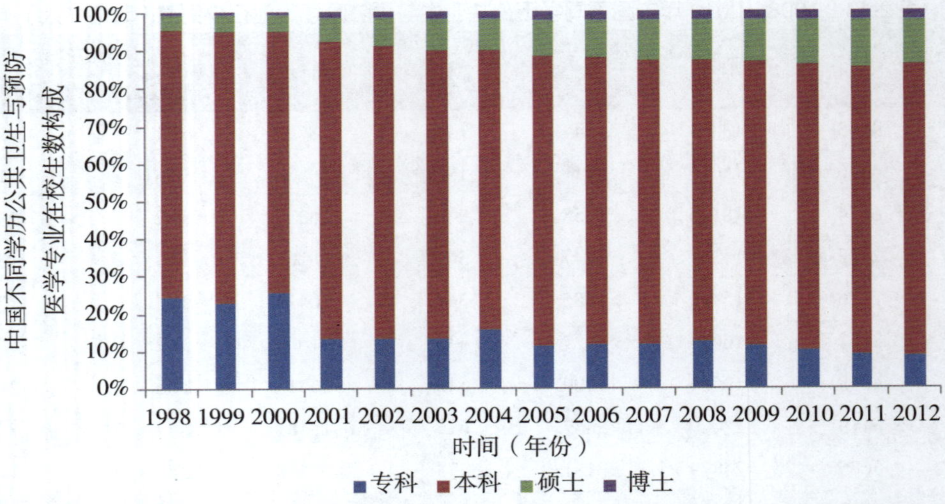

图 2-29 1998—2012 年中国不同学历公共卫生与预防医学专业在校生数构成

生数量呈上升趋势，从 1998 年的 4209 人上升到 2012 年的 9268 人，增加了 1.20 倍，在此期间的平均增长速度为 5.80%。就年增长速度而言，在 2000 年和 2001 年出现了负增长，增长速度分别为 –5.77% 和 –31.76 %，其余年份均为正增长，2009 年和 2004 年增长的幅度较大，与上一年相比的增长速度分别为 28.31% 和 28.07%。

从各学历层次看，除了专科层次以外，其他不同学历的公共卫生与预防医学专业毕业生数均有不同幅度的增加。专科层次公共卫生与预防医学专业毕业生的平均增长速度为 –2.71%，到 2012 年毕业生数达到 1331 人。本科层次公共卫生与预防医学专业毕业生的平均增长速度为 7.87%，到 2012 年毕业生数达到 5848 人，增加了 1.89 倍。硕士层次公共卫生与预防医学专业毕业生的平均增长速度为 17.91%，到 2012 年毕业生数达到 1848 人，增加了 9.04 倍。博士层次公共卫生与预防医学专业毕业生的平均增长速度为 12.39%，到 2012 年毕业生数达到 241 人，增加了 4.13 倍。增速最快和增加倍数最多的均为硕士毕业生。

公共卫生与预防医学专业毕业生数占全部医学类毕业生数的比例在 1998—2012 年呈明显下降趋势，从 1998 年的 6.39% 下降为 2012 年的 1.83%。

表 2-15 1998—2012 年中国不同学历公共卫生与预防医学专业毕业生数（单位：人）

年份	专科	本科	硕士	博士	合计	占医学类毕业生数比例（%）	环比增长速度（%）
1998	1954	2024	184	47	4209	6.39	–
1999	1889	2293	218	37	4437	6.65	5.42
2000	1597	2321	231	32	4181	6.37	–5.77
2001	620	1944	225	64	2853	4.12	–31.76
2002	476	2364	289	54	3183	3.67	11.57
2003	749	2308	397	83	3537	2.93	11.12
2004	968	2964	482	116	4530	2.71	28.07
2005	760	3198	568	130	4656	2.15	2.78
2006	1280	3536	692	158	5666	2.09	21.69

续表

年份	专科	本科	硕士	博士	合计	占医学类毕业生数比例（%）	环比增长速度（%）
2007	1037	3618	902	177	5734	1.77	1.20
2008	1394	3654	1012	171	6231	1.58	8.67
2009	1400	5094	1293	208	7995	1.93	28.31
2010	1743	5689	1402	224	9058	1.93	13.30
2011	1315	6010	1501	264	9090	1.87	0.35
2012	1331	5848	1848	241	9268	1.83	1.96
平均增速（%）	-2.71	7.87	17.91	12.39	5.80	–	–
增加倍数	-0.32	1.89	9.04	4.13	1.20	–	–

图 2-30 显示，1998—2012 年我国本科、硕士和博士层次公共卫生与预防医学专业毕业生数均呈上升趋势，其中本科层次增长速度最快。专科层次公共卫生与预防医学专业的毕业生数呈下降趋势，2002 年达到最小值 476 人。从 2011 年开始，硕士层次公共卫生与预防医学专业的毕业生数超过专科层次公共卫生与预防医学专业的毕业生数，居第二位。

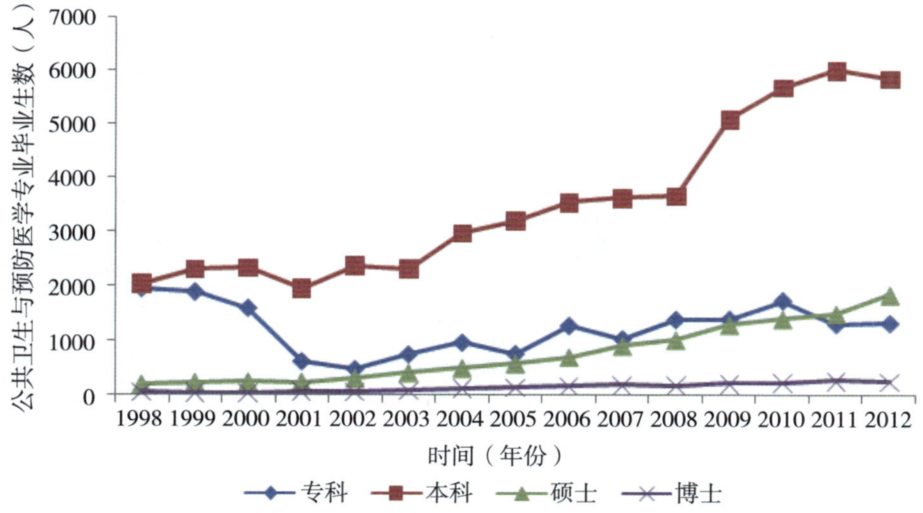

图 2-30 1998—2012 年中国不同学历公共卫生与预防医学专业毕业生数

图 2-31 显示，公共卫生与预防医学专业本科层次毕业生所占比例最多，并且在 1998—2012 年间呈上升趋势，从 1998 年的 48.1% 上升到 2012 年的 63.1%，其中在 2002 年所占比例最大（74.3%）。专科层次毕业生所占比例在此期间呈下降趋势，在 1998 年所占比例为 46.4%，2012 年降为 14.4%。硕士层次毕业生数所占比例在 1998—2012 年有较明显上升，1998 年只占 4.4%，2012 年上升到 19.9%，上升了 3 倍多。

（五）药学专业

1．招生数及变化情况　从表 2-16 可见，1998—2012 年，我国药学专业学生招生数量总体呈增加趋势，1998 年为 5343 人，2012 年增至 53160 人，增加了 8.95 倍，其中专科 18832 人、本科 26552 人、硕士 6790 人、博士 986 人。硕士层次增加的倍数最多，2012 年与 1998 年相比增加了 13.23 倍，其次为专科层次，增加了 12.35 倍。1998—2012 年，药学专业招生数的年平

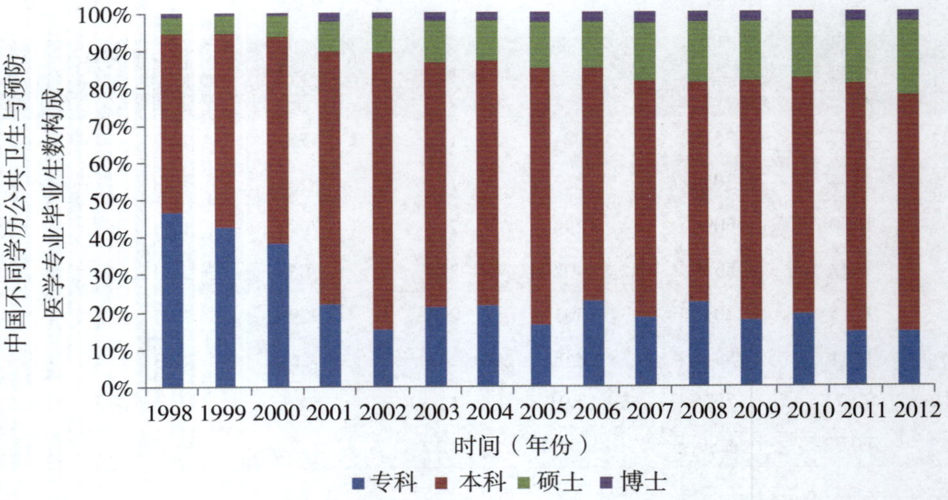

图 2-31　1998—2012 年中国不同学历公共卫生与预防医学专业毕业生数构成

均增长速度为 17.83%，专科、本科、硕士、博士层次招生数的年平均增长速度分别为 20.33%、16.05%、20.89% 和 14.29%。就环比增长速度而言，1998—2012 年各年份均有不同程度的增加，2001 年增幅最为显著，为 68.53%，其次为 1999 年，环比增长速度为 46.79%。

就占医学类招生数的比例而言，药学专业招生数占医学类招生数量的比例总体呈上升趋势。1998 年，药学专业招生数占医学类招生数的比例为 6.50%，至 2012 年占医学类学生招生数的比例升为 9.06%。

表 2-16　1998—2012 年中国不同学历药学专业招生数（单位：人）

年份	专科	本科	硕士	博士	合计	占医学类招生数比例（%）	环比增长速度（%）
1998	1411	3303	477	152	5343	6.50	–
1999	2296	4763	585	199	7843	6.71	46.79
2000	3778	5212	886	240	10116	6.28	28.98
2001	6536	8928	1255	330	17049	8.98	68.53
2002	8951	9854	1600	403	20808	9.36	22.05
2003	12915	12324	2260	528	28027	10.12	34.69
2004	14537	15473	3056	639	33705	10.50	20.26
2005	14239	18037	3625	707	36608	10.01	8.61
2006	16094	19401	4121	722	40338	9.80	10.19
2007	13318	21767	4712	763	40560	10.18	0.55
2008	14903	21364	5218	805	42290	9.82	4.27
2009	16451	23796	5958	833	47038	9.66	11.23
2010	17838	25338	6398	858	50432	9.65	7.22
2011	18605	24803	6455	914	50777	8.70	0.68
2012	18832	26552	6790	986	53160	9.06	4.69
平均增速（%）	20.33	16.05	20.89	14.29	17.83	–	–
增加倍数	12.35	7.04	13.23	5.49	8.95	–	–

图 2-32 显示，1998—2012 年，我国不同学历层次的药学专业招生数量均呈增加趋势。本科层次招生数的增长速度最快，其次是专科层次。本科层次招生数最多，专科层次招生数仅在 2003 年超过了本科层次招生数，其余年份均居第二位。

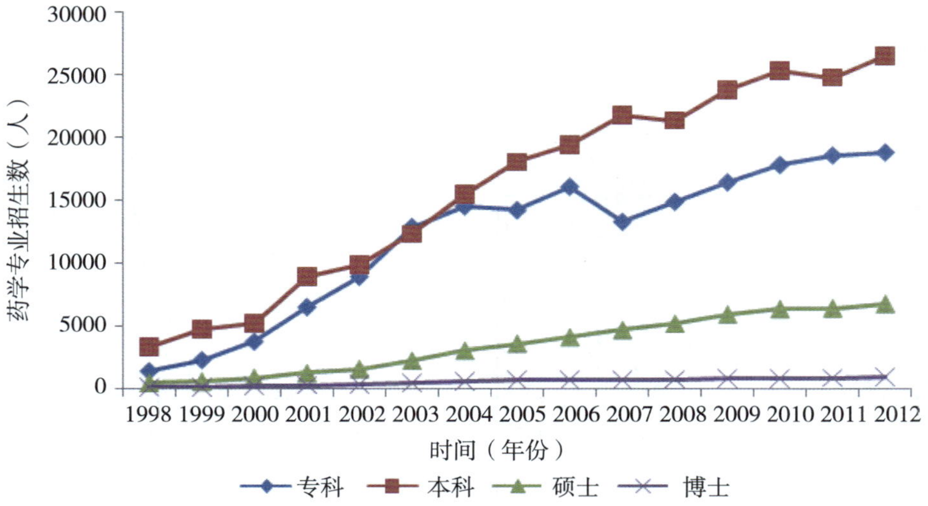

图 2-32　1998—2012 年中国不同学历药学专业招生数

图 2-33 显示，1998—2012 年，本科层次的招生数占药学专业招生数的最大比例，但呈下降趋势，由 1998 年的 61.8% 降为 2012 年的 49.9%。专科层次的招生数占药学专业招生数的比例不断上升，1998 年为 26.4%，2012 年上升为 35.4%。硕士层次招生数所占比例也略有增加，由 1998 年的 8.9% 升为 2012 年的 12.8%。

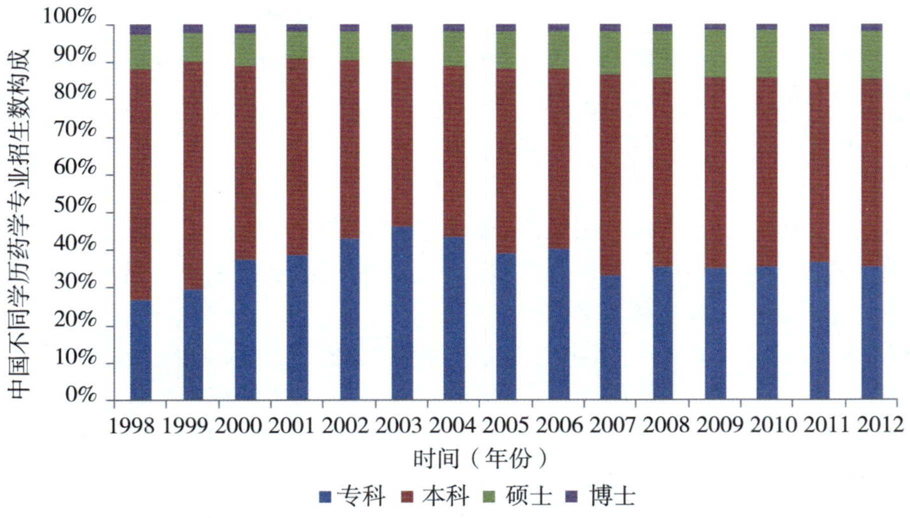

图 2-33　1998—2012 年中国不同学历药学专业招生数构成

2．在校生数及变化情况　从表 2-17 可见，1998—2012 年，我国药学专业学生在校生数量总体呈增加趋势，1998 年为 17017 人，2012 年增至 180261 人，增加了 9.59 倍，其中专科 57150 人、本科 100278 人、硕士 19416 人、博士 3417 人。硕士层次增加的倍数最多，2012 年与 1998 年相比增加了 14.99 倍，其次为专科层次，增加了 11.17 倍。1998—2012 年，药学专业在校生数的年平均增长速度为 18.36%，专科、本科、硕士、博士层次在校生数的年平均增长速度分别为 19.54%、17.38%、21.90% 和 15.26%。就环比增长速度而言，1998—2012 年间各年份均有不同程度的增加，2001 年增幅最为显著，为 61.58%，其次为 2003 年，环比增长速度为 35.37%。

就占医学类在校生数的比例而言，药学专业在校生数占医学类在校生数量的比例总体呈上升趋势。1998 年，药学专业在校生数占医学类在校生数的比例为 5.64%，至 2012 年占医学类学生在校生数的比例升为 8.57%。

表 2-17 1998—2012 年中国不同学历药学专业在校生数（单位：人）

年份	专科	本科	硕士	博士	合计	占医学类在校生数比例（%）	环比增长速度（%）
1998	4696	10639	1214	468	17017	5.64	–
1999	5177	12992	1437	516	20122	5.74	18.25
2000	7834	15133	1950	622	25539	5.67	26.92
2001	14347	23382	2717	820	41266	7.29	61.58
2002	19500	29864	3780	1037	54181	7.80	31.30
2003	28721	38130	5118	1378	73347	8.49	35.37
2004	36389	47755	6996	1726	92866	8.97	26.61
2005	32360	57241	8944	2065	100610	8.38	8.34
2006	41142	67243	10440	2296	121121	8.96	20.39
2007	45239	76224	12003	2468	135934	9.17	12.23
2008	47103	81232	13864	2703	144902	8.96	6.60
2009	51826	87058	15798	2864	157546	9.03	8.73
2010	54545	92033	17354	2970	166902	9.14	5.94
2011	53478	95038	18727	3217	170460	8.65	2.13
2012	57150	100278	19416	3417	180261	8.57	5.75
平均增速（%）	19.54	17.38	21.90	15.26	18.36	–	–
增加倍数	11.17	8.43	14.99	6.30	9.59	–	–

图 2-34 显示，1998—2012 年，我国不同学历层次的药学专业在校生数量均呈增加趋势。本科层次在校生数的增长速度最快，其次是专科层次。本科层次在校生数明显高于其他层次的在校生数，居首位，专科层次在校生数居第二位。

图 2-35 显示，1998—2012 年，本科层次的在校生数占药学专业在校生数的最大比例，但呈下降趋势，由 1998 年的 62.5% 降为 2012 年的 55.6%，专科层次的在校生数占药学专业在校生数的比例呈上升趋势，1998 年为 27.6%，2012 年上升为 31.7%。硕士层次在校生数所占比例也略有增加，由 1998 年的 7.1% 升为 2012 年的 10.8%。

3．毕业生数及变化情况　从表 2-18 可见，1998—2012 年，药学专业毕业生数量呈上升趋势，从 1998 年的 4113 人上升到 2012 年的 45760 人，增加了 10.13 倍，在此期间的平均增长速度为 18.78%。就环比增长速度而言，仅在 2000 年出现了负增长，增长速度为 –6.32%，其余年份均为正增长。2004 年增长的幅度最大，与上一年相比的增长速度为 40.76%，其次是 2003 年，增长速度为 40.60%。

专科层次药学专业毕业生的平均增长速度为 17.66%，到 2012 年毕业生数达到 17191 人，增加了 8.75 倍。本科层次药学专业毕业生的平均增长速度为 19.02%，2012 年毕业生数达到 22224

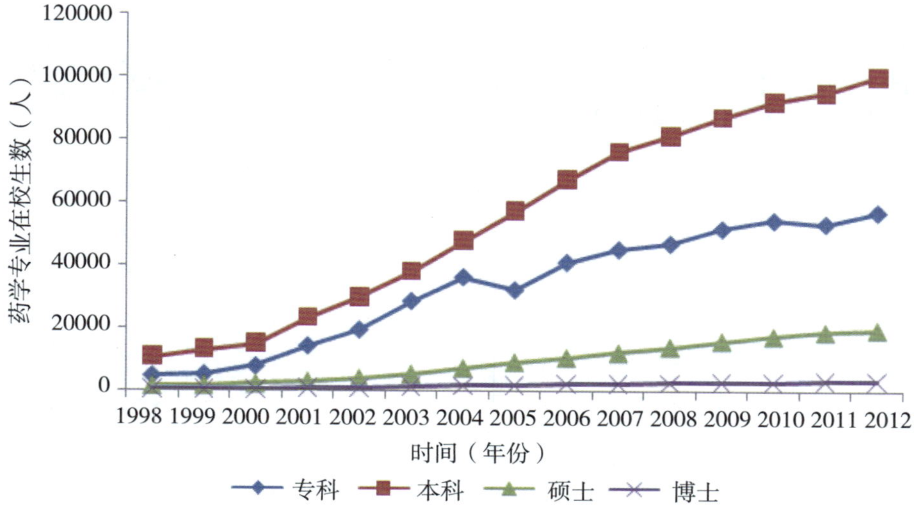

图 2-34　1998—2012 年中国不同学历药学专业在校生数

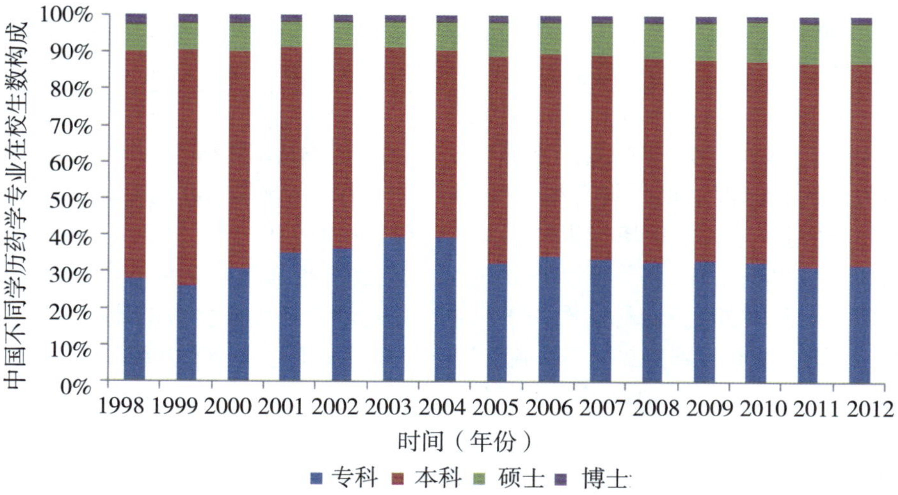

图 2-35　1998—2012 年中国不同学历药学专业在校生数构成

人，增加了 10.44 倍。硕士层次药学专业毕业生的平均增长速度为 23.23%，到 2012 年毕业生数达到 5549 人，增加了 17.62 倍。博士层次药学专业毕业生的平均增长速度为 15.18%，到 2012 年毕业生数达到 796 人，增加了 6.24 倍。增速最快和增加倍数最多的均为硕士层次毕业生。

就占医学类毕业生数的比例而言，药学专业毕业生数占全部医学类毕业生数的比例在 1998—2012 年略有增加，从 1998 年的 6.24% 上升为 2012 年的 9.01%。

表 2-18　1998—2012 年中国不同学历药学专业毕业生数（单位：人）

年份	专科	本科	硕士	博士	合计	占医学类毕业生数比例（%）	环比增长速度（%）
1998	1763	1942	298	110	4113	6.24	–
1999	1905	1992	328	124	4349	6.51	5.74
2000	1489	2088	370	127	4074	6.20	–6.32
2001	1521	2944	444	140	5049	7.29	23.93

续表

年份	专科	本科	硕士	博士	合计	占医学类毕业生数比例（%）	环比增长速度（%）
2002	2810	3474	542	176	7002	8.06	38.68
2003	4243	4605	795	202	9845	8.14	40.60
2004	6197	6211	1161	289	13858	8.29	40.76
2005	5915	8306	1496	384	16101	7.45	16.19
2006	8916	10797	2245	450	22408	8.26	39.17
2007	11278	12325	2875	558	27036	8.37	20.65
2008	15531	15074	3301	605	34511	8.73	27.65
2009	15234	18532	3686	658	38110	9.20	10.43
2010	17461	19678	4335	675	42149	8.98	10.60
2011	15928	21160	4832	716	42636	8.76	1.16
2012	17191	22224	5549	796	45760	9.01	7.33
平均增速（%）	17.66	19.02	23.23	15.18	18.78	–	–
增加倍数	8.75	10.44	17.62	6.24	10.13	–	–

图 2-36 显示，1998—2012 年，我国不同学历层次的药学专业毕业生数量均呈增加趋势。本科层次毕业生数的增长速度最快，其次是专科层次。本科层次毕业生数最多，专科层次毕业生数仅在 2008 年一年超过了本科层次毕业生数，其余年份均居第二位。

图 2-37 显示，1998—2012 年，本科层次的毕业生数占药学专业毕业生数的最大比例，1998 年为 47.2%，2012 年为 48.6%。专科层次的毕业生数占药学专业毕业生数的比例呈略微下降趋势，1998 年为 42.9%，2012 年下降为 37.6%。硕士层次毕业生数所占比例也略有增加，由 1998 年的 7.2% 上升为 2012 年的 12.1%，增加了 5 个百分点。

（六）口腔医学专业

1．招生数及变化情况　从表 2-19 可见，1998 年以来，我国口腔医学专业学生招生数量呈增加趋势，1998 年为 1332 人，2012 年增至 21065 人，其中专科 11804 人、本科 6791 人、硕士

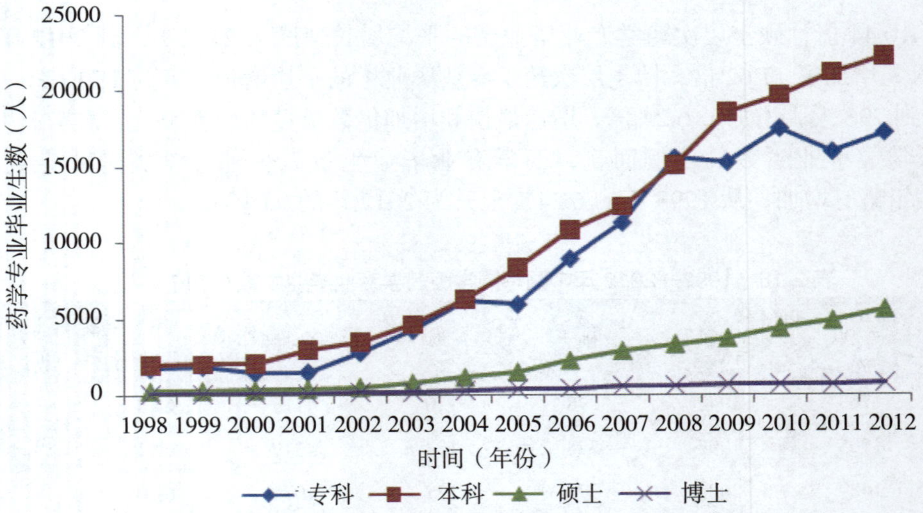

图 2-36　1998—2012 年中国不同学历药学专业毕业生数

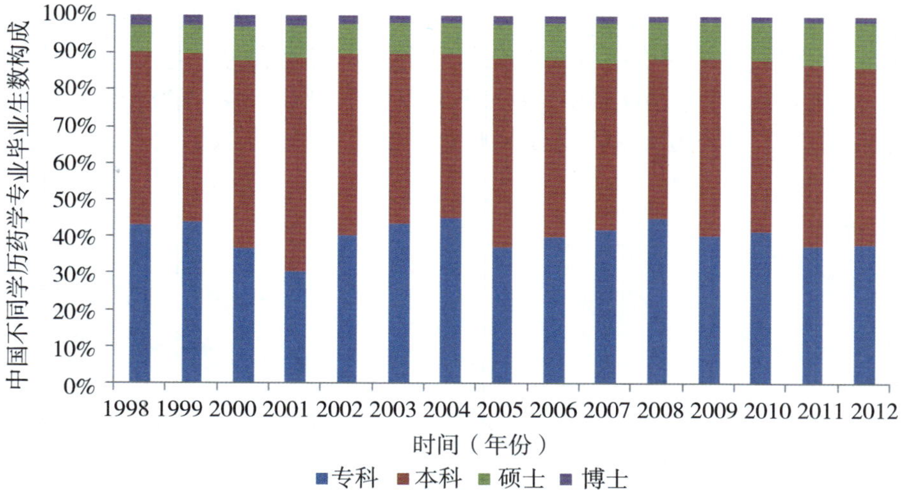

图 2-37　1998—2012 年中国不同学历药学专业毕业生数构成

2130 人、博士 340 人。1998—2012 年，口腔医学专业招生数增加了 14.81 倍，年平均增长速度为 21.80%。与 1998 年相比，2012 年口腔医学专业专科、本科、硕士、博士招生数分别增长了 51.93 倍、5.17 倍、354.00 倍和 169.00 倍，硕士层次的招生数增加的倍数最多，其次是博士层次。就环比增长速度而言，2000 年增幅最为显著，为 75.20%，在 2005 年出现唯一的负增长，与 2004 年相比减少了 12.29%。

就占医学类招生数的比例而言，口腔医学专业在招生的绝对数量增加的同时，占医学类招生数量的比例也呈增加趋势。1998 年，口腔医学专业招生数占医学类招生数的比例为 1.62%，至 2012 年，占医学类学生招生数的比例升至 3.59%。

表 2-19　1998—2012 年中国不同学历口腔医学专业招生数（单位：人）

年份	专科	本科	硕士	博士	合计	占医学类招生数比例（%）	环比增长速度（%）
1998	223	1101	6	2	1332	1.62	–
1999	563	1550	0	0	2113	1.81	58.63
2000	1696	2006	0	0	3702	2.30	75.20
2001	2584	2259	572	135	5550	2.92	49.92
2002	4879	2894	550	139	8462	3.81	52.47
2003	5467	3260	667	178	9572	3.46	13.12
2004	7477	3851	805	141	12274	3.82	28.23
2005	5344	4352	908	161	10765	2.94	–12.29
2006	7405	4304	1085	181	12975	3.15	20.53
2007	6391	5242	1181	209	13023	3.27	0.37
2008	7028	5085	1284	203	13600	3.16	4.43
2009	9289	5746	1575	213	16823	3.45	23.70
2010	9502	6120	1652	218	17492	3.35	3.98
2011	10834	6509	1705	214	19262	3.30	10.12
2012	11804	6791	2130	340	21065	3.59	9.36
平均增速（%）	32.78	13.88	52.11	44.32	21.80	–	–
增加倍数	51.93	5.17	354.00	169.00	14.81	–	–

图 2-38 显示，1998—2012 年，我国不同学历层次的口腔医学专业招生数量均呈增加趋势。专科层次招生数的增长速度最快，并且在 2001 年起超过本科层次的招生数，居首位。在 1998 年到 2004 年间，专科层次招生数增长较快，呈逐年增加的趋势，2004—2007 年间有波动，2007 开始又呈逐年增加的趋势。本科层次招生数的增长速度仅次于专科层次。

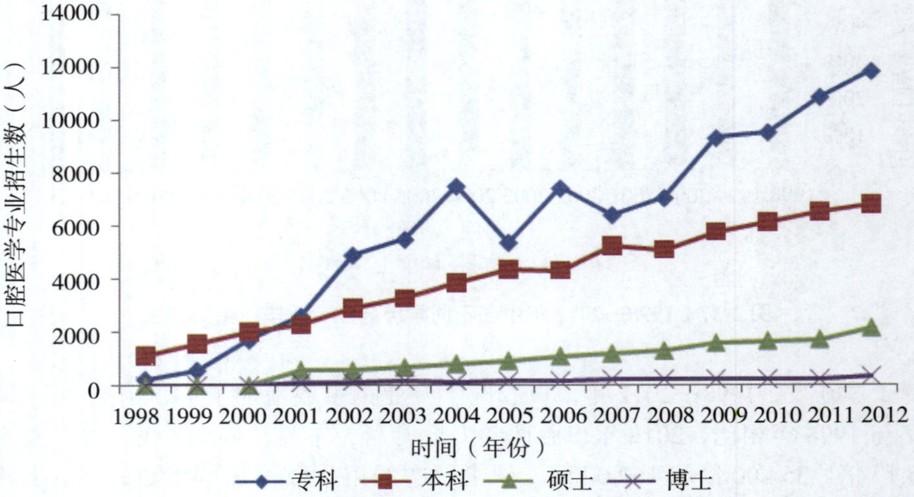

图 2-38　1998—2012 年中国不同学历口腔医学专业招生数

图 2-39 显示，1998—2000 年，本科层次的招生数占口腔医学专业招生数的最大比例，并且逐年下降，由 1998 年的 82.7% 降为 2000 年的 54.2%，硕士和博士层次招生数量在此三年中所占比例极少。从 2001 年开始，专科层次的招生数超过本科层次的招生数，占口腔医学专业招生数的最大比例，到 2012 年上升为 56.0%，与 1998 年的 16.7% 相比，上升了近 40 个百分点。本科层次招生数所占比例到 2012 年为 32.2%，与 1998 年相比下降了 50 个百分点。硕士层次招生数所占比例维持在 10% 左右。

2．在校生数及变化情况　从表 2-20 可见，1998—2012 年，我国口腔医学专业在校生数逐年增加，从 1998 年的 5957 人增加到 2012 年的 72497 人，15 年期间增加了 11.17 倍。专科、本科、

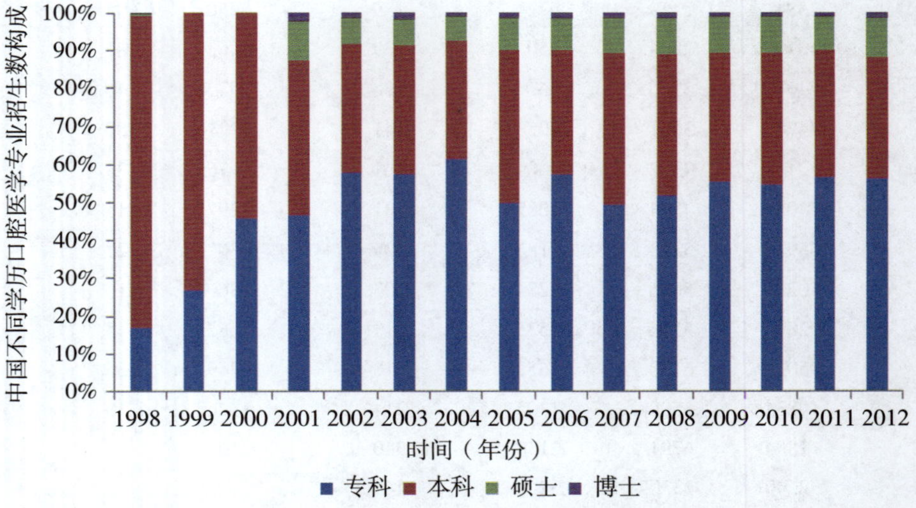

图 2-39　1998—2012 年中国不同学历口腔医学专业招生数构成

硕士、博士层次在此期间增加的倍数分别为 60.43 倍、4.85 倍、269.18 倍和 433.00 倍。2012 年，口腔医学专业在校生中专科生为 33785 人，本科生为 31466 人，硕士研究生为 5944 人，博士研究生为 1302 人。

就平均增长速度而言，口腔医学专业在校生数的平均增长速度为 19.54%，专科、本科、硕士、博士层次的平均增速分别为 34.20%、13.44%、49.17% 和 54.31%，博士层次口腔医学专业在校生数量的平均增速最快，其次是硕士层次。

就年增长速度而言，2001 年的增幅最为显著，与上一年相比增加了 60.18%。仅 2005 年出现了负增长，为 -4.52%。就占医学类在校生数的比例而言，口腔医学专业在校生数在 1998—2012 年占医学类在校生的比例呈上升趋势，1998 年所占比例为 1.97%，到 2012 年升为 3.45%。

表 2-20　1998—2012 年中国不同学历口腔医学专业在校生数（单位：人）

年份	专科	本科	硕士	博士	合计	占医学类在校生数比例（%）	环比增长速度（%）
1998	550	5382	22	3	5957	1.97	–
1999	944	5765	0	0	6709	1.91	12.62
2000	2549	7033	0	0	9582	2.13	42.82
2001	5604	8369	1102	273	15348	2.71	60.18
2002	9502	10108	1340	356	21306	3.07	38.82
2003	13314	12417	1726	442	27899	3.23	30.94
2004	18351	14924	2104	484	35863	3.47	28.55
2005	13823	17507	2425	488	34243	2.85	-4.52
2006	18650	20095	2852	501	42098	3.11	22.94
2007	20982	22303	3242	621	47148	3.18	12.00
2008	23726	23798	3695	710	51929	3.21	10.14
2009	27538	25298	4254	760	57850	3.32	11.40
2010	28034	26842	4578	833	60287	3.30	4.21
2011	30333	29432	5106	857	65728	3.33	9.03
2012	33785	31466	5944	1302	72497	3.45	10.30
平均增速（%）	34.20	13.44	49.17	54.31	19.54	–	–
增加倍数	60.43	4.85	269.18	433.00	11.17	–	–

图 2-40 显示，1998—2012 年，我国不同学历层次的口腔医学专业在校生数量均呈增加趋势。专科层次在校生数的增长速度最快，并且从 2009 年起到 2012 年均超过本科层次的在校生数，居首位。1998—2004 年间，专科层次在校生数增长较快，呈逐年增加的趋势，2005 年有所下降，2006 开始又呈逐年增加的趋势。本科层次在校生数的增长速度仅次于专科层次。

图 2-41 显示，1998—2000 年，本科层次的在校生数占口腔医学专业在校生数的绝对比例，并且逐年下降，由 1998 年的 90.3% 降为 2000 年的 73.4%，硕士和博士层次在校生在此三年中所占比例极少。专科层次在校生数占口腔医学专业在校生数的比例到 2012 年为 46.6%，与 1998 年的 9.2% 相比，上升了 37 个百分点。本科层次在校生数所占比例到 2012 年为 43.4%，与 1998 年相比下降了 47 个百分点。硕士层次在校生数所占比例维持在 7% 左右。

3．毕业生数及变化情况　从表 2-21 可见，1998—2012 年，口腔医学专业毕业生数量呈上升趋势，从 1998 年的 1246 人上升到 2012 年的 16674 人，增加了 12.38 倍，在此期间的平均

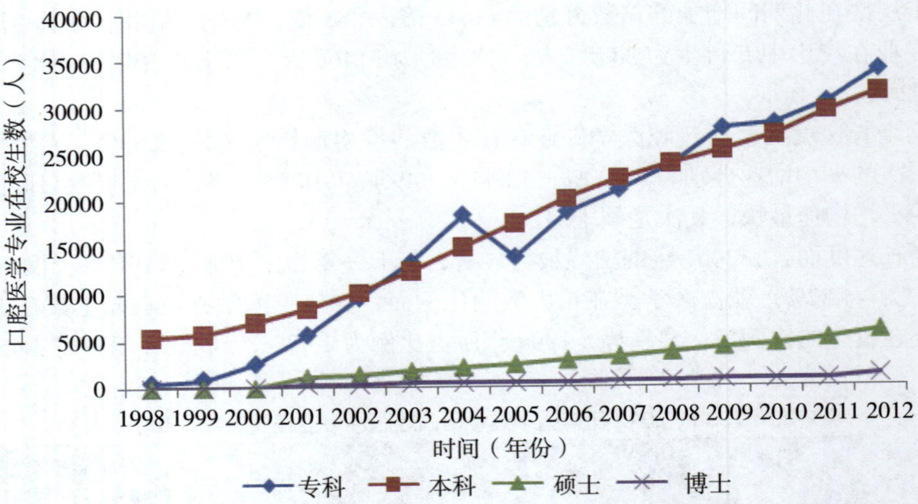

图 2-40　1998—2012 年中国不同学历口腔医学专业在校生数

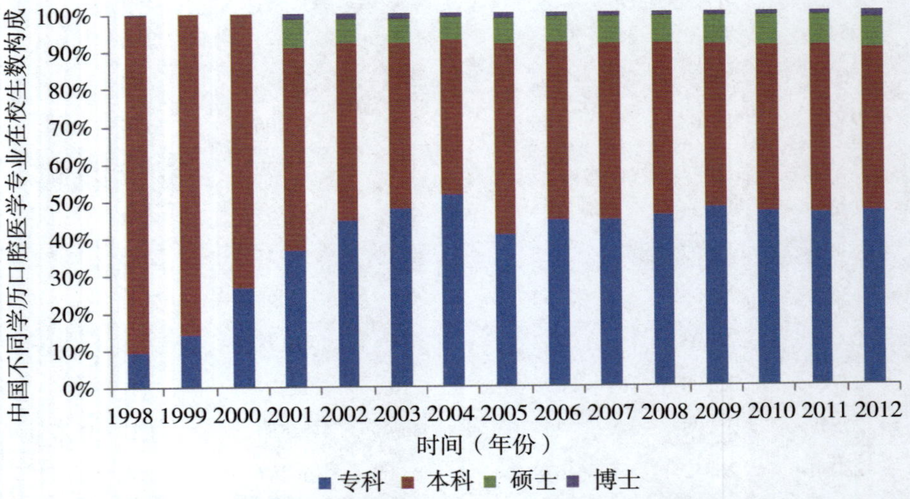

图 2-41　1998—2012 年中国不同学历口腔医学专业在校生数构成

增长速度为 20.36%。就年增长速度而言，在 1999 年和 2011 年出现了负增长，增长速度分别为 –9.47% 和 –1.71%，其余年份均为正增长，2003 年增长的幅度最大，与上一年相比的增长速度为 74.44%。

专科层次口腔医学专业毕业生的平均增长速度为 29.69 %，到 2012 年毕业生数达到 9596 人，增加了 37.08 倍。本科层次口腔医学专业毕业生的平均增长速度为 12.85%，2012 年毕业生数达到 5310 人，增加了 4.44 倍。硕士层次口腔医学专业毕业生的平均增长速度为 39.90%，到 2012 年毕业生数达到 1540 人，增加了 109.00 倍。博士层次口腔医学专业毕业生的平均增长速度为 36.25%，到 2012 年毕业生数达到 228 人，增加了 75.00 倍。增速最快和增加倍数最多的均为硕士层次毕业生。

就占医学类毕业生数的比例而言，口腔医学专业毕业生数占全部医学类毕业生数的比例在 1998—2012 年略有增加，从 1998 年的 1.89% 上升为 2012 年的 3.28%。

图 2-42 显示，1998—2012 年我国不同学历层次口腔医学专业毕业生数均呈上升趋势，其中专科层次增长速度最快，并且从 2003 年开始超过本科层次毕业生数，居首位。本科层次口腔医学专业的毕业生数增长速度居第二位。

表 2-21　1998—2012 年中国不同学历口腔医学专业毕业生数（单位：人）

年份	专科	本科	硕士	博士	合计	占医学类毕业生数比例（%）	环比增长速度（%）
1998	252	977	14	3	1246	1.89	–
1999	162	966	0	0	1128	1.69	–9.47
2000	140	1047	0	0	1187	1.81	5.23
2001	190	1013	197	56	1456	2.10	22.66
2002	631	1180	237	65	2113	2.43	45.12
2003	2103	1196	296	91	3686	3.05	74.44
2004	2502	1652	459	114	4727	2.83	28.24
2005	3526	1984	595	138	6243	2.89	32.07
2006	4249	2314	692	153	7408	2.73	18.66
2007	5646	3026	827	139	9638	2.98	30.10
2008	7512	3726	976	145	12359	3.13	28.23
2009	8415	4219	1131	186	13951	3.37	12.88
2010	9429	4723	1228	208	15588	3.32	11.73
2011	8970	4746	1388	217	15321	3.15	–1.71
2012	9596	5310	1540	228	16674	3.28	8.83
平均增速（%）	29.69	12.85	39.90	36.25	20.36	–	–
增加倍数	37.08	4.44	109.00	75.00	12.38	–	–

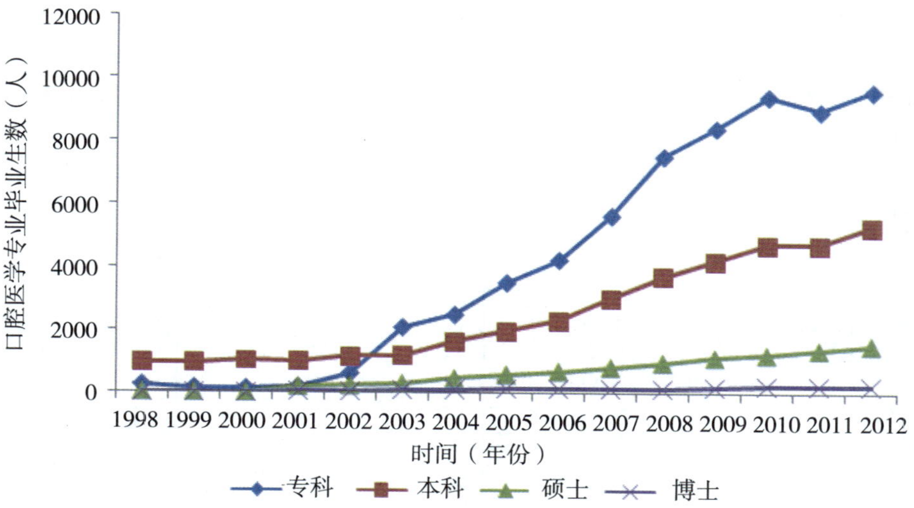

图 2-42　1998—2012 年中国不同学历口腔医学专业毕业生数

图 2-43 显示，1998—2000 年，本科层次的毕业生数占口腔医学专业毕业生数的最大比例，并且逐年上升，由 1998 年的 78.4% 升为 2000 年的 88.2%，硕士和博士层次毕业生在此三年中所占比例极少。从 2001 年开始，本科层次的毕业生数所占比例开始呈下降趋势，2003 年开始专科层次毕业生数所占比例超过本科层次的比例，占口腔医学专业毕业生数的最大比例，到 2012 年上升为 57.6%，与 1998 年的 20.2% 相比，上升了近 38 个百分点。本科层次毕业生数所占比例到

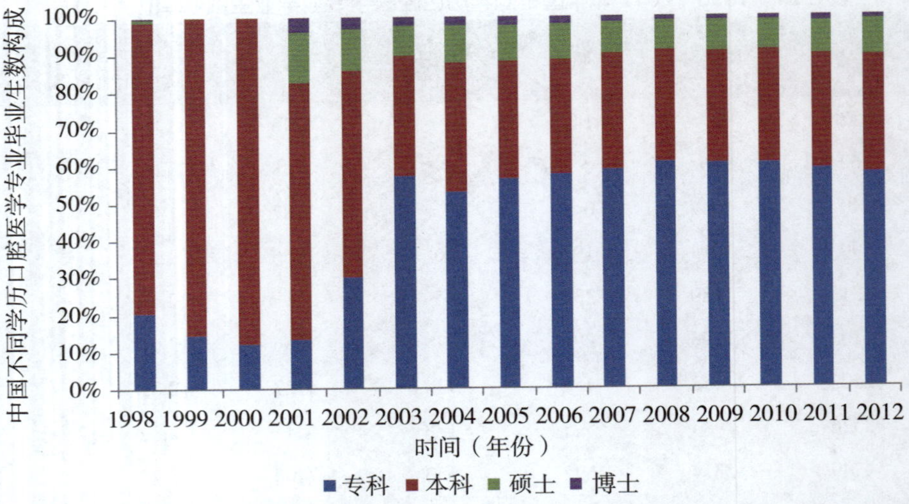

图 2-43　1998—2012 年中国不同学历口腔医学专业毕业生数构成

2012 年为 31.8%，与 1998 年相比下降了近 47 个百分点。硕士层次毕业生数所占比例维持在 9% 左右。

四、医学类专任教师数及变化情况

（一）不同职称普通高校医学类专任教师

由表 2-22 可见，1998—2012 年间，我国医学类专任教师数呈上升趋势，从 1998 年的 37896 人增加到 2012 年的 106137 人，其中正高级职称为 18659 人，副高级职称为 32839 人，中级职称为 35392 人，初级职称为 14889 人，无职称 4358 人。1998—2012 年，医学类专任教师数增加了 1.80 倍，而医学类专业招生数和在校生数分别增加了 6.14 倍和 5.97 倍；医学类专任教师数的平均增长速度为 7.63%，大约是医学类专业招生数和在校生数的平均增幅（分别为 15.08% 和 14.88%）的 50%。在不同职称医学类专任教师中，增加倍数最多的是正高级职称，增加了 2.33 倍；其次是副高级职称，增加了 2.04 倍。

就年增长速度而言，只有 1999 年出现了 –5.1% 的负增长，其余年份均为正增长，2003 年和 2004 年的增速最快，分别为 20.5% 和 24.4%。

表 2-22　1998—2012 年中国不同职称医学类专任教师数（单位：人）

年份	正高	副高	中级	初级	无职称	合计	环比增长速度（%）
1998	5601	10793	12490	7278	1734	37896	–
1999	4984	10751	11331	7073	1819	35958	–5.1
2000	5004	11016	11338	7116	1792	36266	0.9
2001	5472	11805	11609	6751	2278	37915	4.5
2002	6265	13257	12223	6999	2459	41203	8.7
2003	7714	16166	14645	8654	2487	49666	20.5
2004	9263	19319	18867	11349	3004	61802	24.4
2005	10565	21063	20491	12683	3362	68164	10.3
2006	12115	23432	22416	13812	3685	75460	10.7
2007	13119	24080	24660	15158	3904	80921	7.2

续表

年份	正高	副高	中级	初级	无职称	合计	环比增长速度（%）
2008	13896	24901	26552	15162	4284	84795	4.8
2009	15035	26641	28211	15197	3887	88971	4.9
2010	16081	27825	31023	15534	3958	94421	6.1
2011	17654	30819	33527	15295	4139	101434	7.4
2012	18659	32839	35392	14889	4358	106137	4.6
平均增速（%）	8.96	8.27	7.72	5.25	6.80	7.63	—
增加倍数	2.33	2.04	1.83	1.05	1.51	1.80	—

图 2-44 显示，中级职称和副高级职称的医学类专任教师数在 1998—2012 年的增长速度较快，其中中级职称医学类专任教师数在 2007 年起超过副高级职称医学类专任教师数，成为数量最多的医学类专任教师。正高级职称医学类专任教师数的增长速度也相对较快，从 2010 年起超过了初级职称医学类专任教师数。

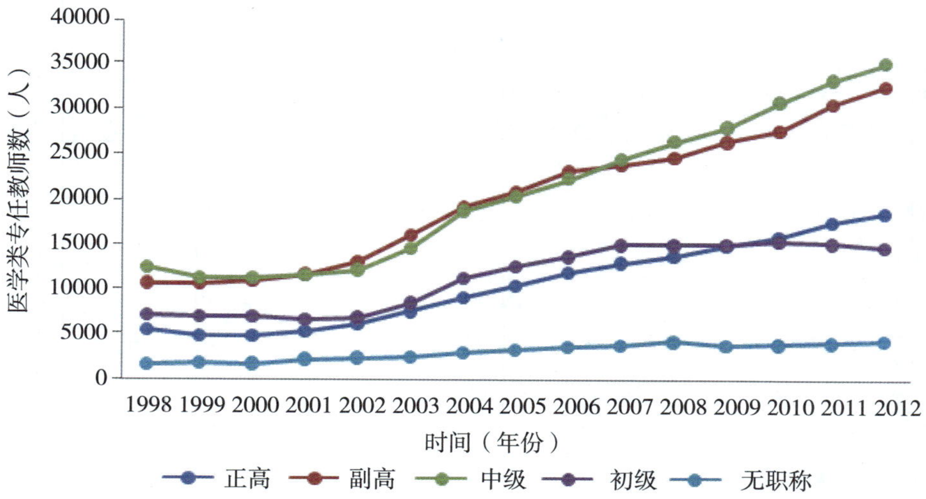

图 2-44　1998—2012 年中国不同职称医学类专任教师数

图 2-45 显示，不同职称的医学类专任教师数在 1998—2012 年所占比例大小的先后顺序没有明显的变化。不过，中级、副高级、正高级职称医学类专任教师数所占比例略有上升，到 2012 年所占比例分别为 33.3%、30.9% 和 17.6%。初级职称和无职称的医学类专任教师数所占比例略有下降，到 2012 年所占比例分别为 14.0% 和 4.1%。

（二）按办学类别分医学类专任教师数

从表 2-23 可见，我国拥有医学类专任教师的院校包括医药院校、综合性大学、理工院校、农业院校、林业院校、师范院校、语文院校、财经院校、政法院校、体育院校和民族院校等。2012 年，拥有医学类专任教师数最多的前 3 位院校依次为：医药院校（70104 人），综合性大学（25935 人）和理工院校（6728 人），语文院校从 2001 年起开始有医学类专任教师。

图 2-46 显示，我国医学类专任教师数在 1998—2012 年呈上升趋势。其中，医药院校的医学类专任教师数最多，但在 2000 年突然从 1999 年的 31707 人降为 21737 人，减少了 9970 人；综合性大学的医学类专任教师数从 1999 年的 2807 人增加到 2000 年的 9490 人，增加了 6683 人。

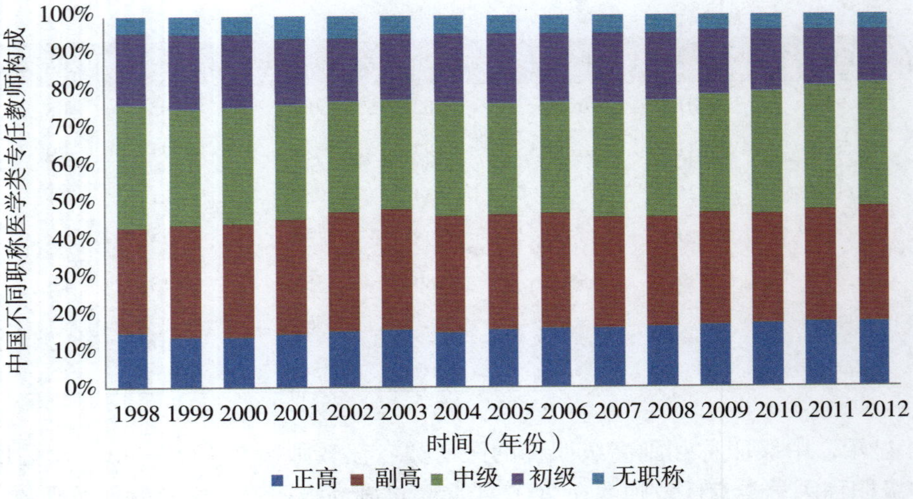

图 2-45　1998—2012 年中国不同职称医学类专任教师构成

两类院校医学类专任教师数量的增减应与医药院校并入综合性大学有关。

表 2-23　1998—2012 年按办学类别分医学类专任教师数（单位：人）

年份	综合性大学	医药院校	财经院校	理工院校	林业院校	民族院校	农业院校	师范院校	体育院校	语文院校	政法院校	合计
1998	2503	34221	30	548	2	222	19	36	155	0	31	37896
1999	2807	31707	20	654	2	232	88	21	151	0	27	35958
2000	9490	21737	55	3948	3	218	74	281	149	0	18	36266
2001	9974	22379	112	3749	3	230	127	486	210	1	27	37915
2002	11885	25429	132	2022	3	197	378	724	98	7	79	41203
2003	13478	30738	173	3183	0	232	348	941	207	9	81	49666
2004	14740	39974	337	4421	12	252	608	1112	198	17	118	61802
2005	19183	42782	245	3587	15	262	674	1037	228	47	88	68164
2006	19576	48381	282	4493	22	333	786	1134	254	59	139	75460
2007	20946	51917	312	4995	26	340	807	1027	294	73	142	80921
2008	21613	55227	331	4818	28	306	862	1047	286	103	135	84795
2009	22216	58037	385	5712	35	266	648	1061	303	138	135	88971
2010	24418	61039	295	5787	37	293	702	1203	312	160	140	94421
2011	25065	66386	378	6736	309	393	409	1136	288	156	143	101434
2012	25935	70104	537	6728	54	377	484	1226	337	158	161	106137

图 2-47 显示，医学类专任教师主要分布在医药院校和综合性大学。其中，医药院校医学类专任教师所占比例最高，在 1998 年和 1999 年占 90% 左右，之后呈下降趋势，到 2012 年下降至 66.1%。综合性大学医学类专任教师所占比例则呈上升趋势，从 1998 年的 6.6% 上升到 2012 年的 24.4%，增加了近 20 个百分点。

（三）按办学类型医学类专任教师数

从表 2-24 可见，按照办学类型划分，拥有医学类专任教师的院校主要分为大学、学院、独

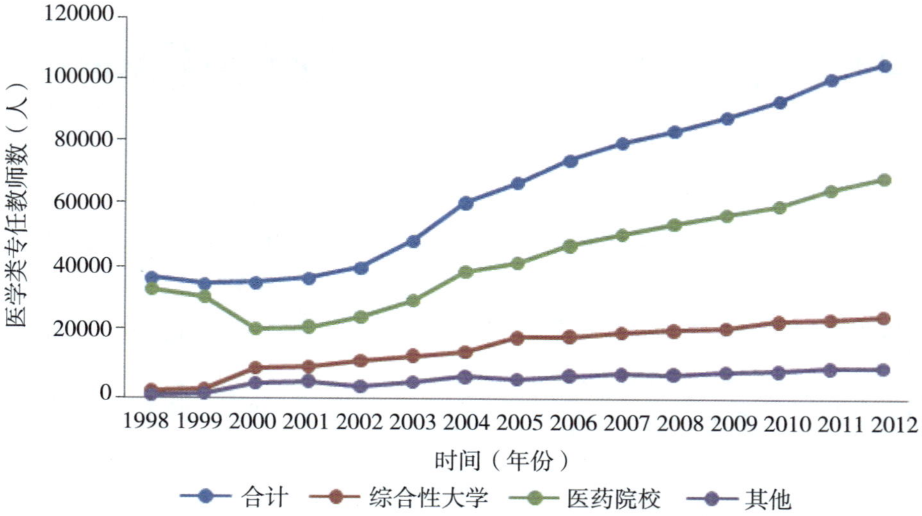

图 2-46　1998—2012 年中国不同办学类别医学类专任教师数

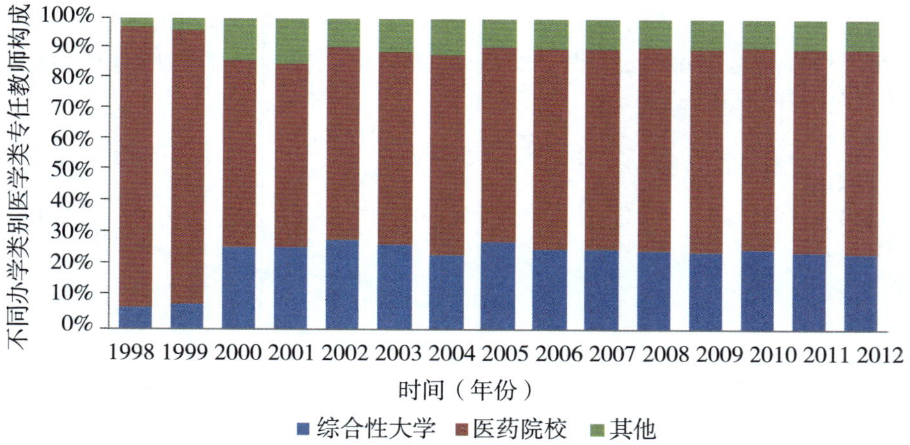

图 2-47　1998—2012 年不同办学类别医学类专任教师构成

立学院、分校或大专班、高职高专等。各类院校的医学类专任教师数在 1998—2012 年均呈上升趋势。大学和学院的医学类专任教师数在 1998 年分别为 20768 人和 14653 人，2012 年则分别增至 40863 人和 28247 人，均增加了近 1 倍。独立学院在 2004 年才开始有医学类专任教师，2004 年有 1963 人，到 2012 年增至 6575 人，增加了 2 倍以上。分校或大专班的医学类专任教师数在 2002—2003 年迅速增加，之后开始减少，到 2012 年仅 319 人。高职高专的医学类专任教师数则于 1998 年的 2151 人增至 2012 年的 30133 人，增加了 13 倍。

表 2-24　1998—2012 年按办学类型医学类专任教师数（单位：人）

年份	大学	学院	独立学院	分校或大专班	高职高专	其他	合计
1998	20768	14653	0	185	2151	139	37896
1999	18951	14165	0	143	2450	249	35958
2000	19662	12987	0	526	2797	294	36266
2001	19491	13914	0	352	3710	448	37915
2002	19215	15490	0	1274	5224	0	41203

续表

年份	大学	学院	独立学院	分校或大专班	高职高专	其他	合计
2003	22739	17574	0	2262	7091	0	49666
2004	26497	21155	1963	1830	10357	0	61802
2005	28572	23217	2772	1343	12260	0	68164
2006	32060	22794	3196	995	16415	0	75460
2007	32212	24479	3581	465	20184	0	80921
2008	32879	26017	4257	470	21172	0	84795
2009	33649	26811	4845	513	23153	0	88971
2010	36506	26554	5682	327	25352	0	94421
2011	38252	29022	5950	317	27893	0	101434
2012	40863	28247	6575	319	30133	0	106137

图 2-48 显示，高职高专医学类专任教师数在 1998—2012 年的增长速度最快，并且在 2012 年超过了学院的医学类专任教师数，仅次于大学的医学类专任教师数。独立学院的医学类专任教师数自 2004 年出现以后呈逐年增长趋势，分校或大专班的医学类专任教师数在 2003 年达到最大值（2262 人），之后开始呈下降趋势。

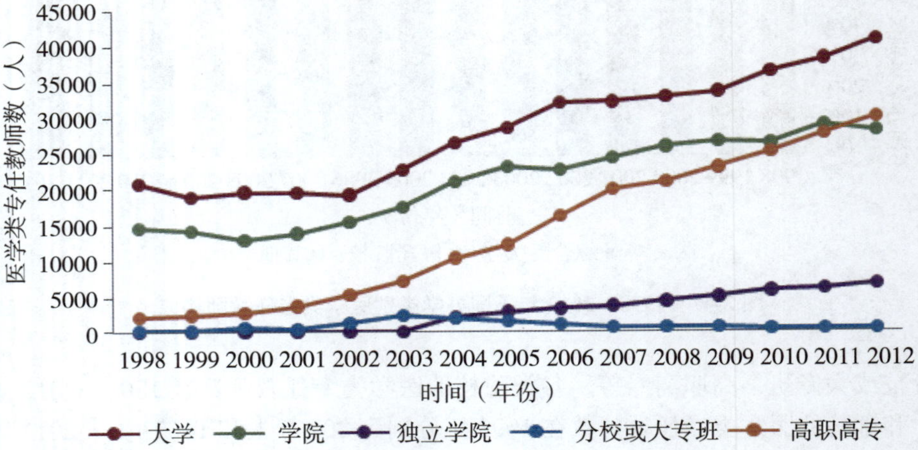

图 2-48　1998—2012 年不同办学类型医学类专任教师数

图 2-49 显示，大学的医学类专任教师数所占比例最大，但在 1998—2012 年呈下降趋势，从 1998 年的 54.8% 下降到 2012 年的 38.5%。其次所占比例较大的是学院，在 1998—2011 年间居第二位。高职高专的医学类专任教师数所占比例逐年上升，到 2012 年的比例达到 28.4%，超过学院（26.6%），仅次于大学所占比例。

五、办学条件及变化情况

（一）办学条件及年变化情况

表 2-25 显示，1998—2012 年中国医学类院校 10 类主要办学条件中：生师比由 1998 年的 7.90 增加至 2012 年的 20.00，增长了 1.53 倍；医学类专业在校生数由 1998 年的 301866 人增加至

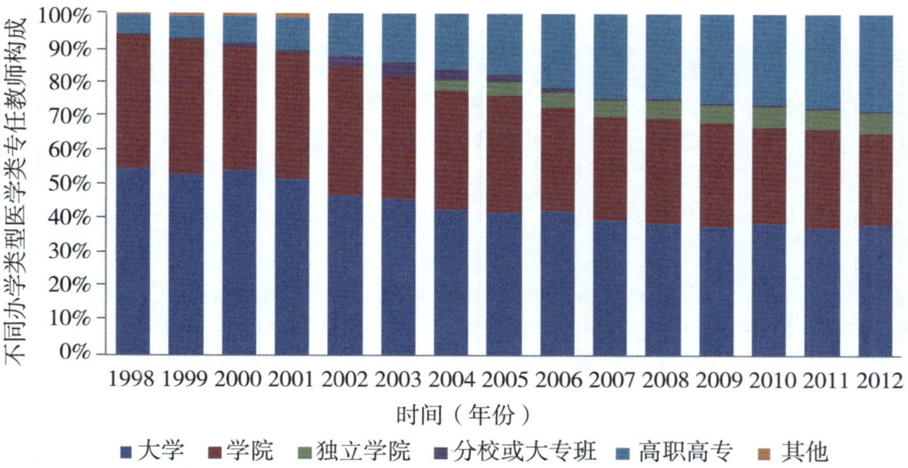

图 2-49　1998—2012 年不同办学类型医学类专任教师构成

2012 年的 2103652 人，年均增速为 14.88%，增加了 5.97 倍；生均教学与辅助用房面积由 1998 年的 12.15 平方米增加至 2012 年的 13.60 平方米，年均增速为 0.81%，增加了 0.12 倍；生均占地面积由 1998 年的 83 平方米降低至 2012 年的 68.13 平方米，年均增速为 -1.40%，降低了 0.18 倍；生均宿舍面积由 1998 年的 5.62 平方米增加至 2012 年的 11.1 平方米，年均增速为 4.98%，增加了 0.98 倍；生均教室面积由 1998 年的 3.69 平方米增加至 2012 年的 4.81 平方米，年均增速为 1.91%，增加了 0.3 倍；生均固定资产总值由 1998 年的 33583.74 元增加至 2012 年的 50333.07 元，年均增速为 2.93%，增加了 0.5 倍；生均图书册数由 1998 年的 157.82 册降低至 2012 年的 70.88 册，年均增速为 -5.56%，降低了 0.55 倍；每百名全日制在校生教学用计算机数由 2002 年的 14.76 台增加至 2012 年的 25.64 台，年均增速为 5.68%，增加了 0.74 倍；每百名全日制在校生多媒体和语音教室座位数由 2002 年的 31.34 个增加至 2012 年的 91.13 个，年均增速为 11.26%，增加了 1.91 倍；生均教学科研仪器设备值由 1998 年的 9551.37 元增加至 2012 年的 15322.17 元，年均增速为 3.43%，增加了 0.6 倍。

表 2-25　1998—2012 年中国医学类院校办学条件变化情况[1]

年份	医学类专业在校生数（人）	生师比	生均教学与辅助用房面积（平方米）	生均占地面积（平方米）	生均宿舍面积（平方米）	生均教室面积（平方米）	生均固定资产总值（元）	生均图书册数（册）	每百名全日制在校生教学用计算机数（台）	每百名全日制在校生多媒体和语音教室座位数（个）	生均教学科研仪器设备值（元）
1998	301866	7.90	12.15	83.00	5.62	3.69	33583.74	157.82	–	–	9551.37
1999	350823	9.70	11.61	82.89	5.56	3.57	25612.26	99.14	–	–	6569.28

[1] 普通高校折合在校学生数是计算普通高校生师比、生均教学科研仪器设备资产总值、生均图书、生均固定资产总值的分母，其计算公式如下：普通高校折合在校学生数 = 普通本、专科（高职）学生数 + 硕士研究生数 ×1.5+ 博士研究生数 ×2+ 留学生数（总数 – 培训生数）×3+ 预科生数 + 进修生（一年及以上）数 + 成人脱产班学生数 + 夜大（业余）学生数 ×0.3+ 函授学生数 ×0.1+ 本校中职在校学生数
全日制在校生数是计算普通高校生均教学与辅助用房面积、生均占地面积、生均学生宿舍面积、生均教室面积、生均教学用计算机数、生均多媒体和语音教室座位数的分母，其计算公式如下：全日制在校生数 = 普通本、专科（高职）学生数 + 硕士研究生数 + 博士研究生数 + 留学生数 + 预科生数 + 进修生（一年及以上）数 + 成人脱产班学生数
上述普通高校折合在校学生数和全日制在校生数计算方法来源于《中国教育统计年鉴》。

续表

年份	医学类专业在校生数（人）	生师比	生均教学与辅助用房面积（平方米）	生均占地面积（平方米）	生均宿舍面积（平方米）	生均教室面积（平方米）	生均固定资产总值（元）	生均图书册数（册）	每百名全日制在校生教学用计算机数（台）	每百名全日制在校生多媒体和语音教室座位数（个）	生均教学科研仪器设备值（元）
2000	450444	12.00	10.16	68.90	5.36	3.38	21642.52	81.51	–	–	6041.02
2001	566146	14.50	10.29	69.07	5.84	3.79	22480.87	72.01	–	–	6257.06
2002	694351	16.40	10.42	71.02	5.99	3.78	24737.65	66.80	14.76	31.34	6593.69
2003	863915	17.10	11.35	84.26	6.80	4.40	27161.34	62.59	17.12	42.84	7154.77
2004	1034736	16.60	12.37	84.59	7.54	4.83	31154.15	66.16	18.67	52.41	7988.35
2005	1200104	17.60	12.35	79.57	7.61	4.47	34181.61	67.06	19.43	61.08	9035.54
2006	1352453	18.00	12.73	76.74	8.05	4.59	37294.00	67.92	20.54	68.38	9365.82
2007	1482311	18.40	12.90	73.71	8.00	4.52	41037.69	69.47	21.77	73.42	9826.74
2008	1616811	19.00	12.66	71.57	7.94	4.38	44041.72	71.55	22.41	78.40	10488.82
2009	1743936	19.60	12.88	69.91	7.98	4.46	46193.03	73.52	23.41	82.56	11293.16
2010	1825090	19.50	12.78	68.79	7.86	4.35	49242.45	74.45	24.14	85.26	12071.33
2011	1971574	19.90	13.59	69.16	11.02	4.82	47858.05	71.80	25.19	87.36	14298.07
2012	2103652	20.00	13.60	68.13	11.10	4.81	50333.07	70.88	25.64	91.13	15322.17
平均增速（%）	14.88	6.86	0.81	–1.40	4.98	1.91	2.93	–5.56	5.68	11.26	3.43
增加倍数	5.97	1.53	0.12	–0.18	0.98	0.30	0.50	–0.55	0.74	1.91	0.60

图 2-50 显示，伴随 1998—2012 年中国医学类院校医学类专业在校生数的快速增加，生师比数总体呈逐渐增大的趋势，在 1998—2003 年增速最快，仅 2004 年和 2010 年生师比数有所下降。我国在这 15 年的医学人才培养数量上取得了一定的成绩，但是医学人才培养的质量与社会评价

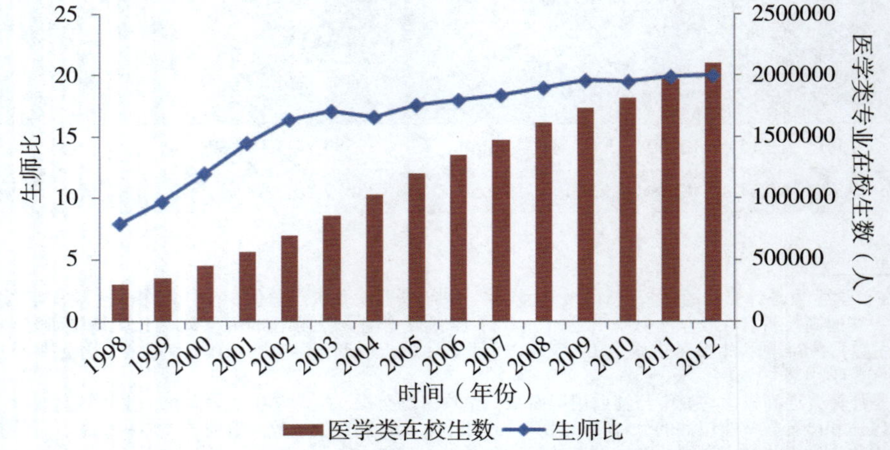

图 2-50 1998—2012 年中国医学类院校医学类专业在校生数和生师比

和认可方面的矛盾日益明显，面对庞大的医学生和专任教师队伍，医学人才培养的质量亟需重视。伴随社会福利增加和老龄产业的发展进程，医学人才是社会发展和保障的重要力量之一，医学人才培养应当前瞻性地适应社会发展需要，增进医学生学习理念和学习能力的培养。

图 2-51 显示，1998—2012 年中国医学类院校生均教学与辅助用房面积变化较为平缓，而医学类专业在校生数的快速增加，生均教学与辅助用房面积总体上略有增加，在 1998—2000 年下降明显，2000 年生均教学与辅助用房面积最小为 10.29 平方米，1998—2004 年处于较低水平，2005—2012 年小幅波动，2012 年生均教学与辅助用房面积最大为 13.6 平方米。

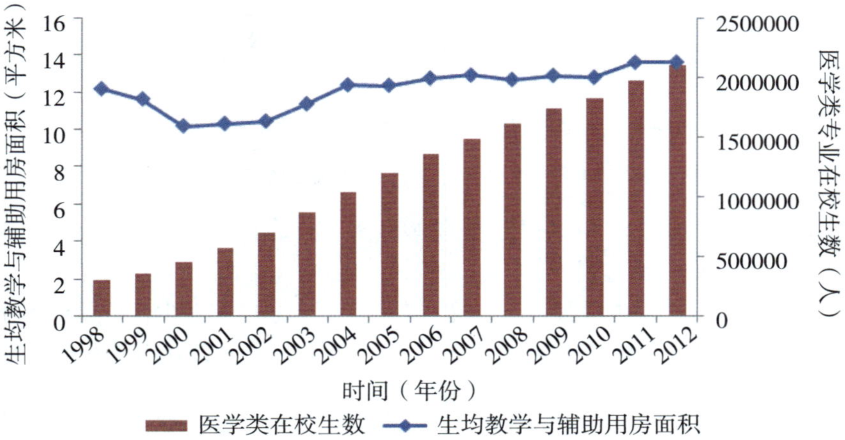

图 2-51 1998—2012 年中国医学类院校生均教学与辅助用房面积和医学类专业在校生数

图 2-52 显示，中国医学类院校生均占地面积与医学类专业在校生数趋势相比变化较为平缓，在 2000 年急剧减少，2003 年急剧增加，2004 年生均占地面积最高是 84.29 平方米，2005 年至 2010 年逐渐减少，2012 年生均占地面积最低为 68.13 平方米。中国医学类院校生均占地面积在 1998—2012 年经历了较大变动，直到 2012 年生均占地面积越来越小。具体来说，2012 年四川大学是 72 平方米，北京中医药大学是 27 平方米，首都医科大学是 25 平方米，西安医学院是 22 平方米。中国医学生将处在越来越拥挤的校园中接受医学教育。

图 2-53 显示，1998—2012 年中国医学类院校生均宿舍面积呈增加趋势，1998—2000 年有所下降，2000 年生均宿舍面积最低是 5.36 平方米，2011 年和 2012 年生均宿舍面积较之前增加十分显著，2012 年生均宿舍面积最高是 11.1 平方米。

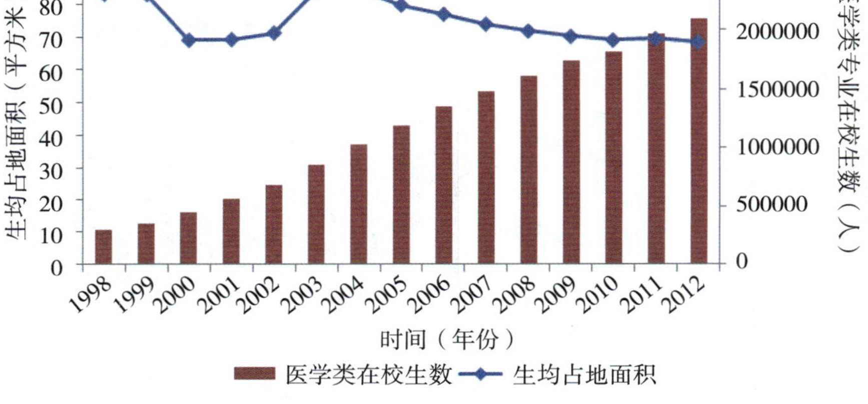

图 2-52 1998—2012 年中国医学类院校生均占地面积

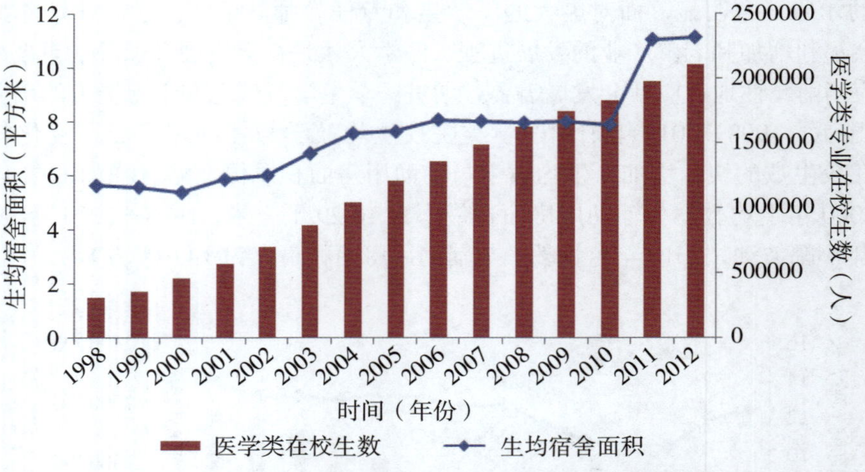

图 2-53　1998—2012 年中国医学类院校生均宿舍面积

图 2-54 显示，1998—2012 年中国医学类院校生均教室面积呈上升趋势，由 1998 年的 3.69 平方米增加到 2012 年的 4.81 平方米。

图 2-55 显示，1998—2012 年中国医学类院校生均固定资产总值先减少，再逐年增加，而医学类专业在校生数逐年增加，两者在 1998—2000 年和 2011 年趋势不一致。2000 年最低是 2.16 万元，2012 年

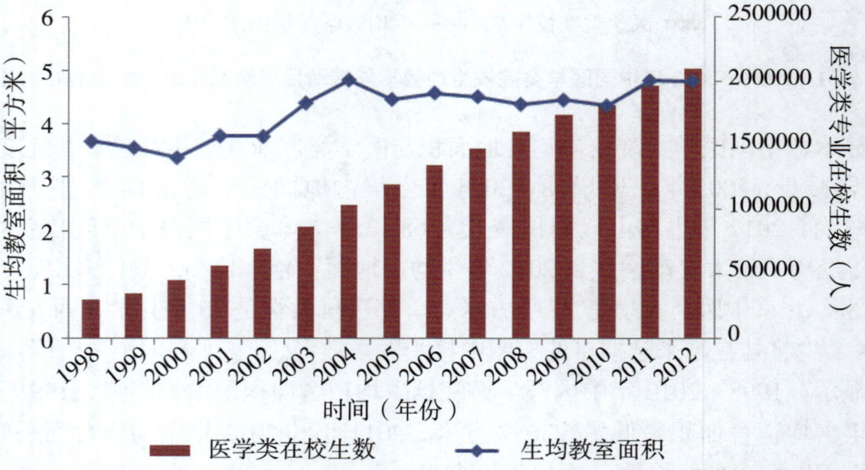

图 2-54　1998—2012 年中国医学类院校生均教室面积

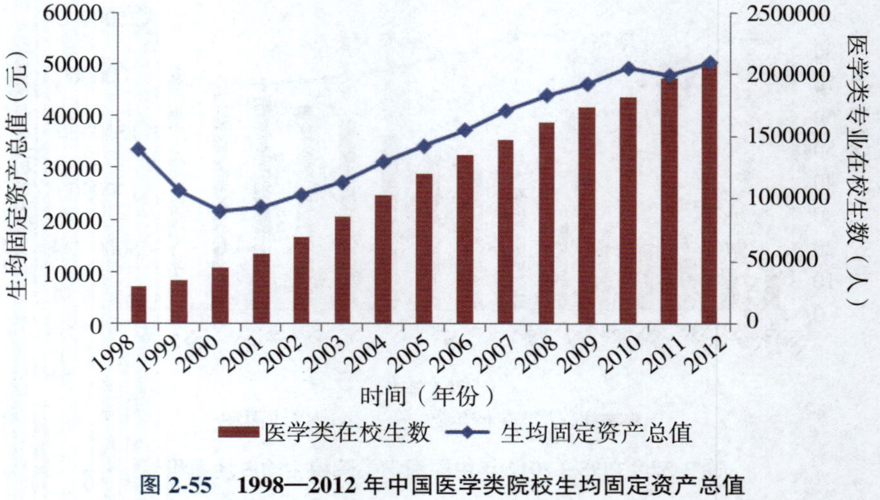

图 2-55　1998—2012 年中国医学类院校生均固定资产总值

最高是 5.03 万元。2000—2010 年增加幅度非常明显，中国生均教学科研仪器设备条件改善较大。

图 2-56 显示，1998—2003 年中国医学类院校生均图书册数（纸质版图书，不包括电子图书资源）急剧减少，2004—2013 年呈波动性并略有增加。2003 年最低是 62.59 册，1998 年最高是 157.82 册，2012 年是 70.88 册。中国总体上生均图书册数降低幅度非常明显，与医学类专业在校生数增加趋势完全相悖。

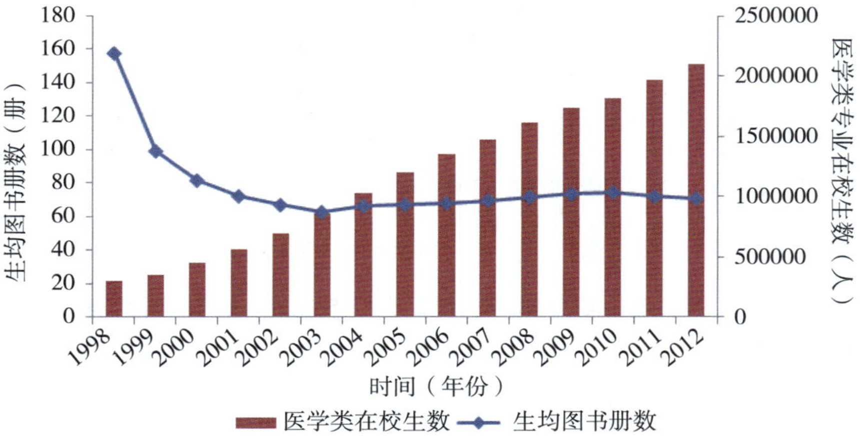

图 2-56　1998—2012 年中国医学类院校生均图书册数

图 2-57 显示，1998—2012 年中国医学类院校每百名全日制在校生教学用计算机数与医学类专业在校生数增加趋势 2002—2008 年相对增速较快，2009—2012 年相对增速较慢。

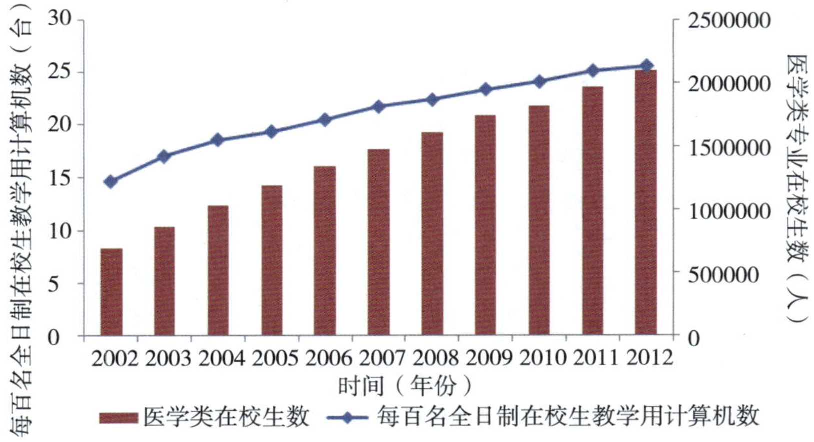

图 2-57　1998—2012 年中国医学类院校每百名全日制在校生教学用计算机数

图 2-58 显示，2002—2012 年中国医学类院校每百名全日制在校生拥有多媒体和语音教室座位数逐年增加，且与医学类专业在校生数增长趋势一致。2002—2008 年快速增加，医学教育发展受到了信息技术在医学教学方面的推动，多媒体和语音教室座位与计算机数量实现了持续性的增长，医学教育将逐渐接受信息时代的挑战，以信息技术推动的医学教育事业的发展将备受瞩目。MOOC（massive open online courses）是医学教育发展的必然方向，医学知识的获取更加便捷，医学生创新思维和判断思维培养将在海量知识面前得到考验，医学教育逐渐从被动教育转向利用信息技术的自我教育。

图 2-59 显示，1998—2012 年中国医学类院校生均教学科研仪器设备办学条件整体呈较快增

长趋势，而 1998—2000 年呈快速降低情况与医学类专业在校生数增加趋势呈明显对比。

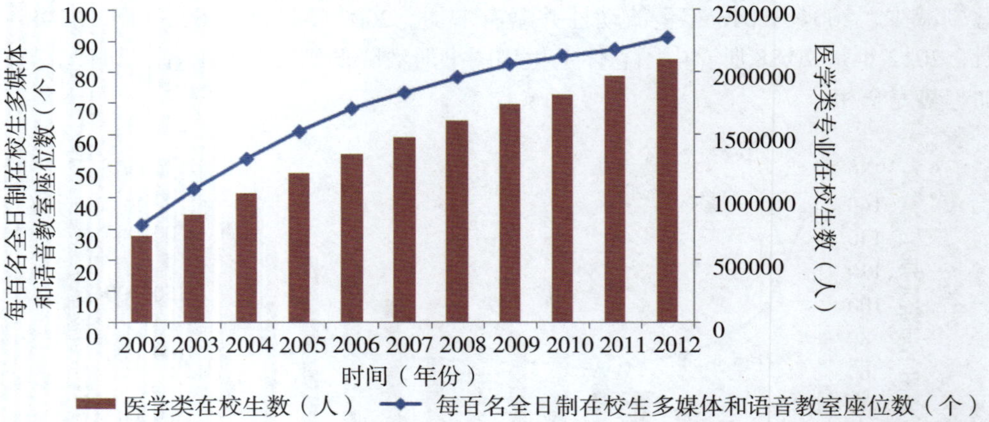

图 2-58　2002—2012 年中国医学类院校每百名全日制在校生多媒体和语音教室座位数

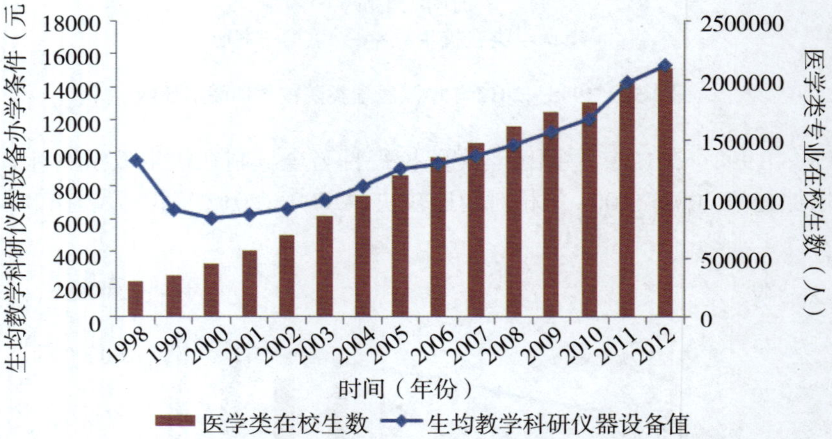

图 2-59　1998—2012 年中国医学类院校生均教学科研仪器设备办学条件

（二）生师比

1．不同办学类别医学类院校生师比　综合性大学、医药院校和理工院校是我国培养医疗卫生人才的主力军。表 2-26 显示，上述三类院校的生师比在 1998—2012 年间呈上升趋势，表明每名医学类专任教师所需指导的医学生数不断增加。其中，综合性大学生师比由 8.8：1 增至 14.2：1，医药院校由 7.9：1 增至 16.6：1，理工院校由 12.0：1 增至 14.8：1。2012 年，农业院校、民族院校和财经院校的生师比在各医学类院校中居于前三位，分别为 19.1：1、18.1：1 和 17.5：1。

表 2-26　1998—2012 年中国不同办学类别医学类院校生师比

年份	综合性大学	医药院校	财经院校	理工院校	林业院校	民族院校	农业院校	师范院校	体育院校	语文院校	政法院校	其他	全国
1998	8.80	7.90	0.40	12.00	–	7.50	–	–	5.10	–	12.10	2.30	7.90
1999	9.70	9.80	0.70	14.70	–	7.80	–	–	6.80	–	14.60	3.00	9.70
2000	7.80	14.50	7.50	9.70	–	9.50	–	7.40	8.80	–	20.20	6.10	12.00

续表

年份	综合性大学	医药院校	财经院校	理工院校	林业院校	民族院校	农业院校	师范院校	体育院校	语文院校	政法院校	其他	全国
2001	10.40	17.20	16.90	11.90	–	11.70	4.80	11.80	9.10	–	13.10	10.10	14.50
2002	12.70	18.10	23.80	23.20	–	14.90	6.30	16.80	54.40	–	9.90	12.50	16.40
2003	13.00	18.30	21.30	22.20	–	14.40	12.80	15.70	7.40	–	6.60	17.60	17.10
2004	14.70	17.40	22.40	19.30	16.30	14.20	8.60	9.90	5.70	–	18.10	10.80	16.60
2005	15.20	18.50	19.50	23.60	29.80	15.90	8.60	12.80	6.00	3.80	22.90	16.50	17.60
2006	16.30	18.60	19.10	22.10	27.00	13.70	11.50	15.20	7.00	14.50	10.00	–	18.00
2007	16.80	18.90	20.40	21.80	25.00	13.50	10.30	18.20	4.50	21.70	17.10	11.10	18.40
2008	17.90	19.20	21.90	23.60	17.90	18.70	13.40	19.60	5.20	16.80	18.60	14.10	19.00
2009	18.30	19.50	24.80	24.40	11.80	27.60	20.80	23.90	5.70	30.10	23.40	15.50	19.60
2010	18.60	19.30	35.10	25.50	13.50	20.70	24.10	22.20	6.00	29.80	20.50	15.90	19.50
2011	19.40	19.20	19.90	22.10	22.80	16.00	23.00	22.70	3.60	30.40	5.60	–	19.90
2012	14.20	16.60	17.50	14.80	9.50	18.10	19.10	14.50	3.50	–	5.60	–	20.00
平均增速（%）	3.48	5.45	30.98	–2.85	–6.53	6.50	13.38	5.77	–2.65	41.42	–5.35	17.48	6.86
增加倍数	0.61	1.10	42.75	–0.33	–0.42	1.41	2.98	0.96	–0.31	7.00	–0.54	5.91	1.53

表 2-26 显示，医学类院校生师比基本上逐年增高，从 1998 年的 7.9 增长到 2012 年的 20.0。在同期内，综合性大学和医药院校生师比也呈相类似的增加趋势，说明办学条件存在普遍下降的可能性。图 2-60 三类院校中，综合性大学生均师资条件更充足，其次是医药院校，理工院校较低。

2．不同办学类型医学类院校生师比　表 2-27 显示，1998—2012 年，不同办学类型医学类院校的生师比均明显增加。其中，1998—2012 年，大学由 6.6∶1 增至 16.4∶1，学院由 9.4∶1 增至 19.6∶1，高职高专由 10.7∶1 增至 24.4∶1。独立学院生师比由 2004 年的 18.0∶1 增至 2012 年的 24.8∶1，在各类院校中生师比最高。2012 年，高职高专的生师比略低于独立学院，居于第二位；大学和学院的生师比则低于独立学院和高职高专。

图 2-61 显示，除分校或大专班生师比在 1998—2012 年波动较大外，大学、学院、独立学院和高职高专等院校的生师比基本上呈逐年上升之势。其中，独立学院在 2004 年出现以后，生师比急速上升，自 2005 年以后高于其他类型院校。大学和学院生师比的增速较平稳，说明此两类

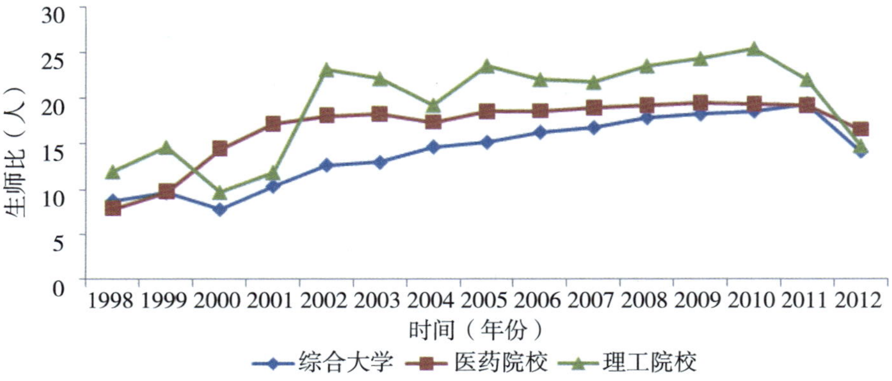

图 2-60　1998—2012 年按办学类别医学类院校生师比

院校可能比较注意控制招生数量和（或）提高专任教师数量。

表 2-27　1998—2012 年中国不同办学类型医学类院校生师比

年份	大学	学院	独立学院	分校或大专班	高职高专	其他	全国
1998	6.60	9.40	–	9.60	10.70	2.30	7.90
1999	8.00	11.80	–	13.20	12.10	3.00	9.70
2000	10.40	14.60	–	6.10	14.70	6.10	12.00
2001	12.60	17.10	–	14.00	19.60	10.10	14.50
2002	14.70	18.70	–	10.40	17.40	–	16.40
2003	14.80	19.50	–	16.40	18.70	–	17.10
2004	14.30	18.50	18.00	12.40	19.50	–	16.60
2005	15.30	18.60	21.80	16.70	20.50	–	17.60
2006	15.70	19.10	25.20	17.70	19.90	–	18.00
2007	16.00	18.50	28.80	17.00	20.30	–	18.40
2008	16.30	18.80	25.60	14.40	22.50	–	19.00
2009	15.80	19.40	25.20	10.40	24.60	–	19.60
2010	15.30	19.10	25.40	12.20	24.90	–	19.50
2011	16.10	18.90	25.50	12.10	24.20	–	19.90
2012	16.40	19.60	24.80	13.80	24.40	–	20.00
平均增速（%）	6.72	5.39	4.09	2.63	6.06	63.76	6.86
增加倍数	1.48	1.09	0.38	0.44	1.28	3.39	1.53

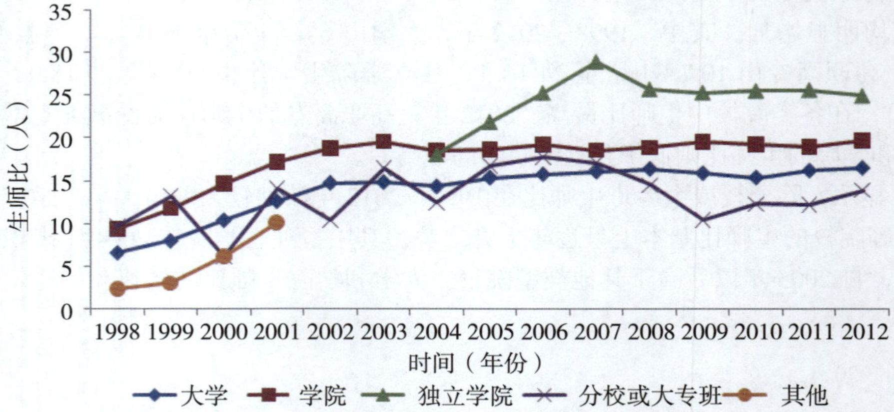

图 2-61　1998—2012 年不同办学类型医学类院校生师比

3．不同隶属关系医学类院校生师比　表 2-28 显示，不同隶属关系医学类院校的生师比在 1998—2012 年均明显增加。其中，中央属医学类院校的生师比由 1998 年的 4.9∶1 增至 2012 年的 12.8∶1，增加了 1.61 倍。同期内，省地市属医学类院校的生师比由 9.6∶1 增至 20.3∶1，也增加了 1 倍以上。民办医学类院校的生师比则由 1999 年的 5.2∶1 增至 2012 年的 23.9∶1，增加了 3 倍以上。从历年情况看，中央属医学类院校的生师比基本上低于省地市属和民办医学类院校。民办医学类院校的生师比在 2005 年以后则一直高于公立医学类院校，包括省地市属和中央属医学类院校。

表 2-28　1998—2012 年中国不同隶属关系医学类院校生师比

年份	中央属	省地市属	民办	全国
1998	4.90	9.60	–	7.90
1999	6.20	11.30	5.20	9.70
2000	6.90	13.90	7.20	12.00
2001	9.00	16.20	15.40	14.50
2002	11.50	17.70	13.30	16.40
2003	11.50	18.40	14.90	17.10
2004	10.70	17.70	17.40	16.60
2005	12.60	18.20	20.40	17.60
2006	12.50	18.40	22.20	18.00
2007	12.60	18.50	24.00	18.40
2008	12.50	19.20	24.60	19.00
2009	12.00	19.90	25.10	19.60
2010	11.40	19.60	26.00	19.50
2011	12.80	19.70	24.70	19.90
2012	12.80	20.30	23.90	20.00
平均增速（%）	7.10	5.49	11.51	6.86
增加倍数	1.61	1.11	3.60	1.53

图 2-62 显示，中央属、省地市属和民办医学类院校的生师比在 1998—2012 年均呈上升趋势。其中，民办医学院校生师比的增长速度明显高于中央属和省地市属医学类院校。就生师比数值大小而言，2004 年以后从大到小依次为民办、省地市属和中央属医学类院校。

4．不同地区医学类院校生师比　表 2-29 显示，全国不同地区医学类院校的生师比在 1998—2012 年明显增加。其中，东部地区医学类院校生师比由 7.5∶1 增至 18.3∶1，增加了 1 倍以上；中部地区由 8.9∶1 增至 21.4∶1，也增加了 1 倍以上；西部地区由 7.4∶1 增至 21.6∶1，增加了近 2 倍。就地区间比较而言，东部地区生师比明显低于中部和西部地区，近年来中部和西部地区的生师比趋于接近。

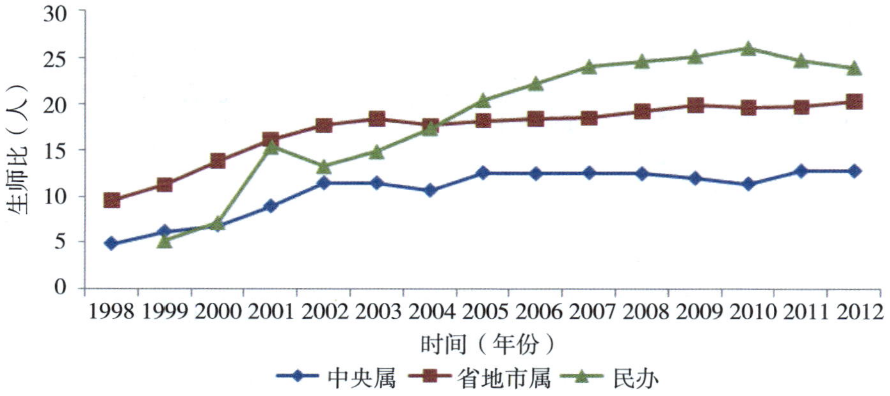

图 2-62　1998—2012 年不同隶属关系医学类院校生师比变化情况

表 2-29　1998—2012 年中国不同地区医学类院校生师比

年份	东部	中部	西部	全国
1998	7.50	8.90	7.40	7.90
1999	9.10	11.10	8.80	9.70
2000	11.10	13.80	11.30	12.00
2001	13.40	16.60	13.80	14.50
2002	15.80	18.20	15.00	16.40
2003	16.00	19.60	15.70	17.10
2004	16.30	17.90	15.60	16.60
2005	17.10	18.70	17.10	17.60
2006	17.80	19.20	16.70	18.00
2007	17.60	19.80	17.90	18.40
2008	17.40	21.60	18.80	19.00
2009	17.80	22.20	19.70	19.60
2010	17.90	21.70	19.80	19.50
2011	18.40	21.80	20.50	19.90
2012	18.30	21.40	21.60	20.00
平均增速（%）	6.58	6.47	7.95	6.86
增加倍数	1.44	1.40	1.92	1.53

图 2-63 显示，1998—2012 年东中西部地区医学类院校生师比基本上逐年增加。2007 年以后，生师比从高到低依次为中部、西部和东部地区。2004 年以后，各地区医学类院校的生师比均超过了国家对普通高校所要求的 16∶1 的标准。由于医学教育具有课时多、实践性强等特点，比其他类型普通高校需要更多的专任教师，因此医学院校的生师比应该远低于其他类型院校。然而，从现有情况看，医学类院校生师比还达不到国家对普通高校所要求的标准。

（三）生均教学与辅助用房面积

1．不同办学类别医学类院校教学与辅助用房面积　表 2-30 显示，1998—2012 年，我国医药院校的生均教学与辅助用房面积总体呈增加趋势。增加的分别为理工院校、师范院校、语文院校、医药院校、综合性大学、政法院校、农业院校。其中，理工院校由 1998 年的 11.00 平方米增加至 2012 年的 15.09 平方米，年均增速为 2.28%，增加了 0.37 倍；师范院校由 1998 年的 9.84

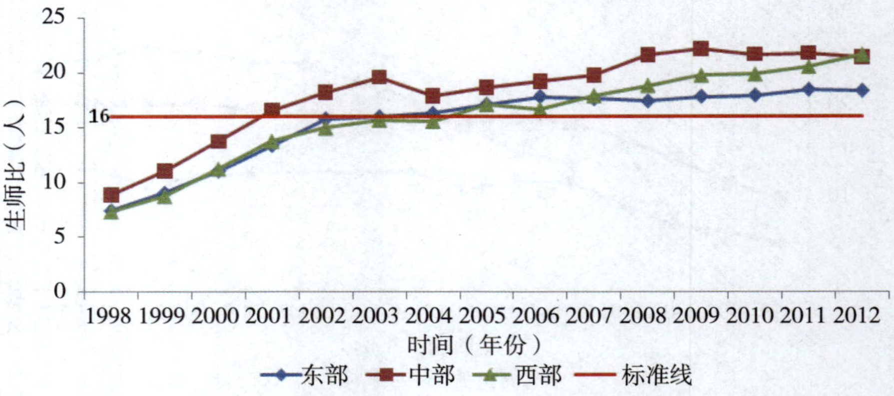

图 2-63　1998—2012 年不同地区医学类院校生师比

平方米增加至 2012 年的 13.41 平方米，年平均增速为 2.23%，增加了 0.36 倍；语文院校由 2002 年的 8.03 平方米增加至 2012 年的 9.90 平方米，年均增速为 2.11%，增加了 0.23 倍；医药院校由 1998 年的 12.07 平方米增加至 2012 年的 14.01 平方米，年均增速为 1.07%，增加了 0.16 倍；综合性大学由 1998 年的 11.8 平方米增加至 2012 年的 13.05 平方米，年均增速为 0.72%，增加了 0.11 倍；政法院校由 1998 年的 11.65 平方米增加至 2012 年的 17.5 平方米，年均增速为 2.95%，增加了 0.5 倍；农业院校由 1998 年的 13.52 平方米增加至 2012 年的 13.65 平方米，年均增速为 0.07%，增加了 0.01 倍。

减少的分别为财经院校（0.32 倍）、林业院校、民族院校、艺术院校、体育院校和其他院校。财经院校由 2000 年的 11.85 平方米减少至 2012 年的 8.08 平方米，年均增速为 –3.14%，降低了 32%；林业院校由 2003 年的 13.78 平方米减少至 2012 年的 9.46 平方米，年均增速为 –2.65%，降低了 31%；民族院校由 1998 年的 16.14 平方米减少至 2012 年的 12.36 平方米，年均增速为 –1.89%，降低了 23%；艺术院校由 2011 年的 11.96 平方米减少至 2012 年的 10.93 平方米，年均增速为 –8.67%，降低了 9%。体育院校由 1998 年的 19.13 平方米减少至 2012 年的 18.48 平方米，年均增速为 –0.25%，降低了 3%；其他院校由 1998 年的 16.87 平方米减少至 2004 年的 15.14 平方米，年均增速为 –1.79%，降低了 10%。

表 2-30 1998—2012 年中国不同办学类别医学类院校教学与辅助用房面积（平方米）

年份	综合性大学	理工院校	农业院校	林业院校	医药院校	师范院校	语文院校	政法院校	财经院校	体育院校	民族院校	艺术院校	其他	全国
1998	11.80	11.00	13.52	–	12.07	9.84	–	11.65	–	19.13	16.14	–	16.87	12.15
1999	10.71	10.28	12.05	–	11.91	10.08	–	8.57	–	17.88	15.10	–	16.93	11.61
2000	9.15	10.81	13.38	–	10.11	9.55	–	4.42	11.85	10.45	12.91	–	15.31	10.16
2001	9.61	10.55	8.53	–	9.34	9.51	–	9.17	16.39	8.35	10.93	–	18.42	10.29
2002	10.47	8.98	8.34	–	9.47	10.30	8.03	7.73	16.60	16.39	8.17	–	18.46	10.42
2003	10.00	8.14	9.25	13.78	14.28	10.35	5.56	10.94	6.92	4.05	6.98	–	21.03	11.35
2004	12.12	12.60	12.15	16.12	13.12	12.10	6.96	12.93	12.20	12.93	9.07	–	15.14	12.37
2005	10.11	14.21	10.99	14.52	16.58	12.33	–	11.56	20.67	11.58	10.33	–	–	12.35
2006	12.64	13.49	13.48	14.51	12.56	10.81	–	–	10.92	17.04	11.20	–	–	12.73
2007	11.94	12.69	13.32	10.05	14.66	12.53	–	–	15.46	18.42	15.47	–	–	12.90
2008	12.60	13.33	13.29	10.36	12.44	11.42	–	–	10.19	17.41	12.33	–	–	12.66
2009	12.08	13.50	15.01	9.97	13.75	10.57	–	–	8.94	21.94	14.76	–	–	12.88
2010	12.49	13.81	13.24	9.74	13.01	11.43	–	–	8.62	16.03	12.17	–	–	12.78
2011	13.02	15.11	13.99	9.41	13.99	13.85	9.82	13.84	7.67	18.55	12.59	11.96	–	13.59
2012	13.05	15.09	13.65	9.46	14.01	13.41	9.90	17.50	8.08	18.48	12.36	10.93	–	13.60
平均增速（%）	0.72	2.28	0.07	–2.65	1.07	2.23	2.11	2.95	–3.14	–0.25	–1.89	–8.67	–1.79	0.81
增加倍数	0.11	0.37	0.01	–0.31	0.16	0.36	0.23	0.50	–0.32	–0.03	–0.23	–0.09	–0.10	0.12

图 2-64 显示，我国医药院校的生均教学与辅助用房面积在 1998—2012 年波动性略有增加。2012 年理工院校高于医药院校，医药院校高于综合性大学。医药院校生均教学与辅助用房面积 2005 年最高是 16.58，2001 年最低是 9.34。

2．不同办学类型医学类院校生均教学与辅助用房面积 表 2-31 显示，1998—2012 年我国医

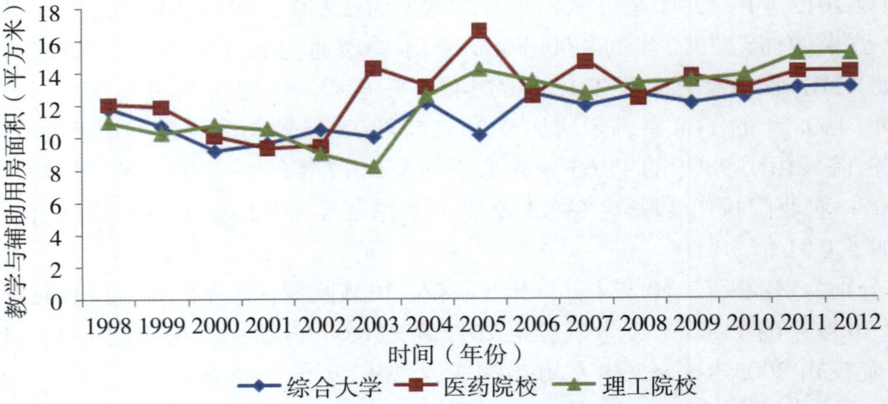

图 2-64　1998—2012 年中国不同办学类别医学类院校教学与辅助用房面积

学类院校的生均教学与辅助用房面积总体呈增长趋势，独立学院呈降低趋势，大学比学院增加明显。分校或大专班增加幅度最高（0.32 倍）。

大学由 1998 年的 11.89 平方米增加至 2012 年的 13.94 平方米，年均增速为 1.14%，增加了 0.17 倍；学院由 1998 年的 11.92 平方米增加至 2012 年的 12.61 平方米，年均增速为 0.4%，增加了 0.06 倍；独立学院由 2004 年的 13.21 平方米减少至 2012 年的 6.37 平方米，年均增速为 –8.7%，减少了 52%；分校或大专班由 1998 年的 11 平方米增加至 2012 年的 14.48 平方米，年均增速为 1.98%，增加了 0.32 倍；高职高专由 1998 年的 13.22 平方米增加至 2012 年的 15.93 平方米，年均增速为 1.34%，增加了 0.21 倍，普遍偏高；其他由 1998 年的 16.87 平方米减少至 2011 年的 1.95 平方米，年平均增速为 –15.3%，减少了 88%；全国由 2002 年的 12.15 平方米增加至 2012 年的 13.6 平方米，年均增速为 0.81%，增加了 0.12 倍。

表 2-31　1998—2012 年中国不同办学类型医学类院校生均教学与辅助用房面积（平方米）

年份	大学	学院	独立学院	分校或大专班	高职高专	其他	全国
1998	11.89	11.92	–	11.00	13.22	16.87	12.15
1999	11.13	11.45	–	12.88	12.40	16.93	11.61
2000	10.49	10.07	–	2.28	11.71	15.31	10.16
2001	10.40	9.34	–	1.28	12.44	18.42	10.29
2002	9.64	9.75	–	15.64	16.00	–	10.42
2003	9.24	10.45	–	20.87	21.75	–	11.35
2004	11.28	12.57	13.21	14.80	16.68	–	12.37
2005	10.39	13.18	35.66	47.38	–	–	12.35
2006	12.75	12.77	12.54	8.09	–	–	12.73
2007	12.11	13.85	16.27	39.02	–	–	12.90
2008	13.63	12.71	3.95	2.61	–	–	12.66
2009	13.36	13.00	7.52	98.72	–	–	12.88
2010	13.67	12.76	5.80	6.10	–	–	12.78
2011	14.03	12.74	5.69	–	15.69	1.95	13.59
2012	13.94	12.61	6.37	14.48	15.93	–	13.60
平均增速（%）	1.14	0.40	–8.70	1.98	1.34	–15.30	0.81
增加倍数	0.17	0.06	– 0.52	0.32	0.21	–0.88	0.12

图 2-65 显示，1998—2012 年中国大学、学院、分校或大专班、高职高专生均教学与辅助用房面积有所增加，增加幅度最明显是分校或大专班（1.98 倍），增加幅度最小是学院（0.4 倍）。而独立学院明显降低，其年均增速为 –8.7%。中国总体生均教学与辅助用房面积呈一定程度的增加趋势。

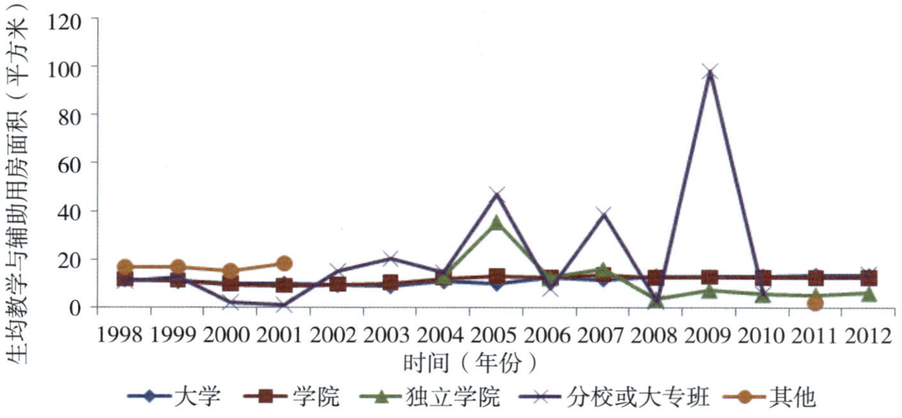

图 2-65　1998—2012 年中国不同办学类型医学类院校生均教学与辅助用房面积

3．不同隶属关系医学类院校生均教学与辅助用房面积　表 2-32 显示，从不同隶属关系的医学类院校看，中央属的生均教学与辅助用房面积明显高于其他两类，中央属由 1998 年的 12.87 平方米增加至 2012 年的 15.54 平方米，年均增速为 1.36%，增加了 0.21 倍；省地市属由 1998 年的 11.76 平方米增加至 2012 年的 14.31 平方米，年均增速为 1.41%，增加了 0.22 倍；民办由 1999 年的 30.66 平方米减少至 2012 年的 7.81 平方米，年均增速为 –9.31%，减少了 75%；全国由 1998 年的 12.15 平方米减少至 2012 年的 13.6 平方米，年均增速为 0.81%，增加了 0.12 倍。

表 2-32　1998—2012 年中国不同隶属关系医学类院校生均教学与辅助用房面积（平方米）

年份	中央属	省地市属	民办	全国
1998	12.87	11.76	–	12.15
1999	11.77	11.50	30.66	11.61
2000	11.11	9.65	24.18	10.16
2001	11.09	9.75	58.13	10.29
2002	10.59	10.07	18.12	10.42
2003	9.07	11.45	23.97	11.35
2004	12.11	12.11	16.03	12.37
2005	10.35	11.12	37.25	12.35
2006	13.25	12.47	13.14	12.73
2007	12.50	12.41	17.11	12.90
2008	14.46	13.23	4.79	12.66
2009	13.55	13.38	8.83	12.88
2010	14.48	13.43	5.99	12.78
2011	15.56	14.25	7.97	13.59
2012	15.54	14.31	7.81	13.60
平均增速（%）	1.36	1.41	–9.31	0.81
增加倍数	0.21	0.22	–0.75	0.12

图 2-66 显示，1998—2012 年间，中央和省地市属生均教学与辅助用房面积总体呈略微增加的趋势，省地市属医学类院校的生均教学与辅助用房面积增加最快。民办医学类院校的生均教学与辅助用房面积波动较大，呈下降趋势，在 2001 年最大值是 58.13。

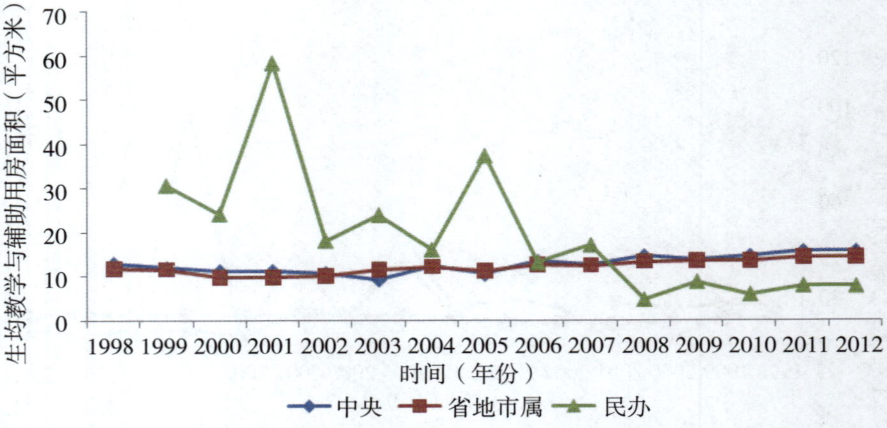

图 2-66　1998—2012 年中国不同隶属关系医学类院校生均教学与辅助用房面积

4．不同地区医学类院校生均教学与辅助用房面积　表 2-33 显示，1998—2012 年中国医学类院校生均教学与辅助用房面积总体呈增加趋势，东部增加明显，其次为中部，而西部略有减少。

东部由 1998 年的 11.75 平方米增加至 2012 年的 14.07 平方米，年均增速为 1.29%，增加了 0.2 倍；中部由 1998 年的 12.37 平方米增加至 2012 年的 13.30 平方米，年均增速为 0.52%，增加了 0.07 倍；西部由 1998 年的 13.27 平方米减少至 2012 年的 13.14 平方米，年均增速为 –0.07%，减少了 1%；全国由 1998 年的 12.15 平方米增加至 2012 年的 13.60 平方米，年均增速为 0.81%，增加了 0.12 倍。

表 2-33　1998—2012 年中国不同地区医学类院校生均教学与辅助用房面积（平方米）

年份	东部	中部	西部	全国
1998	11.75	12.37	13.27	12.15
1999	11.79	11.49	11.09	11.61
2000	10.71	9.72	9.49	10.16
2001	11.14	9.65	8.98	10.29
2002	11.27	9.64	9.60	10.42
2003	11.35	10.86	12.24	11.35
2004	12.90	11.86	11.98	12.37
2005	13.37	10.92	12.61	12.35
2006	13.53	12.02	12.29	12.73
2007	13.79	11.43	13.53	12.90
2008	13.57	11.93	11.97	12.66
2009	13.28	12.11	13.36	12.88
2010	13.29	12.36	12.38	12.78
2011	14.08	13.19	13.16	13.59
2012	14.07	13.30	13.14	13.60
平均增速（%）	1.29	0.52	–0.07	0.81
增加倍数	0.20	0.07	–0.01	0.12

图 2-67 显示，1998—2001 年中国医学类院校的生均教学与辅助用房面有所减少，2002—2012 年有所增加，2012 年东部地区最高，西部地区最低。

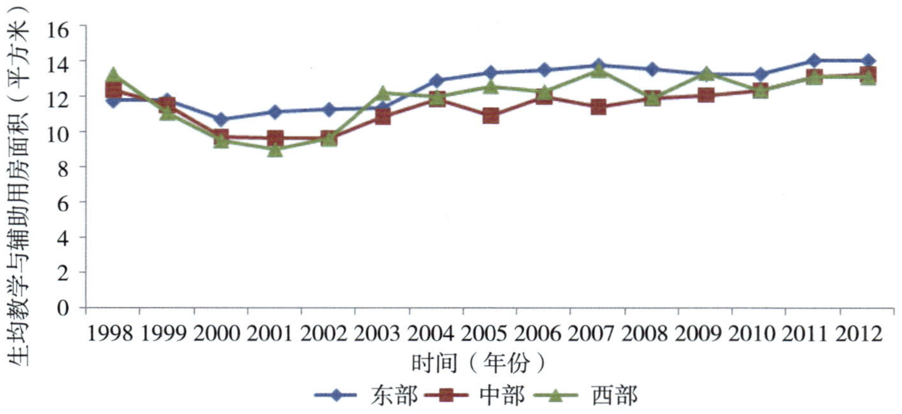

图 2-67　1998—2012 年中国不同地区医学类院校生均教学与辅助用房面积

表 2-34 显示，1998—2012 年中国医学类院校生均教学与辅助用房面积在 23 个省份中呈增加趋势，8 个省呈减少趋势。变化值增加最快为北京（7.84 平方米）、山东（4.13 平方米）、河南（5.23 平方米），减少最快为西藏（8.12 平方米）、江西（7.92 平方米）、陕西（6.56 平方米）；年均增速最快为北京（7.84%）、河南（3.18%）、山东（2.6%），最慢为西藏（–3.74%）、陕西（–3.36%）、江西（–3.33%）。

图 2-68 显示，2012 年中国医学类院校的生均教学与辅助用房面积较高的省份为北京、贵州、宁夏，较低的省份为陕西、山西、重庆。

（五）生均占地面积

1．不同办学类别医学类院校生均占地面积　表 2-35 显示，1998—2012 年综合性大学大学生均占地面积总体呈下降趋势，下降较快速的为艺术院校、农业院校、财经院校，增加的院校为语文院校、师范院校、医药院校。

综合性大学的平均占地面积由 1998 年的 95.65 平方米减少至 2012 年的 67.95 平方米，年均增速为 –2.41%，减少了 29%；理工院校由 1998 年的 70.35 平方米减少至 2012 年的 65.67 平方米，年均增速为 –0.49%，减少了 7%；农业院校由 1998 年的 326.83 平方米减少至 2012 年的 99.16 平方米，年均增速为 –8.17%，减少了 70%；林业院校由 2003 年的 167.07 平方米减少至 2012 年的 68.27 平方米，年均增速为 –6.19%，减少了 59%；医药院校由 1998 年的 63.32 平方米增加至 2012 年的 66.62 平方米，年均增速为 0.36%，增加了 0.05 倍；师范院校由 1998 年的 62.34 平方米增加至 2012 年的 66.13 平方米，年均增速为 0.42%，增加了 0.06 倍；语文院校由 2002 年的 28.12 平方米增加至 2012 年的 42.03 平方米，年均增速为 4.1%，增加了 0.49 倍；政法院校由 1998 年的 118.82 平方米减少至 2012 年的 74.88 平方米，年均增速为 –3.24%，降低了 37%；财经院校由 2000 年的 89.89 平方米减少至 2012 年的 39.2 平方米，年均增速为 –6.68%，降低了 56%；体育院校由 1998 年的 124.19 平方米减少至 2012 年的 64.03 平方米，年均增速为 –4.62%，降低了 48%；民族院校由 1998 年的 95.98 平方米减少至 2012 年的 62.58 平方米，年均增速为 –3.01%，降低了 35%；艺术院校由 2011 年的 14.82 平方米减少至 2012 年的 13.53 平方米，年均增速为 –8.67%，降低了 9%；其他由 1998 年的 85.26 平方米减少至 2004 年的 80.96 平方米，年均增速为 –0.86%，降低了 5%。

表 2-34　1998—2012 年中国不同省份医学类院校生均教学与辅助用房面积（平方米）

省份	1998	1999	2000	2001	2002	2003	2004	2005	2006	2007	2008	2009	2010	2011	2012	变化值	年均增速（%）	增加倍数
北京	11.42	13.07	13.07	13.92	11.12	12.08	11.28	16.67	14.66	15.72	15.62	17.13	16.00	19.58	19.26	7.84	3.8	0.69
天津	11.98	14.15	11.48	14.33	10.70	11.18	11.79	9.45	12.87	12.79	12.89	13.48	13.48	13.30	13.09	1.11	0.63	0.09
河北	10.14	10.46	9.48	8.93	8.15	11.34	9.78	11.10	11.99	13.73	12.46	13.26	13.06	14.08	13.81	3.67	2.23	0.36
山西	11.85	12.18	9.31	8.12	8.85	10.32	10.59	9.92	10.96	11.43	11.30	11.67	12.00	11.62	10.86	−0.99	−0.62	−0.08
内蒙古	13.13	14.07	9.09	8.15	7.35	11.08	9.21	5.27	8.95	9.36	11.27	10.78	10.67	14.57	14.84	1.71	0.88	0.13
辽宁	12.15	11.69	10.91	10.89	10.69	13.12	11.35	13.71	10.69	12.54	11.89	12.63	12.39	13.10	12.98	0.83	0.47	0.07
吉林	12.65	11.43	9.91	9.50	8.30	8.88	11.01	12.01	11.69	8.02	12.98	11.92	11.86	11.99	12.51	−0.14	−0.08	−0.01
黑龙江	11.54	9.71	8.20	8.77	10.31	9.97	13.48	10.10	10.90	10.72	12.35	11.87	13.15	13.54	13.89	2.35	1.33	0.2
上海	12.39	13.31	11.80	11.26	11.59	8.71	11.78	8.78	13.38	11.77	17.62	13.48	17.41	14.37	14.69	2.3	1.22	0.19
江苏	12.47	11.55	10.03	9.50	9.78	9.76	12.90	12.82	13.52	12.52	12.63	12.23	11.97	16.25	16.24	3.77	1.9	0.3
浙江	12.08	11.20	10.68	11.46	13.83	12.67	14.60	16.37	15.85	12.89	12.78	12.92	12.62	12.57	12.95	0.87	0.5	0.07
安徽	11.80	8.89	9.65	10.02	10.07	11.45	10.35	10.02	10.36	9.13	9.04	10.32	11.33	12.91	13.77	1.97	1.11	0.17
福建	11.03	8.80	9.89	11.10	9.32	9.47	13.92	17.69	11.20	15.58	12.82	15.22	11.83	12.34	11.84	0.81	0.51	0.07
江西	20.98	25.26	19.34	13.11	11.88	13.76	12.72	5.60	12.69	12.33	12.72	13.11	13.62	14.80	13.06	−7.92	−3.33	−0.38
山东	9.57	11.25	10.54	11.34	12.70	12.77	14.04	11.76	13.51	14.14	13.87	12.86	13.21	13.64	13.70	4.13	2.6	0.43
河南	9.51	10.26	8.66	8.58	9.48	11.39	13.38	15.30	13.55	15.03	12.73	12.89	11.93	14.02	14.74	5.23	3.18	0.55
湖北	12.61	11.45	9.61	10.23	9.42	9.64	11.51	10.65	12.28	11.26	12.15	12.37	13.21	13.49	13.45	0.84	0.46	0.07
湖南	10.38	11.14	9.66	9.00	9.92	13.47	11.62	11.89	11.61	11.67	10.80	11.21	11.00	11.77	12.01	1.63	1.05	0.16
广东	14.06	13.20	11.08	12.75	14.40	13.62	16.19	17.30	14.88	16.68	13.91	12.45	13.00	11.80	11.98	−2.08	−1.14	−0.15
广西	8.66	7.99	10.26	10.21	12.03	15.36	13.27	22.76	17.83	22.04	14.33	21.60	14.55	13.37	12.10	3.44	2.42	0.4
海南	13.44	9.05	19.77	16.12	19.91	23.76	12.92	45.54	13.86	35.69	13.50	32.32	14.50	13.69	14.37	0.93	0.48	0.07
重庆	12.12	10.03	8.04	9.69	9.00	11.32	10.63	11.10	10.56	11.72	11.04	10.74	10.84	11.44	11.43	−0.69	−0.42	−0.06
四川	13.60	11.92	8.07	8.03	9.40	10.69	13.01	11.27	12.29	12.83	12.84	12.71	13.10	13.41	13.75	0.15	0.08	0.01
贵州	16.19	9.31	7.81	8.24	14.08	12.38	11.67	9.69	11.83	15.00	11.81	14.98	12.77	14.41	16.50	0.31	0.14	0.02
云南	10.59	11.18	9.20	7.81	8.35	8.89	9.82	18.26	11.25	11.22	12.41	13.64	16.65	13.09	13.01	2.42	1.48	0.23
西藏	19.65	11.55	11.46	16.32	12.00	10.05	9.27	12.01	13.39	13.33	12.72	13.66	13.42	13.38	11.53	−8.12	−3.74	−0.41
陕西	17.27	11.88	12.19	9.93	11.65	15.15	14.91	13.50	14.63	13.24	9.56	11.37	9.90	11.65	10.71	−6.56	−3.36	−0.38
甘肃	11.08	9.76	8.32	8.87	6.24	15.82	8.55	16.55	12.29	21.67	13.12	21.22	12.29	12.18	11.86	0.78	0.49	0.07
青海	18.98	14.06	11.06	9.36	8.53	9.85	8.84	8.53	16.85	15.57	20.65	15.71	17.10	15.50	15.34	−3.64	−1.51	−0.19
宁夏	15.09	10.94	7.24	7.70	5.97	8.40	10.88	13.49	12.74	13.61	14.84	15.20	17.92	16.99	16.41	1.32	0.6	0.09
新疆	13.64	12.31	9.13	7.34	7.46	12.59	11.00	12.02	11.80	12.59	13.07	13.86	13.44	16.48	16.26	2.62	1.26	0.19

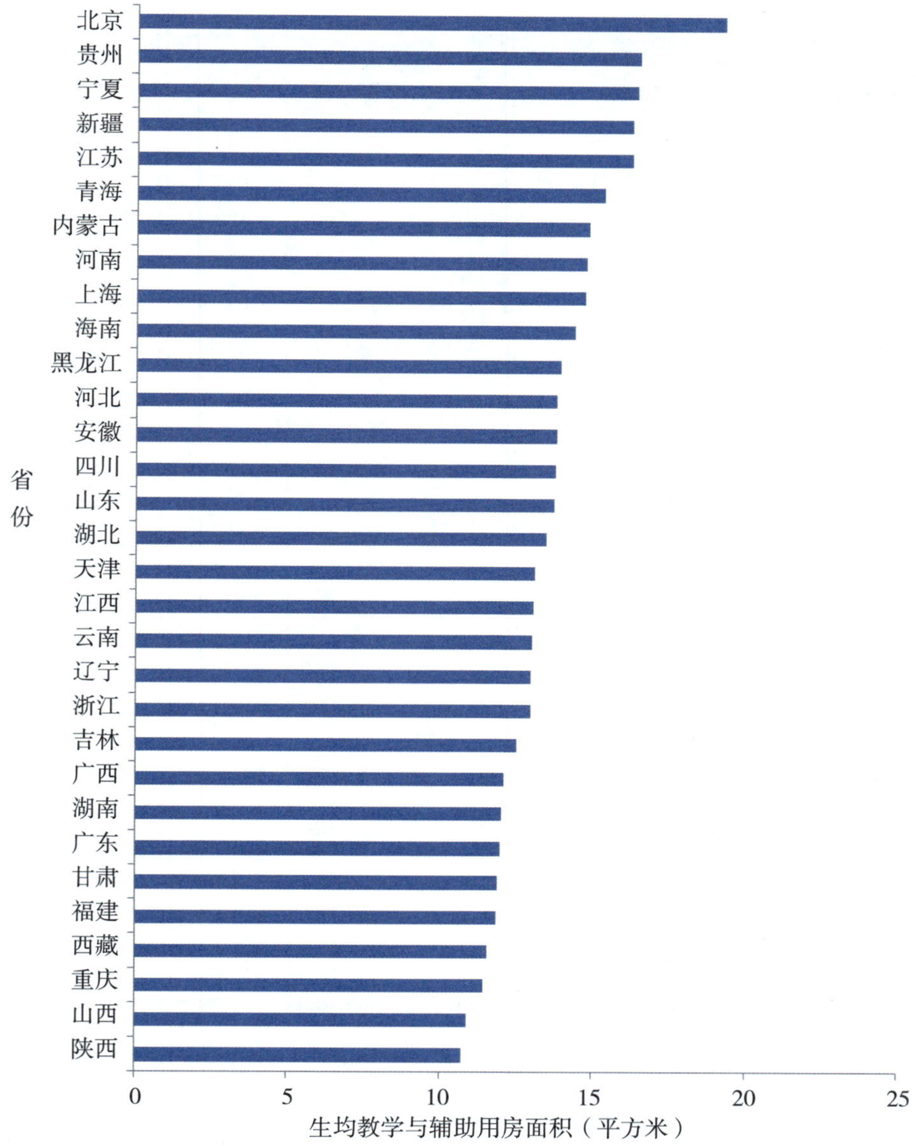

图 2-68　2012 年中国不同省份医学类院校生均教学与辅助用房面积

表 2-35　1998—2012 年中国不同办学类别医学类院校生均占地面积（平方米）

年份	综合性大学	理工院校	农业院校	林业院校	医药院校	师范院校	语文院校	政法院校	财经院校	体育院校	民族院校	艺术院校	其他	全国
1998	95.65	70.35	326.83	–	63.32	62.34	–	118.82	–	124.19	95.98	–	85.26	83.00
1999	89.30	64.34	252.88	–	63.98	93.04	–	85.51	–	94.52	85.44	–	128.34	82.89
2000	69.98	63.95	99.84	–	54.26	65.81	–	44.05	89.89	55.23	70.65	–	122.66	68.90
2001	74.42	58.57	116.79	–	46.43	65.64	–	68.68	60.04	42.72	56.91	–	119.09	69.07
2002	71.53	56.56	125.14	–	53.88	64.86	28.12	50.16	75.53	37.09	71.76	–	121.14	71.02
2003	69.09	61.80	164.55	167.07	97.37	59.94	24.09	48.71	36.11	35.75	72.23	–	148.93	84.26
2004	83.65	78.23	141.22	122.23	78.78	74.86	98.57	174.46	71.03	27.07	59.16	–	80.96	84.59
2005	64.85	86.72	78.64	107.01	109.69	90.63	–	65.60	116.81	23.23	50.41	–	–	79.57
2006	76.66	74.84	114.07	102.54	72.95	49.75	–	–	50.52	29.21	51.75	–	–	76.74

续表

年份	综合性大学	理工院校	农业院校	林业院校	医药院校	师范院校	语文院校	政法院校	财经院校	体育院校	民族院校	艺术院校	其他	全国
2007	69.24	66.69	100.22	80.02	79.12	71.08	–	–	85.38	109.49	75.28	–	–	73.71
2008	71.63	67.26	111.17	79.45	65.08	59.15	–	–	56.94	29.76	65.08	–	–	71.57
2009	65.94	67.18	112.26	77.15	70.30	48.70	–	–	45.15	120.42	76.27	–	–	69.91
2010	68.75	63.67	101.51	75.36	66.48	52.76	–	–	46.06	27.53	58.69	–	–	68.79
2011	68.38	67.42	102.69	67.61	67.58	62.81	42.69	48.21	38.32	64.28	63.74	14.82	–	69.16
2012	67.95	65.67	99.16	68.27	66.62	66.13	42.03	74.88	39.20	64.03	62.58	13.53	–	68.13
平均增速（%）	-2.41	-0.49	-8.17	-6.19	0.36	0.42	4.10	-3.24	-6.68	-4.62	-3.01	-8.67	-0.86	-1.40
增加倍数	-0.29	-0.07	-0.70	-0.59	0.05	0.06	0.49	-0.37	-0.56	-0.48	-0.35	-0.09	-0.05	-0.18

图 2-69 显示，1998—2012 年，医药院校生均占地面积总体呈波动增加趋势，2012 年综合性大学高于医药院校。

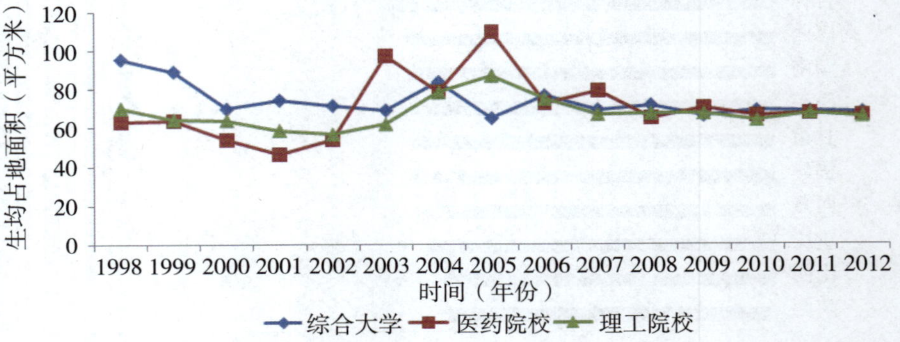

图 2-69　1998—2012 年中国不同办学类别医学类院校生均占地面积

2．不同办学类型医学类院校生均占地面积　表 2-36 显示，1998—2012 年我国不同类别医学类院校生均占地面积总体呈下降趋势，大学减少了 22%，学院减少了 5%，独立学院减少了 50%。分校和大专班从 1998 年的 34.69 平方米增加到 2012 年的 220.26 平方米，增速最快。1998 年院校生均占地面积由高到低分别是大学（92.1 平方米）、其他（85.26 平方米）、全国（83 平方米）、高职高专（70.14 平方米）、学院（63.65 平方米）、分校或大专班（34.69 平方米）。2012 年院校生均占地面积由高到低分别是分校或大专班（220.26 平方米）、高职高专（75.33 平方米）、大学（72.22 平方米）、全国（68.13 平方米）、学院（60.65 平方米）、独立学院（33.9 平方米）。

表 2-36　1998—2012 年中国不同办学类型医学类院校生均占地面积（平方米）

年份	大学	学院	独立学院	分校或大专班	高职高专	其他	全国
1998	92.10	63.65	–	34.69	70.14	85.26	83.00
1999	87.66	61.38	–	76.68	90.47	128.34	82.89
2000	74.56	57.76	–	15.25	62.01	122.66	68.90

续表

年份	大学	学院	独立学院	分校或大专班	高职高专	其他	全国
2001	73.43	54.94	–	10.49	65.29	119.09	69.07
2002	69.44	59.73	–	78.64	102.45	–	71.02
2003	70.57	70.17	–	138.63	169.84	–	84.26
2004	81.30	80.00	67.61	90.70	112.16	–	84.59
2005	66.44	85.58	230.86	338.68	–	–	79.57
2006	78.13	76.76	60.76	34.30	–	–	76.74
2007	69.66	78.53	90.33	236.47	–	–	73.71
2008	78.03	68.40	25.05	24.72	–	–	71.57
2009	73.65	68.45	38.28	516.28	–	–	69.91
2010	75.47	64.39	28.96	26.99	–	–	68.79
2011	73.37	61.51	30.32	–	77.12	102.97	69.16
2012	72.22	60.65	33.90	220.26	75.33	–	68.13
平均增速（%）	–1.72	–0.34	–8.27	14.11	0.51	1.46	–1.40
增加倍数	–0.22	–0.05	–0.50	5.35	0.07	0.21	–0.18

图 2-70 示，1998—2012 年独立学院、分校或大专班医学类院校的生均占地面积变化较大，独立学院减少了 50%，大学减少了 22%，学院减少了 5%。

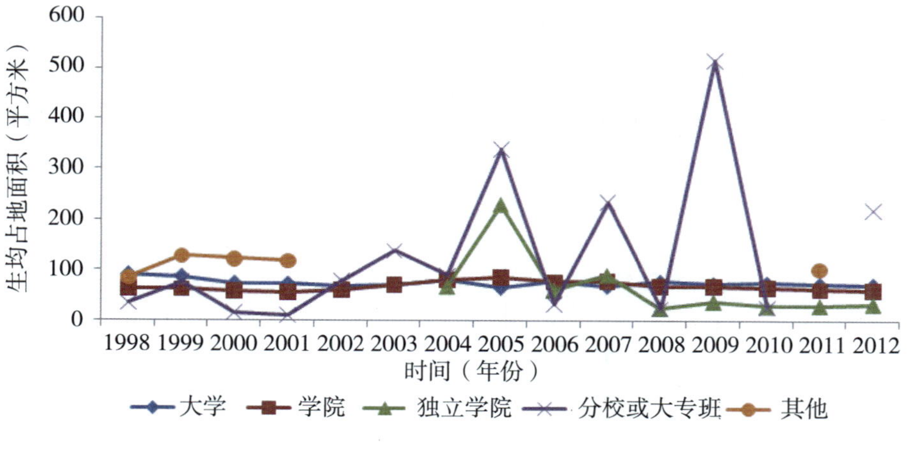

图 2-70　1998—2012 年中国不同办学类型医学类院校生均占地面积

3．不同隶属关系医学类院校生均占地面积　表 2-37 显示，1998—2012 年中央属医学类院校的生均占地面积减少了 24%，地方属增加了 0.02 倍，民办院校减少了 96%。2012 年中央属、地方属、民办医学类院校的生均占地面积分别为 82.64 平方米、70.30 平方米、39.91 平方米。

表 2-37　1998—2012 年中国不同隶属关系医学类院校生均占地面积（平方米）

年份	中央属	地方属	民办	全国
1998	108.66	69.20	–	83.00
1999	102.47	72.36	1061.92	82.89
2000	77.08	64.08	442.85	68.90

续表

年份	中央属	地方属	民办	全国
2001	81.18	62.81	255.96	69.07
2002	77.01	67.19	105.58	71.02
2003	70.93	84.23	168.76	84.26
2004	85.25	84.81	79.77	84.59
2005	64.54	72.51	240.96	79.57
2006	88.59	73.11	63.54	76.74
2007	76.98	69.72	91.23	73.71
2008	89.26	72.03	26.23	71.57
2009	80.63	70.74	43.45	69.91
2010	85.69	69.86	29.87	68.79
2011	84.12	71.41	39.92	69.16
2012	82.64	70.30	39.91	68.13
平均增速（%）	–1.94	0.11	–20.89	–1.40
增加倍数	–0.24	0.02	–0.96	–0.18

图 2-71 显示，1999—2002 年民办医学类院校的生均占地面积随着招生人数的增加急剧减少，中央属、地方属医学类院校的生均占地面积与 2002 年前的差距不大，2012 年民办医学类院校生均占地面积显著低于前两者。

4．不同地区医学类院校生均占地面积　表 2-38 显示，1998—2012 年中国医学类院校生均占地面积东部地区减少了 23%，中部地区减少了 33%，西部地区减少了 31%。2012 年西部的医学类院校生均占地面积最大，明显大于东部和中部，中部地区最小。从 2012 年的数据看，西部的

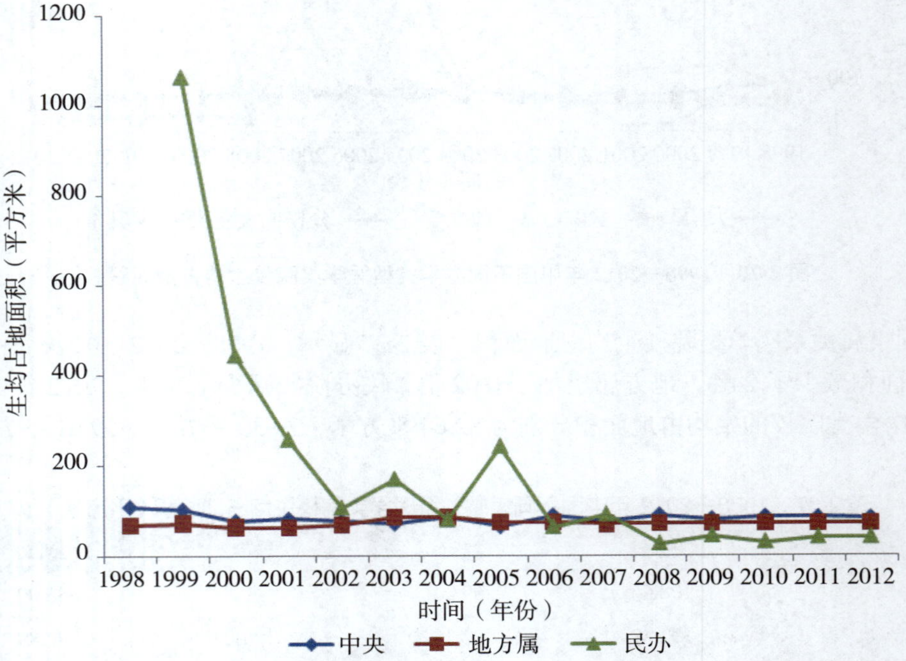

图 2-71　1998—2012 年中国不同隶属关系医学类院校生均占地面积

医学类院校生均占地面积为 72.15 平方米，比东部多 4.88 平方米，比中部多 5.39 平方米。

表 2-38 1998—2012 年中国不同地区医学类院校生均占地面积（平方米）

年份	东部	中部	西部	全国
1998	87.71	99.18	105.22	94.13
1996	74.84	101.72	119.23	89.04
1997	71.46	96.88	122.19	86.44
1998	71.68	91.87	111.74	83.00
1999	76.59	88.09	97.92	82.89
2000	69.05	71.24	63.78	68.90
2001	69.93	68.92	66.64	69.07
2002	73.05	70.75	65.53	71.02
2003	80.34	85.43	92.22	84.26
2004	84.04	85.96	83.48	84.59
2005	85.97	71.45	79.68	79.57
2006	78.17	73.43	79.50	76.74
2007	77.40	65.52	79.82	73.71
2008	71.12	69.60	75.80	71.57
2009	68.81	66.85	77.43	69.91
2010	67.90	66.81	73.96	68.79
2011	67.80	67.65	74.66	69.16
2012	67.27	66.76	72.15	68.13
平均增速（%）	-0.45	-2.25	-3.08	-1.40
增加倍数	-0.23	-0.33	-0.31	-0.28

图 2-72 显示，东、中、西部地区医学类院校生均占地面积在 1998—2012 年的变化趋势非常相似，1998—2000 年降低，后升高，2008 年后逐渐降低。

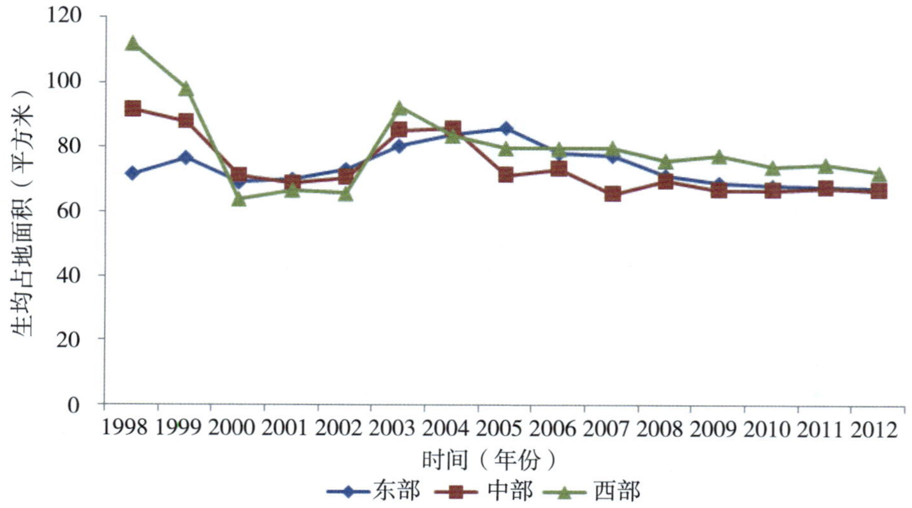

图 2-72 1998—2012 年中国不同地区医学类院校生均占地面积

表 2-39 显示，1998—2012 年中国医学类院校生均占地面积有 14 个省份增加，17 个省份减少。增加最快的省份为宁夏（1.17 倍）、湖南（0.57 倍）、云南（0.55 倍），减少最快的省份为海南（85%）、西藏（75%）、新疆（66%）。

图 2-73 显示，2012 年中国医学类院校生均占地面积最高的省份为青海、新疆、福建，最低的省为海南、陕西和上海。

（六）生均宿舍面积

1．不同办学类别医学类院校生均宿舍面积　表 2-40 显示，在 1998—2012 年中国不同办学类别院校生均宿舍面积中，多数院校的生均宿舍面积在 15 年间呈上升趋势。

2012 年生均宿舍面积由高到低分别是政法院校、体育院校、民族院校、理工院校、综合性大学（第 5 名）、农业院校、医药院校（第 7 名）、师范院校、语文院校、林业院校、财经院校、艺术院校。2012 年，医药院校的生均宿舍面积低于全国医药学生的生均宿舍面积，综合性大学的生均宿舍面积高于全国医药学生的生均宿舍面积。

生均宿舍面积年均增速最快的是其他院校，年均增速为 13.44%；其次是语文院校由 2002 年的 4.82 平方米增加至 2012 年的 9.39 平方米，年均增速为 6.9%，增加了 0.95 倍。按生均宿舍面积年均增速由高到低排序，医药院校排第 6 名，综合性大学排第 7 名。医药院校由 1998 年的 5.29 平方米增加至 2012 年的 10.41 平方米，年均增速为 4.96%，增加了 0.97 倍；综合性大学由

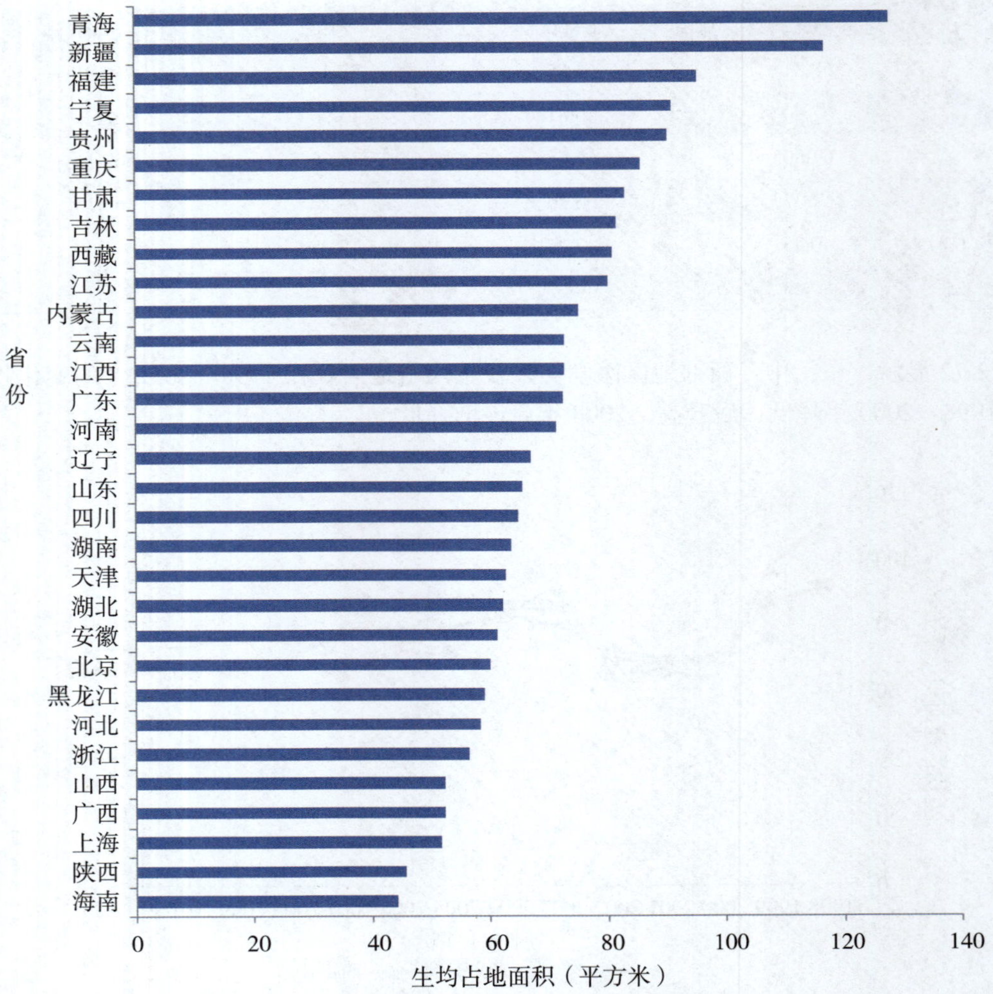

图 2-73　2012 年中国不同省份医学类院校生均占地面积

表 2-39 1998—2012 年中国不同省份医学类院校生均占地面积（平方米）

省份	1998	1999	2000	2001	2002	2003	2004	2005	2006	2007	2008	2009	2010	2011	2012	变化值	年均增速（%）	增加倍数
北京	81.83	82.59	82.22	83.51	67.38	79.08	62.77	75.99	66.15	63.67	57.09	62.00	57.25	65.27	60.20	−21.63	−2.17	−0.26
天津	75.98	86.70	76.97	65.36	54.30	57.25	63.76	53.42	72.34	73.99	72.51	69.13	62.80	59.69	62.92	−13.06	−1.34	−0.17
河北	47.46	52.10	50.10	46.10	57.15	61.70	66.15	60.11	59.68	66.96	55.44	58.75	57.78	59.97	58.51	11.05	1.51	0.23
山西	79.55	77.41	60.38	57.14	57.43	51.65	60.31	56.74	64.71	63.31	60.94	62.27	63.72	61.33	52.52	−27.03	−2.92	−0.34
内蒙古	62.49	111.89	85.80	80.81	75.13	79.30	82.54	48.58	57.17	64.60	58.68	62.48	54.43	75.79	75.16	12.66	1.33	0.20
辽宁	77.27	74.20	64.15	62.73	58.87	94.18	75.82	117.05	68.59	68.51	65.15	79.78	76.46	72.38	67.24	−10.03	−0.99	−0.13
吉林	196.88	144.65	101.60	104.05	81.32	145.33	125.79	120.64	109.63	68.43	101.53	95.75	88.31	82.57	81.86	−115.02	−6.08	−0.58
黑龙江	107.82	74.13	57.17	56.21	79.75	43.20	88.82	64.84	58.28	56.25	58.28	51.21	58.34	57.11	59.27	−48.55	−4.18	−0.45
上海	35.54	49.25	51.13	51.61	48.98	41.05	64.67	48.59	70.13	45.07	68.06	52.71	58.66	52.37	51.83	16.29	2.73	0.46
江苏	72.12	81.96	62.22	54.08	72.09	84.95	93.24	90.66	93.63	85.64	89.98	74.32	79.42	81.37	80.23	8.11	0.76	0.11
浙江	69.51	71.41	58.32	80.51	85.31	80.82	83.10	88.76	73.53	63.92	59.90	60.01	57.01	55.59	56.68	−12.83	−1.45	−0.18
安徽	78.38	60.58	77.78	75.58	84.65	98.79	79.40	55.40	55.72	56.98	45.15	44.79	50.93	56.80	61.33	−17.05	−1.74	−0.22
福建	92.49	82.42	94.14	121.81	118.56	87.79	102.02	127.83	95.83	111.42	86.90	106.86	100.29	93.87	95.51	3.02	0.23	0.03
江西	55.12	81.22	89.20	44.64	81.25	76.69	90.37	48.98	73.10	71.84	76.13	72.40	75.89	76.61	72.84	17.72	2.01	0.32
山东	63.54	89.67	78.03	78.18	81.77	95.97	96.97	80.90	74.72	71.16	68.78	61.10	66.64	66.75	65.79	2.25	0.25	0.04
河南	48.95	81.81	51.21	71.51	66.56	86.09	85.16	90.92	74.65	83.71	77.83	73.41	69.69	70.86	71.48	22.54	2.74	0.46
湖北	91.14	79.62	64.39	60.84	62.47	60.93	75.98	59.47	66.04	55.03	62.54	61.14	60.99	64.39	62.33	−28.82	−2.68	−0.32
湖南	40.57	82.61	75.94	62.14	65.80	106.29	87.38	68.56	74.92	68.67	63.73	61.28	61.82	65.56	63.68	23.12	3.27	0.57
广东	88.31	81.21	100.24	105.43	110.86	122.64	114.02	129.51	99.88	125.86	85.90	82.54	72.84	73.72	72.75	−15.55	−1.37	−0.18
广西	67.81	55.47	99.14	88.25	45.63	97.50	102.16	155.35	82.80	119.80	82.70	104.98	72.54	55.96	52.43	−15.38	−1.82	−0.23
海南	294.73	198.46	163.88	133.62	61.09	152.39	35.31	398.31	68.64	241.55	67.54	221.09	51.00	46.61	44.33	−250.40	−12.66	−0.85
重庆	60.76	42.24	63.95	112.60	96.25	117.29	119.01	98.09	106.61	103.87	102.41	100.58	99.17	89.17	85.72	24.96	2.49	0.41

续表

省份	1998	1999	2000	2001	2002	2003	2004	2005	2006	2007	2008	2009	2010	2011	2012	变化值	年均增速（%）	增加倍数
四川	78.10	63.97	46.53	52.26	67.13	78.42	82.88	69.54	76.55	65.35	74.03	67.78	71.31	66.94	64.85	−13.26	−1.32	−0.17
贵州	91.95	51.27	32.10	43.84	90.18	77.54	77.80	39.83	70.44	72.04	70.57	76.15	73.04	93.46	90.31	−1.63	−0.13	−0.02
云南	46.97	39.77	32.19	33.57	38.82	45.77	62.53	96.86	80.68	79.29	95.85	77.01	114.39	79.01	72.97	26.00	3.20	0.55
西藏	327.22	192.35	125.31	268.61	119.80	100.32	72.37	56.30	83.65	73.84	70.12	71.43	72.67	73.42	81.14	−246.08	−9.48	−0.75
陕西	91.98	66.37	66.06	42.90	53.39	68.14	69.55	58.69	62.43	56.74	42.52	50.17	41.37	47.02	45.86	−46.12	−4.85	−0.50
甘肃	63.71	50.52	37.65	24.44	53.78	134.16	57.99	95.07	89.52	142.61	110.09	136.55	98.93	88.64	83.08	19.37	1.91	0.30
青海	126.09	98.03	77.12	56.18	43.36	502.56	92.40	46.61	114.61	107.27	142.92	131.61	125.09	131.13	128.13	2.04	0.11	0.02
宁夏	41.94	30.40	20.12	15.19	28.01	30.08	40.57	107.66	100.91	119.97	117.96	110.92	107.46	96.26	91.09	49.15	5.70	1.17
新疆	340.03	297.51	98.17	84.28	64.58	155.42	102.32	89.76	81.42	74.66	72.47	70.57	68.41	119.42	116.96	−223.07	−7.34	−0.66

1998 年的 5.71 平方米增加至 2012 年的 11.21 平方米，年均增速为 4.94%，增加了 0.96 倍。

生均宿舍面积年均增速最慢的是艺术院校，年均增速为 -8.67%；其次是林业院校由 2003 年的 10.03 平方米减少至 2012 年的 8.71 平方米，年均增速为 -1%，减少了 13%。

表 2-40 1998—2012 年中国不同办学类别医学类院校生均宿舍面积（平方米）

年份	综合性大学	理工院校	农业院校	林业院校	医药院校	师范院校	语文院校	政法院校	财经院校	体育院校	民族院校	艺术院校	其他	全国
1998	5.71	5.91	6.23	–	5.29	6.48	–	8.26	–	6.21	6.05	–	7.32	5.62
1999	5.22	5.45	5.62	–	5.30	5.61	–	7.82	–	6.55	5.98	–	9.88	5.56
2000	4.92	6.04	4.58	–	5.09	4.92	–	4.03	7.33	6.12	6.01	–	9.00	5.36
2001	5.39	6.06	5.53	–	5.18	5.95	–	8.76	8.32	4.17	4.43	–	10.43	5.84
2002	5.92	5.77	4.72	–	4.98	6.36	4.82	5.80	8.87	6.94	5.84	–	10.75	5.99
2003	6.02	5.16	5.72	10.03	7.85	6.55	4.13	8.01	5.18	3.00	5.39	–	12.75	6.80
2004	7.52	8.30	6.79	11.78	6.85	7.05	8.38	7.56	10.42	5.17	6.72	–	15.59	7.54
2005	6.33	9.77	5.48	13.22	9.37	8.09	–	7.92	14.06	2.48	7.20	–	–	7.61
2006	8.41	8.95	6.93	10.39	7.05	6.85	–	–	7.93	5.63	8.82	–	–	8.05
2007	7.97	7.84	6.27	7.14	8.36	7.54	–	–	9.41	11.48	12.00	–	–	8.00
2008	8.25	8.39	7.32	6.84	7.16	6.96	–	–	6.77	5.73	9.99	–	–	7.94
2009	7.95	8.22	7.85	6.64	7.93	6.25	–	–	5.22	11.71	11.27	–	–	7.98
2010	8.12	7.90	7.33	6.48	7.52	7.11	–	–	5.60	5.55	9.55	–	–	7.86
2011	11.22	11.73	10.47	8.85	10.33	11.05	8.65	10.42	8.05	12.98	12.60	2.05	–	11.02
2012	11.21	11.93	10.97	8.71	10.41	10.37	9.39	14.24	8.38	12.90	12.07	1.87	–	11.10
平均增速（%）	4.94	5.15	4.13	-1.00	4.96	3.41	6.90	3.97	1.12	5.36	5.06	-8.67	13.44	4.98
增加倍数	0.96	1.02	0.76	-0.13	0.97	0.60	0.95	0.72	0.14	1.08	1.00	-0.09	1.13	0.97

图 2-74 显示，1998—2012 年中国医药类院校的生均宿舍面积呈增加趋势，但相比综合性大学和理工院校，医药院校的生均宿舍面积相对较低。

2．不同办学类型医学类院校生均宿舍面积 表 2-41 显示，1998—2012 年我国医学类院校生均宿舍面积总体呈增加趋势，年均增速由高到低分别是分校或大专班、大学、全国、学院、高职高专、独立学院、其他，分别为 7.07%、5.86%、4.98%、4.35%、4.22%、-4.43%、-7.79%。

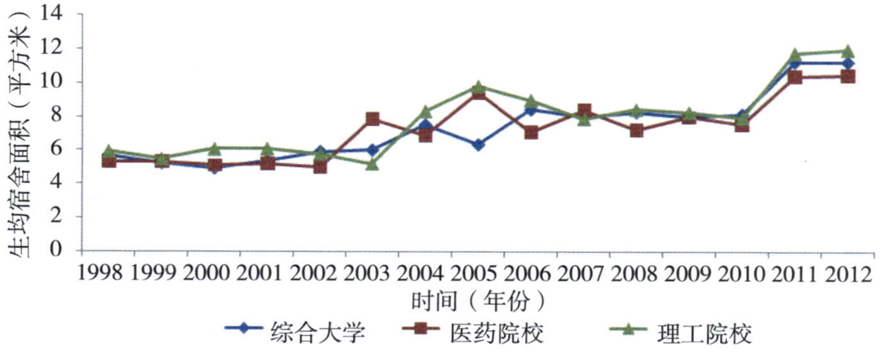

图 2-74 1998—2012 年中国不同办学类别医学类院校生均宿舍面积

2012 年生均宿舍面积由高到低分别为分校或大专班、大学、高职高专、全国、学院、独立学院，分别为 14.94 平方米、12.46 平方米、11.11 平方米、11.1 平方米、9.57 平方米、5.18 平方米。

表 2-41　1998—2012 年中国不同办学类型医学类院校生均宿舍面积（平方米）

年份	大学	学院	独立学院	分校或大专班	高职高专	其他	全国
1998	5.61	5.27	–	5.74	6.23	7.32	5.62
1999	5.33	5.13	–	7.92	5.92	9.88	5.56
2000	5.42	5.43	–	1.21	6.33	9.00	5.36
2001	5.85	5.47	–	0.77	7.10	10.43	5.84
2002	5.65	5.51	–	9.06	8.70	–	5.99
2003	5.61	6.15	–	10.89	13.32	–	6.80
2004	7.10	7.24	7.43	8.23	10.12	–	7.54
2005	6.28	7.96	24.86	24.67	–	–	7.61
2006	8.06	7.98	8.40	5.80	–	–	8.05
2007	7.50	8.63	10.06	26.76	–	–	8.00
2008	8.67	7.58	2.73	3.15	–	–	7.94
2009	8.40	7.85	4.21	67.06	–	–	7.98
2010	8.65	7.32	3.22	7.36	–	–	7.86
2011	12.38	9.75	4.30	–	10.86	2.55	11.02
2012	12.46	9.57	5.18	14.94	11.11	–	11.10
平均增速（%）	5.86	4.35	–4.43	7.07	4.22	–7.79	4.98
增加倍数	1.22	0.82	–0.30	1.60	0.78	–0.65	0.97

图 2-75 显示，1998—2012 年生均宿舍面积在分校或大专班的增加幅度最大，独立学院的下降速度较为明显。大学和学院生均宿舍面积有小幅度的平稳增加，而分校或大专班和独立学院的生均宿舍面积变化的波动范围较大。

3．不同隶属关系医学类院校生均宿舍面积　表 2-42 显示，1998—2012 年不同隶属关系医学类院校中，中央属院校生均宿舍面积基本上高于地方属院校。1998 年中央属院校生均宿舍面积是地方属的 1.13 倍。2012 年中央属是地方属的 1.31 倍，中央属是民办的 2.42 倍。

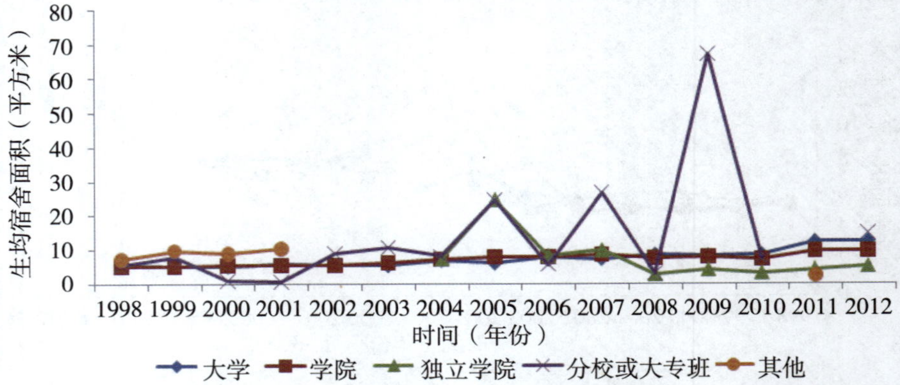

图 2-75　1998—2012 年中国不同办学类型医学类院校生均宿舍面积

图 2-76 显示，1998—2012 年中央属医学类院校的生均宿舍面积明显升高，地市属医学类院校的生均宿舍面积有所增加，民办院校呈显著的波动性降低。中央属和地方属医学类院校之间的生均宿舍面积差距逐渐增加。

表 2-42　1998—2012 年中国不同隶属关系医学类院校生均宿舍面积（平方米）

年份	中央属	地方属	民办	全国
1998	6.06	5.38	–	5.62
1999	5.76	5.42	38.25	5.56
2000	5.83	5.09	24.08	5.36
2001	6.15	5.66	16.81	5.84
2002	6.23	5.73	10.47	5.99
2003	5.48	6.78	15.44	6.80
2004	8.03	7.15	9.84	7.54
2005	6.37	6.63	25.46	7.61
2006	9.08	7.54	8.83	8.05
2007	8.50	7.36	10.89	8.00
2008	9.71	8.05	3.06	7.94
2009	9.27	8.03	5.08	7.98
2010	9.56	8.15	2.99	7.86
2011	14.87	11.12	5.81	11.02
2012	14.70	11.23	6.07	11.10
平均增速（%）	6.53	5.40	–12.32	4.98
增加倍数	1.42	1.09	–0.84	0.97

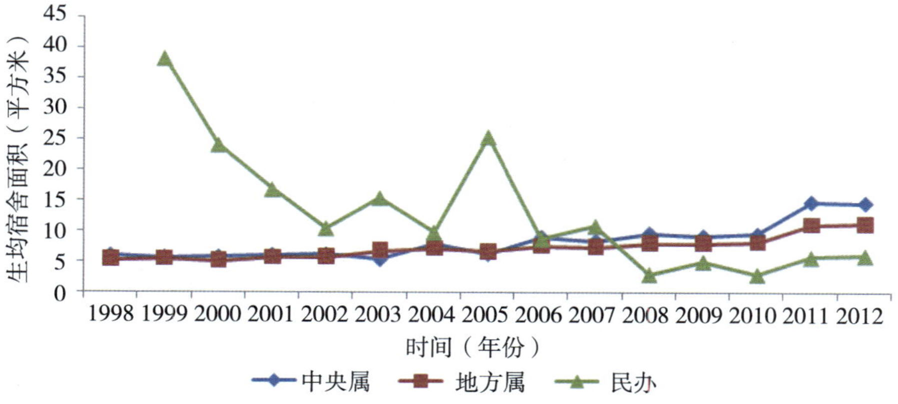

图 2-76　1998—2012 年中国不同隶属关系医学类院校生均宿舍面积

4．不同地区医学类院校生均宿舍面积　表 2-43 显示，1998 年中国医学类院校生均宿舍面积，东部是西部的 0.88 倍，中部是西部的约 1.00 倍；2012 年中国医学类院校生均宿舍面积，东部是西部的 1.08 倍，中部是西部的 0.99 倍。

图 2-77 显示，东部、中部和西部地区医学类院校生均宿舍面积在 1998—2012 年的变化呈增加趋势，2011 年增速较往年更快。

表 2-43　1998—2012 年中国不同地区医学类院校生均宿舍面积（平方米）

年份	东部	中部	西部	全国
1998	5.32	6.07	6.05	5.62
1999	5.55	5.81	5.04	5.56
2000	5.50	5.61	4.47	5.36
2001	5.97	5.94	5.28	5.84
2002	6.19	5.83	5.78	5.99
2003	6.67	6.60	7.51	6.80
2004	7.80	7.24	7.42	7.54
2005	8.13	6.89	7.70	7.61
2006	8.26	7.86	7.97	8.05
2007	8.47	7.27	8.27	8.00
2008	8.28	7.83	7.42	7.94
2009	8.21	7.74	7.91	7.98
2010	8.14	7.75	7.47	7.86
2011	11.36	10.69	10.84	11.02
2012	11.55	10.72	10.79	11.10
平均增速（%）	5.70	4.15	4.21	4.98
增加倍数	1.17	0.77	0.78	0.97

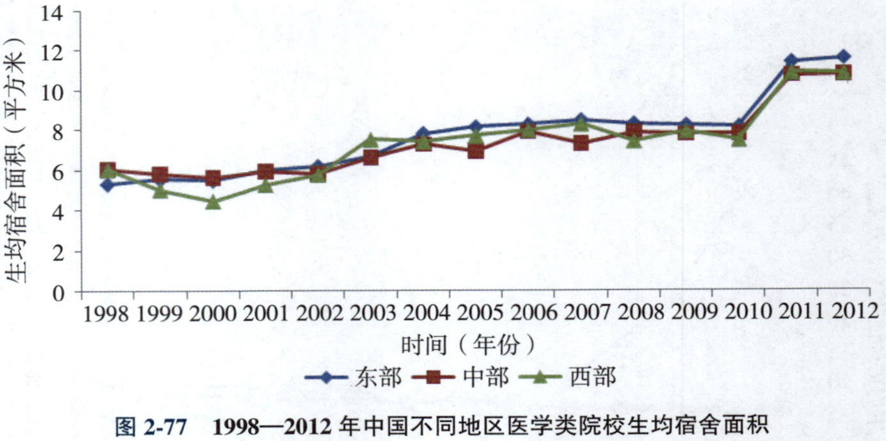

图 2-77　1998—2012 年中国不同地区医学类院校生均宿舍面积

表 2-44 显示，1998—2012 年中国不同省份医学类院校生均宿舍面积中变化值最快的是北京增加了 10.07 平方米，其次是江苏增加了 9.18 平方米，青海增加了 8.24 平方米；变化值最低的是海南减少了 2.17 平方米，其次是陕西增加了 2.39 平方米，贵州增加了 2.53 平方米。

图 2-78 显示，2012 年中国不同省份医学类院校生均宿舍面积中由高到低的前三个省份分别是江苏、北京、上海，生均宿舍面积分别为 14.71 平方米、13.72 平方米、13.25 平方米。后三个省份分别是山西、广西、海南，生均宿舍面积分别为 8.67 平方米、8.15 平方米、6.24 平方米。

表 2-44　1998—2012 年中国不同省份医学类院校生均宿舍面积（平方米）

省份	1998	1999	2000	2001	2002	2003	2004	2005	2006	2007	2008	2009	2010	2011	2012	年均增速（%）	增加倍数
北京	3.64	4.03	4.27	4.77	4.41	5.86	6.20	8.45	7.91	9.14	7.68	8.33	7.88	14.03	13.72	9.93	2.76
天津	5.46	5.91	5.12	6.66	5.93	7.06	8.10	5.66	7.15	6.79	8.01	7.61	7.72	10.90	11.36	5.38	1.08
河北	4.27	4.91	4.50	4.07	4.08	6.21	5.69	5.77	6.32	6.24	6.34	7.42	6.72	10.33	10.28	6.48	1.41
山西	5.08	5.34	4.57	4.60	5.98	6.21	6.05	5.81	6.20	6.27	6.10	6.36	6.51	9.39	8.67	3.89	0.71
内蒙古	7.79	7.39	4.01	4.79	4.42	5.48	5.50	4.20	5.81	5.80	6.06	6.06	6.17	9.48	10.37	2.06	0.33
辽宁	5.94	6.26	6.50	7.01	6.62	7.37	7.18	8.30	6.83	7.62	7.08	7.65	7.34	9.69	9.53	3.43	0.60
吉林	7.07	5.83	6.43	5.41	5.41	5.91	7.95	8.43	7.93	4.89	7.99	7.57	7.64	10.49	10.89	3.13	0.54
黑龙江	5.75	4.66	4.16	4.86	4.23	4.52	6.07	5.96	5.72	5.46	6.71	6.28	7.17	9.20	9.35	3.53	0.63
上海	5.76	6.48	6.74	6.29	6.79	5.35	6.97	5.35	7.20	6.27	8.62	7.88	8.55	12.27	13.25	6.13	1.30
江苏	5.53	5.28	5.26	5.62	6.10	6.83	8.37	9.65	9.12	8.80	8.92	8.90	9.20	14.15	14.71	7.24	1.66
浙江	4.99	5.01	5.40	6.41	6.78	7.11	8.49	9.35	10.11	8.92	8.96	8.92	8.55	10.99	11.08	5.87	1.22
安徽	6.11	4.76	5.60	5.85	5.35	6.40	6.39	4.80	6.37	5.69	6.02	6.20	7.21	9.73	10.24	3.75	0.67
福建	5.68	5.41	4.79	5.01	4.64	4.32	8.04	9.61	7.43	10.86	8.83	10.40	8.24	10.49	11.99	5.48	1.11
江西	5.45	6.52	6.93	5.14	6.50	7.55	8.90	4.34	9.58	9.45	9.90	9.68	10.12	13.97	12.47	6.09	1.29
山东	4.63	5.57	5.56	5.96	7.05	7.42	7.93	6.71	7.59	7.93	8.02	7.23	7.60	9.32	9.41	5.19	1.03
河南	4.61	5.41	4.42	5.75	5.50	6.33	7.01	8.94	7.31	8.66	7.17	7.50	6.56	9.70	10.47	6.04	1.27
湖北	7.09	6.70	5.85	7.13	6.70	6.17	7.53	6.74	8.73	7.46	8.94	8.43	8.37	11.39	11.09	3.25	0.56
湖南	5.19	6.05	6.22	5.57	5.53	9.22	6.98	8.01	8.04	7.90	7.15	7.37	7.31	10.22	10.44	5.11	1.01
广东	8.41	7.85	7.08	8.36	9.47	8.37	10.63	11.55	10.50	11.73	9.70	8.36	8.70	11.40	11.14	2.02	0.32
广西	5.56	4.42	4.21	5.55	5.97	7.37	6.52	14.93	8.04	13.29	6.33	12.87	5.60	8.38	8.15	2.77	0.47
海南	8.41	5.66	3.12	2.55	0.96	14.72	2.89	21.84	5.46	16.77	5.98	16.51	6.27	6.50	6.24	−2.10	−0.26
重庆	5.21	4.06	6.16	6.56	6.28	8.29	6.91	8.37	9.01	9.16	9.16	8.60	8.46	13.34	12.43	6.41	1.39
四川	5.89	5.22	4.30	4.68	5.51	6.62	8.09	6.67	7.83	7.72	7.98	7.44	8.09	11.22	11.35	4.80	0.93
贵州	9.20	6.32	5.56	5.94	9.03	7.53	8.54	5.78	8.10	10.00	8.41	9.31	8.39	10.66	11.73	1.75	0.28
云南	3.81	4.44	4.06	4.04	3.81	4.93	3.83	9.59	5.71	5.10	6.33	7.10	9.09	10.30	10.22	7.30	1.68
西藏	6.83	4.02	6.02	5.97	10.50	6.93	6.72	5.23	8.54	7.10	7.10	7.50	7.44	11.19	12.14	4.19	0.78
陕西	6.76	5.11	4.26	5.84	6.94	10.32	10.06	8.44	9.26	8.15	5.00	6.10	5.10	9.79	9.15	2.19	0.35
甘肃	4.34	3.50	4.35	3.42	3.05	9.67	4.87	8.27	8.00	10.60	8.85	10.53	8.34	11.96	12.28	7.71	1.83
青海	4.63	3.43	2.70	3.44	3.25	6.74	5.32	5.03	8.75	8.12	10.41	9.54	9.56	13.53	12.87	7.57	1.78
宁夏	6.72	4.87	3.22	2.43	5.05	5.86	5.95	5.42	5.82	6.65	6.83	8.28	7.95	11.60	11.05	3.62	0.65
新疆	6.83	5.12	4.30	5.91	4.80	6.96	6.57	7.35	7.98	7.89	8.50	8.75	8.49	10.87	10.81	3.34	0.58

（七）生均教室面积

1．不同办学类别医学类院校生均教室面积　表 2-45 显示，1998—2012 年中国不同办学类别医学类院校生均教室面积总体呈增加趋势。生均教室面积呈增加趋势的医学类院校的办学类别按年均增速由高到低分别为体育院校（6.29%）、政法院校（3.42%）、医药院校（3.06%）、师范院校（2.46%）、理工院校（2.2%）、全国（1.9%）、语文院校（1.66%）、农业院校（1.56%）、综合性大学（0.96%）、其他（0.21%）；艺术院校、民族院校、财经院校、林业院校的生均教室面

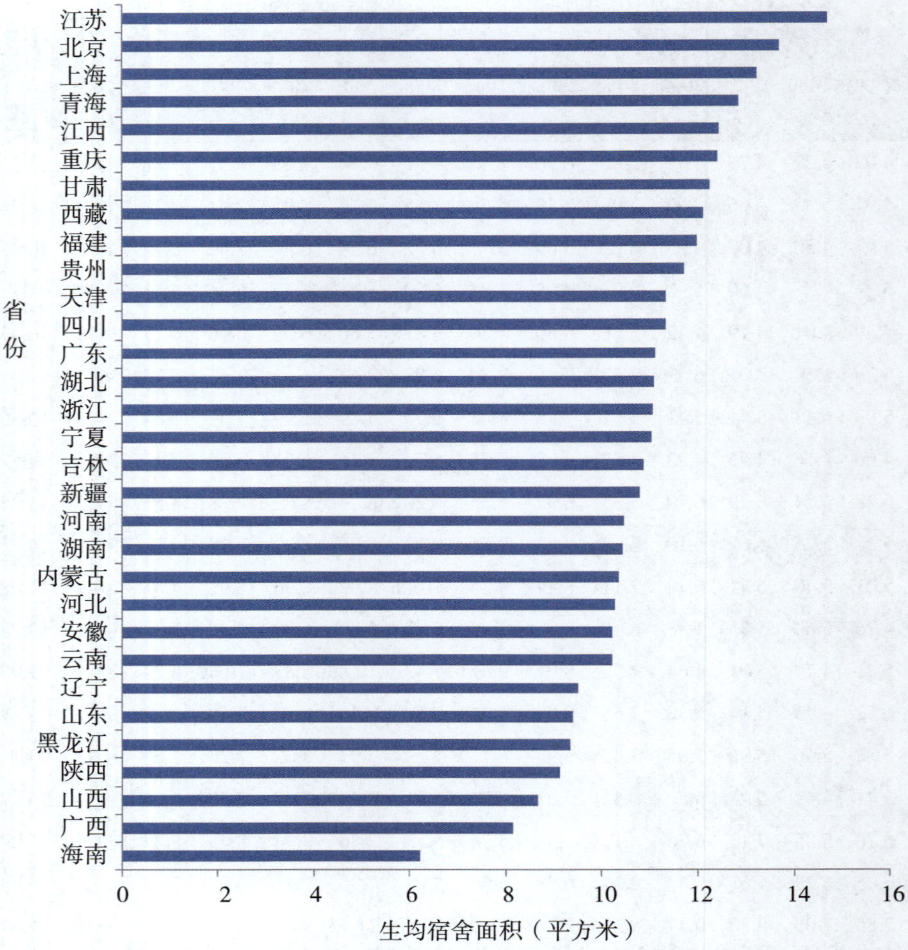

图 2-78　2012 年中国不同省份医学类院校生均宿舍面积

积呈降低趋势。其中，综合性大学由 1998 年的 4.03 平方米增加至 2012 年的 4.61 平方米，年均增速为 0.96%，增加了 0.14 倍；医药院校由 1998 年的 2.78 平方米增加至 2012 年的 4.25 平方米，年均增速为 3.06%，增加了 0.53 倍；理工院校由 1998 年的 4.23 平方米增加至 2012 年的 5.74 平方米，年均增速为 2.2%，增加了 0.36 倍。

2012 年中国不同办学类别医学类院校生均教室面积由高到低分别是政法院校（6.6 平方米）、民族院校（6.28 平方米）、师范院校（6.2 平方米）、语文院校（6.07 平方米）、理工院校（5.74 平方米）、林业院校（5.48 平方米）、全国（4.81 平方米）、综合性大学（4.61 平方米）、医药院校（4.25 平方米）、体育院校（4.22 平方米）、农业院校（3.98 平方米）、财经院校（3.76 平方米）、艺术院校（3.23 平方米）。

表 2-45　1998—2012 年中国不同办学类别医学类院校生均教室面积（平方米）

年份	综合性大学	理工院校	农业院校	林业院校	医药院校	师范院校	语文院校	政法院校	财经院校	体育院校	民族院校	艺术院校	其他	全国
1998	4.03	4.23	3.20	–	2.78	4.41	–	4.12	–	1.80	7.74	–	8.88	3.69
1999	3.39	4.01	2.36	–	2.84	5.47	–	2.87	–	3.65	7.29	–	8.28	3.57
2000	3.11	3.45	3.69	–	2.60	4.45	–	1.48	5.70	2.13	6.18	–	7.54	3.38
2001	3.67	3.26	2.91	–	2.67	4.44	–	4.81	6.71	1.50	4.34	–	9.52	3.79

续表

年份	综合性大学	理工院校	农业院校	林业院校	医药院校	师范院校	语文院校	政法院校	财经院校	体育院校	民族院校	艺术院校	其他	全国
2002	3.45	3.26	3.22	–	3.11	4.74	5.15	3.52	8.19	2.40	5.12	–	8.45	3.78
2003	3.57	2.81	4.15	10.35	5.30	4.83	2.27	3.42	3.59	2.01	4.20	–	9.56	4.40
2004	4.51	5.38	4.54	10.93	4.59	5.30	3.52	3.98	7.85	1.75	4.28	–	9.00	4.83
2005	3.70	5.24	3.39	9.44	5.50	5.32	–	3.19	9.96	5.83	5.38	–	–	4.47
2006	4.64	5.14	4.21	9.71	3.79	5.42	–	–	5.08	2.10	6.38	–	–	4.59
2007	4.30	4.67	3.62	6.85	4.46	5.24	–	–	6.23	8.09	8.04	–	–	4.52
2008	4.34	5.07	3.74	6.65	3.66	5.66	–	–	5.02	2.19	6.52	–	–	4.38
2009	4.10	5.12	3.88	6.37	4.32	5.21	–	–	3.79	8.88	7.97	–	–	4.46
2010	4.23	5.03	3.73	6.23	3.91	5.38	–	–	3.55	2.03	6.27	–	–	4.35
2011	4.63	5.76	4.16	5.46	4.25	6.53	5.95	4.74	3.72	4.24	6.41	3.53	–	4.82
2012	4.61	5.74	3.98	5.48	4.25	6.20	6.07	6.60	3.76	4.22	6.28	3.23	–	4.81
平均增速（%）	0.96	2.20	1.56	–4.43	3.06	2.46	1.66	3.42	–3.40	6.29	–1.48	–8.67	0.21	1.90
增加倍数	0.14	0.36	0.24	–0.47	0.53	0.41	0.18	0.60	–0.34	1.35	–0.19	–0.09	0.01	0.30

图 2-79 显示，医药院校在 2003 年和 2005 年的生均教室面积较高；综合性大学在 1998—2012 年的变化相对平稳；理工院校 2003—2004 年的生均教室面积明显增加。1998 年医药院校与综合性大学的生均教室面积差距是 1.25 平方米，2012 年差距是 0.36 平方米，差距缩小了 71.20%。

2．不同办学类型医学类院校生均教室面积　表 2-46 显示，1998—2012 年中国不同办学类别医学类院校生均教室面积总体呈增加趋势，年均增速由高到低分别为学院（3.3%）、高职高专（2.74%）、全国（1.9%）、大学（1.37%）、分校或大专班（0.47%）、独立学院（–8.65%）、其他（–20.5%）。

1998 年院校生均教室面积由高到低分别是其他（8.88 平方米）、分校或大专班（5.48 平方米）、高职高专（4.26 平方米）、全国（3.69 平方米）、大学（3.53 平方米）、学院（3.26 平方米）。2012 年院校生均教室面积由高到低分别是高职高专（6.22 平方米）、分校或大专班（5.85 平方米）、学院（5.13 平方米）、全国（4.81 平方米）、大学（4.28 平方米）、独立学院（3.23 平方米）。

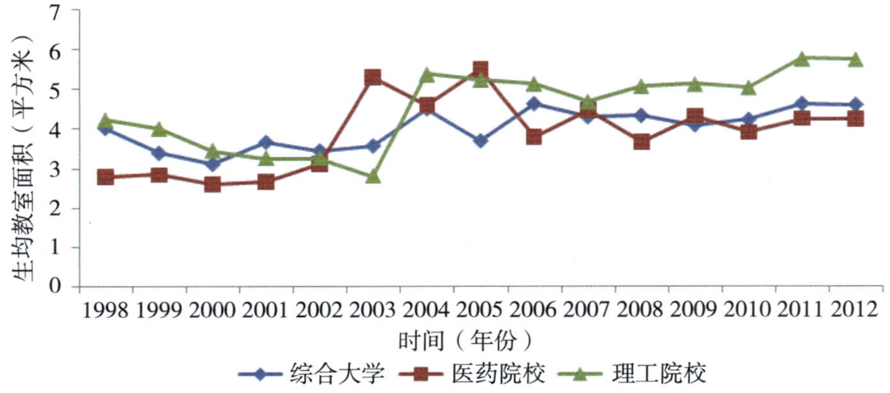

图 2-79　1998—2012 年中国不同办学类别医学类院校生均教室面积

表 2-46 1998—2012 年中国不同办学类型医学类院校生均教室面积（平方米）

年份	大学	学院	独立学院	分校或大专班	高职高专	其他	全国
1998	3.53	3.26	–	5.48	4.26	8.88	3.69
1999	3.15	3.31	–	6.22	4.64	8.28	3.57
2000	3.25	3.36	–	0.88	4.54	7.54	3.38
2001	3.58	3.19	–	0.54	5.53	9.52	3.79
2002	3.16	3.59	–	6.31	7.72	–	3.78
2003	3.27	4.08	–	8.06	10.08	–	4.40
2004	3.94	4.91	6.66	7.62	8.21	–	4.83
2005	3.64	5.01	13.59	18.06	–	–	4.47
2006	4.40	4.88	5.91	4.49	–	–	4.59
2007	4.03	5.07	7.17	10.53	–	–	4.52
2008	4.46	4.83	2.28	0.60	–	–	4.38
2009	4.34	4.98	3.40	33.71	–	–	4.46
2010	4.32	4.77	3.37	1.41	–	–	4.35
2011	4.35	5.33	3.19	–	6.04	0.45	4.82
2012	4.28	5.13	3.23	5.85	6.22	–	4.81
平均增速（%）	1.37	3.30	–8.65	0.47	2.74	–20.5	1.90
增加倍数	0.21	0.57	–0.52	0.07	0.46	–0.95	0.30

图 2-80 显示，1998—2012 年，大学生均教室面积在 2012 年比 1998 年增加了 0.75 平方米。学院和高职高专的生均教室面积增长速度最快，其中学院生均教室面积在 2012 年比 1998 年增加了 1.87 平方米。其他院校和独立院校的生均教室面积下降的幅度最为明显，分校或大专班的生均教室面积波动范围最大。

3．不同隶属关系医学类院校生均教室面积　表 2-47 显示，1998—2012 年中国不同隶属关系医学类院校生均教室面积的年均增速由高到低分别为地方属（2.01%）、全国（1.9%）、中央属（0.53%）、民办（–8.28%）。

图 2-81 显示，1998 年省地市属医学类院校的生均教室面积比中央属医学类院校高 1.05 平方米。2012 年地方属医学类院校的生均教室面积比中央属医学类院校高 2.12 平方米，比民办医学

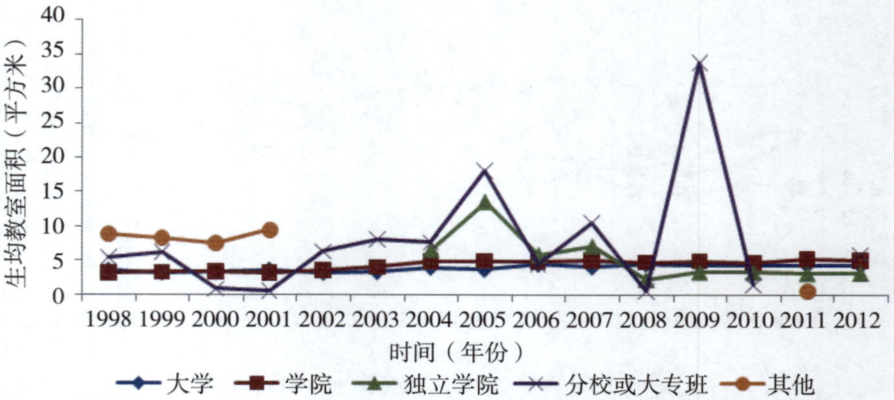

图 2-80　1998—2012 年中国不同办学类型医学类院校生均教室面积

类院校高 1.35 平方米。1998—2012 年中央属医学类院校与地方属医学类院校生均教室面积的差距逐渐增加，民办医学类院校与地方属医学类院校生均教室面积的差距逐渐减小。地方属医学类院校和中央属医学类院校生均教室面积在 15 年间的增加相对平缓，而民办医学类院校的生均教室面积减少较明显，尤其是在 2001—2002 年下降了 19.20 平方米。

表 2-47 1998—2012 年中国不同隶属关系医学类院校生均教室面积（平方米）

年份	中央属	地方属	民办	全国
1998	3.01	4.06	–	3.69
1999	2.47	4.08	13.44	3.57
2000	2.90	3.61	13.11	3.38
2001	3.35	3.87	39.30	3.79
2002	2.93	3.91	10.10	3.78
2003	2.63	4.67	11.06	4.40
2004	3.62	4.87	9.02	4.83
2005	3.06	4.27	14.30	4.47
2006	3.63	4.80	6.44	4.59
2007	3.28	4.61	7.14	4.52
2008	3.64	4.97	2.56	4.38
2009	3.47	4.96	3.81	4.46
2010	3.25	4.96	3.28	4.35
2011	3.23	5.35	4.23	4.82
2012	3.24	5.36	4.01	4.81
平均增速（%）	0.53	2.01	–8.28	1.90
增加倍数	0.08	0.32	–0.70	0.30

4．不同地区医学类院校生均教室面积　表 2-48 显示，1998—2012 年中国不同地区医学类院校生均教室面积年均增速由高到低分别是东部（2.02%）、全国（1.9%）、中部（1.57%）、西部（1.33%）。

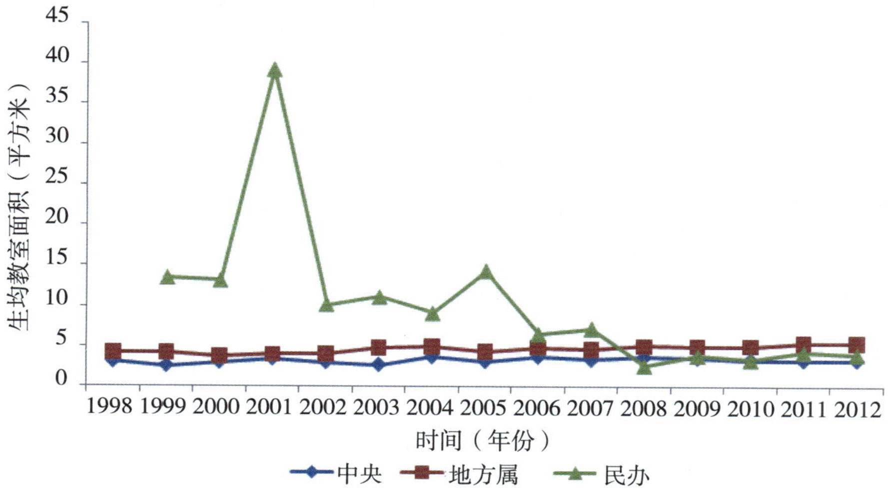

图 2-81 1998—2012 年中国不同隶属关系医学类院校生均教室面积

1998 年中国不同地区医学类院校生均教室面积由高到低分别是中部（4.2 平方米）、西部（3.93 平方米）、全国（3.69 平方米）、东部（3.42 平方米）。

2012 年中国不同地区医学类院校生均教室面积由高到低分别是中部（5.22 平方米）、全国（4.81 平方米）、西部（4.72 平方米）、东部（4.52 平方米）。

表 2-48　1998—2012 年中国不同地区医学类院校生均教室面积（平方米）

年份	东部	中部	西部	全国
1998	3.42	4.20	3.93	3.69
1999	3.29	4.14	3.47	3.57
2000	3.44	3.61	2.74	3.38
2001	4.00	3.88	2.93	3.79
2002	3.75	3.98	3.42	3.78
2003	4.13	4.69	4.60	4.40
2004	4.66	5.16	4.65	4.83
2005	4.46	4.62	4.25	4.47
2006	4.32	5.08	4.32	4.59
2007	4.50	4.53	4.52	4.52
2008	4.23	4.77	4.04	4.38
2009	4.18	4.92	4.29	4.46
2010	4.08	4.84	4.12	4.35
2011	4.65	5.16	4.65	4.82
2012	4.52	5.22	4.72	4.81
平均增速（%）	2.02	1.57	1.33	1.90
增加倍数	0.32	0.24	0.20	0.30

图 2-82 显示，1998—2012 年中国不同地区医学类院校生均教室面积均有所增加，其中东部增加了 1.1 平方米、中部增加了 1.02 平方米、西部增加了 0.79 平方米。2007 年后，中部地区逐渐高于东部和西部地区。

表 2-49 显示，1998—2012 年中国不同省份医学类院校生均教室面积年均增速由高到低前三个省份是青海（14.69%）、贵州（8.83%）、河北（6.78%），负增长的 11 个省分别是云南（–0.34%）、

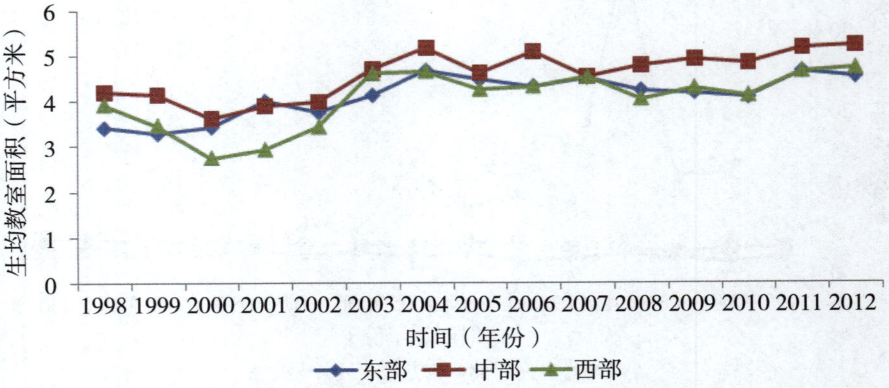

图 2-82　1998—2012 年中国不同地区医学类院校生均教室面积

宁夏（–0.46%）、江西（–0.67%）、吉林（–0.78%）、广东（–1.45%）、北京（–1.53%）、山西（–1.61%）、陕西（–1.9%）、重庆（–4.66%）、海南（–4.9%）、西藏（–5.26%）。

1998 年中国不同省份医学类院校生均教室面积由高到低前三个省份是西藏（13.14 平方米）、海南（7.53 平方米）、宁夏（6.65 平方米），后三个省份是河北（2.25 平方米）、福建（2.13 平方米）、青海（0.87 平方米）。

表 2-49　1998—2012 年中国不同省份医学类院校生均教室面积（平方米）

省份	1998	1999	2000	2001	2002	2003	2004	2005	2006	2007	2008	2009	2010	2011	2012	年均增速（%）	增加倍数
北京	3.53	4.07	4.34	3.71	2.84	3.64	3.29	3.51	2.60	3.77	2.79	3.34	2.67	2.91	2.85	–1.53	–0.19
天津	3.06	3.20	2.70	3.48	2.75	2.97	3.41	3.10	4.50	4.52	4.58	4.84	4.63	4.57	4.33	2.50	0.41
河北	2.25	2.63	3.32	3.11	2.83	4.85	4.20	4.57	5.19	5.46	5.54	6.07	5.94	6.09	5.64	6.78	1.51
山西	5.23	4.46	3.42	3.52	3.33	4.15	4.30	3.69	3.98	4.26	4.19	4.54	4.68	4.65	4.16	–1.61	–0.2
内蒙古	4.35	5.97	3.54	3.52	3.19	3.63	2.89	1.87	2.87	2.65	3.27	3.00	3.18	5.48	5.58	1.79	0.28
辽宁	3.60	3.51	3.72	4.17	4.25	4.98	4.50	5.17	4.18	4.98	5.15	5.20	5.30	6.21	6.02	3.74	0.67
吉林	4.95	4.14	3.93	4.48	4.41	4.69	4.99	5.45	4.69	3.18	5.01	4.59	4.01	4.16	4.44	–0.78	–0.1
黑龙江	3.69	4.28	3.02	3.07	2.93	3.85	5.49	3.51	3.26	3.24	3.63	3.60	3.98	4.06	4.33	1.16	0.17
上海	3.12	2.99	2.72	3.26	3.10	2.40	3.17	2.64	3.59	3.16	4.19	3.54	3.85	3.72	3.71	1.26	0.19
江苏	4.23	3.46	3.00	3.18	3.07	3.49	4.65	4.37	4.07	4.00	3.67	3.55	3.43	5.61	5.40	1.76	0.28
浙江	3.47	2.56	3.51	4.44	4.87	4.53	4.87	4.98	4.85	3.74	3.79	3.59	3.61	3.77	3.73	0.51	0.07
安徽	3.07	2.79	3.71	3.53	4.14	4.72	4.13	3.73	3.65	3.55	3.13	4.48	4.66	5.05	5.40	4.12	0.76
福建	2.13	2.36	3.69	3.54	3.56	4.13	5.24	5.74	4.44	5.38	4.29	5.00	3.12	3.13	3.27	3.12	0.54
江西	6.36	7.49	6.72	4.09	4.02	5.91	5.50	1.92	5.66	5.32	5.41	5.51	5.63	6.67	5.78	–0.67	–0.09
山东	2.68	3.19	3.79	6.51	5.56	5.75	6.15	4.64	4.76	4.77	4.89	4.28	4.67	4.98	4.95	4.49	0.85
河南	3.01	3.54	3.39	3.72	4.17	4.97	6.20	6.65	5.81	5.55	5.26	5.22	4.97	5.82	6.15	5.24	1.04
湖北	4.26	4.26	3.53	4.28	4.14	3.98	5.13	4.96	5.88	4.87	5.40	5.45	5.47	5.42	5.39	1.70	0.27
湖南	3.21	3.59	3.29	3.21	3.56	5.83	4.79	4.87	4.90	4.60	4.09	4.28	4.01	4.00	4.18	1.91	0.3
广东	4.15	4.25	3.69	4.28	4.92	4.55	5.94	5.57	4.32	5.73	3.71	3.72	3.58	3.50	3.38	–1.45	–0.18
广西	3.15	2.65	2.32	2.60	3.82	5.06	3.85	8.12	6.31	7.30	3.62	6.60	3.22	4.56	4.12	1.95	0.31
海南	7.53	5.07	3.27	2.66	4.06	4.88	3.18	15.43	3.43	8.07	3.26	7.30	2.73	2.50	3.73	–4.9	–0.51
重庆	6.47	5.53	5.34	5.33	3.99	4.80	3.93	3.77	3.31	3.47	3.66	3.13	3.14	3.27	3.31	–4.66	–0.49
四川	2.45	2.30	1.66	1.80	2.51	3.72	4.69	3.19	3.45	3.57	3.48	3.47	3.74	3.92	4.09	3.72	0.67
贵州	2.26	1.30	1.99	2.17	4.30	3.83	4.20	2.33	3.75	5.36	5.23	5.08	5.40	5.60	7.38	8.83	2.27
云南	4.39	3.70	2.46	2.30	2.80	3.32	4.22	7.81	4.70	3.70	4.65	4.33	5.61	4.87	4.19	–0.34	–0.05
西藏	13.14	7.72	5.13	7.72	8.09	6.77	6.70	8.52	7.73	7.62	7.24	7.38	6.91	6.98	6.16	–5.26	–0.53
陕西	5.11	4.29	2.85	2.86	3.94	6.84	6.92	4.93	5.94	5.42	3.35	4.04	3.25	4.15	3.90	–1.9	–0.24
甘肃	3.83	2.27	2.29	2.49	2.70	3.97	2.95	4.61	4.99	6.27	4.92	5.78	4.56	4.38	4.17	0.61	0.09
青海	0.87	0.64	0.51	2.16	1.67	2.77	4.93	1.79	3.51	3.14	3.16	2.63	3.74	5.73	5.91	14.69	5.81
宁夏	6.65	4.82	3.19	4.65	4.13	5.77	5.30	5.61	5.60	6.14	6.04	6.90	7.25	6.40	6.24	–0.46	–0.06
新疆	5.81	5.07	5.09	3.05	3.43	4.62	4.46	4.91	4.88	5.72	6.08	7.01	6.80	8.12	8.00	2.31	0.38

图 2-83 显示，2012 年中国不同省份医学类院校生均教室面积由高到低前三个省份是新疆（8 平方米）、贵州（7.38 平方米）、宁夏（6.24 平方米），后三个省份是重庆（3.31 平方米）、福建（3.27 平方米）、北京（2.85 平方米），31 个省份生均教室面积的算数平均数为 4.84 平方米，低于平均水平的有 17 个省份。

（八）生均固定资产总值

1．不同办学类别医学类院校生均固定资产总值　表 2-50 显示，1998—2012 年中国不同办学类别医学类院校生均固定资产总值情况中，综合性大学由 1998 年的 31546.79 元增加至 2012 年的 53375.68 元，年均增速为 3.83%，增加了 0.69 倍；理工院校由 1998 年的 48079.24 元增加至 2012 年的 58012.96 元，年均增速为 1.35%，增加了 0.21 倍；农业院校由 1998 年的 26650.47 元增加至 2012 年的 43367.43 元，年均增速为 3.54%，增加了 0.63 倍；林业院校由 2003 年的 47593.87 元增加至 2012 年的 64215.69 元，年均增速为 2.16%，增加了 0.35 倍；医药院校由 1998 年的 34135.29 元增加至 2012 年的 40525.14 元，年均增速为 1.23%，增加了 0.19 倍；师范院校由 1998 年的 28483.65 元增加至 2012 年的 39868.81 元，年平均增速为 2.43%，增加了 0.4 倍；语文院校由 2002 年的 8576.12 元增加至 2012 年的 39153.88 元，年均增速为 16.4%，增加了 3.57 倍；政法院校由 1998 年的 13589.27 元增加至 2012 年的 54459.09 元，年均增速为 10.42%，增加了 3.01 倍；财经院校由 2000 年的 18790.23 元增加至 2012 年的 52580.95 元，年均增速为 8.95%，增加

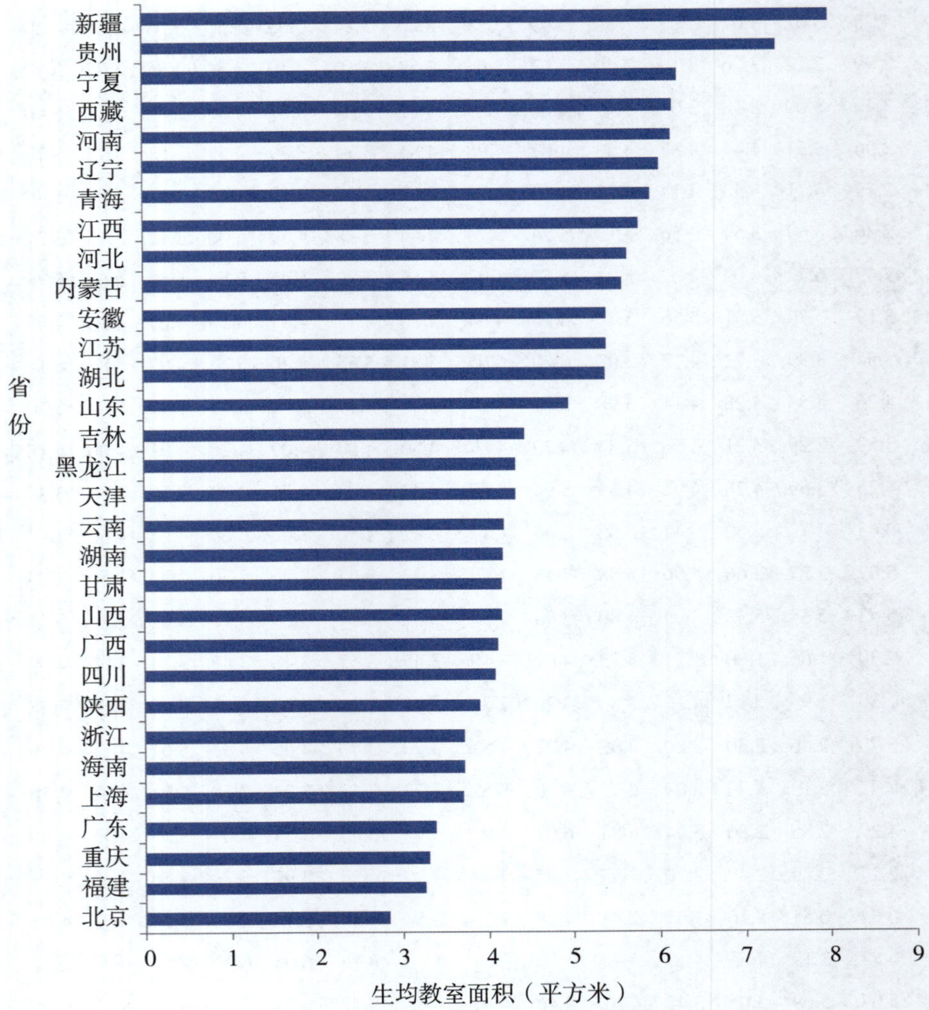

图 2-83　2012 年中国不同省份医学类院校生均教室面积

表 2-50　1998—2012 年中国不同办学类别医学类院校生均固定资产总值（元）

年份	综合性大学	理工院校	农业院校	林业院校	医药院校	师范院校	语文院校	政法院校	财经院校	体育院校	民族院校	艺术院校	其他	全国
1998	31546.79	48079.24	26650.47	–	34135.29	28483.65	–	13589.27	–	44092.90	33066.72	–	52396.24	33583.74
1999	24928.12	21335.17	19403.78	–	26819.28	22628.92	–	22486.12	–	20510.48	22975.58	–	33509.59	25612.26
2000	20041.65	25517.23	20595.36	–	21392.16	16092.50	–	10081.67	18790.23	12600.46	20531.74	–	32555.95	21642.52
2001	21881.51	24954.17	14669.94	–	20121.11	16335.75	–	21588.72	22777.67	12167.56	17184.90	–	37011.63	22480.87
2002	26460.14	23869.33	14679.79	–	23236.94	19600.31	8576.12	20996.69	15367.37	15720.36	19271.46	–	34961.38	24737.65
2003	23543.33	22453.95	18286.81	47593.87	33773.60	23830.88	7783.15	29760.92	11113.01	14677.14	18807.18	–	51959.24	27161.34
2004	33554.66	30981.54	24173.90	57278.12	29691.03	28791.48	18229.27	36480.64	27511.69	17385.69	23912.24	–	58320.84	31154.15
2005	30411.71	43356.38	25663.06	60316.22	39860.38	30287.85	–	48117.86	47892.28	32457.35	23118.77	–	–	34181.61
2006	40452.44	37391.41	26802.00	58545.63	35073.11	29096.13	–	–	34696.34	20900.47	33468.02	–	–	37294.00
2007	38704.85	45525.02	31467.01	54176.27	46054.80	37547.25	–	–	40951.72	39830.47	42324.69	–	–	41037.69
2008	46480.18	50726.83	30947.98	66073.03	39907.55	31885.27	–	–	53661.55	25681.72	37794.48	–	–	44041.72
2009	47381.58	50155.78	47858.47	65190.36	42300.24	33348.83	–	–	24721.65	59362.83	50318.67	–	–	46193.03
2010	53089.93	53704.71	36035.17	64628.83	42919.07	37313.06	–	–	53990.72	33547.57	46988.14	–	–	49242.45
2011	51783.58	52602.11	39139.02	60548.25	38989.62	36866.68	41072.57	49827.89	50364.28	34259.84	47653.64	22529.25	–	47858.05
2012	53375.68	58012.96	43367.43	64215.69	40525.14	39868.81	39153.88	54459.09	52580.95	42704.67	46428.19	21638.64	–	50333.07
平均增速（%）	3.83	1.35	3.54	2.16	1.23	2.43	16.40	10.42	8.95	−0.23	2.45	−3.95	1.80	2.93
增加倍数	0.69	0.21	0.63	0.35	0.19	0.40	3.57	3.01	1.80	−0.03	0.40	−0.04	0.11	0.50

了 1.8 倍；体育院校由 1998 年的 44092.9 元减少至 2012 年的 42704.67 元，年均增速为 –0.23%，减少了 3%；民族院校由 1998 年的 33066.72 元增加至 2012 年的 46428.19 元，年均增速为 2.45%，增加了 0.4 倍；艺术院校由 2011 年的 22529.25 元减少至 2012 年的 21638.64 元，年均增速为 –3.95%，减少了 4%；其他由 1998 年的 52396.24 元增加至 2004 年的 58320.84 元，年均增速为 1.8%，增加了 0.11 倍。

图 2-84 显示，1998—2012 年中国不同办学类别医学类院校生均固定资产总值中，综合性大学、医药院校和理工院校的生均固定资产总值在 1998—2012 年呈现下降后上升趋势，在 2001 年达到最小值之后开始呈缓慢上升趋势，从 2002 年后逐渐增长。

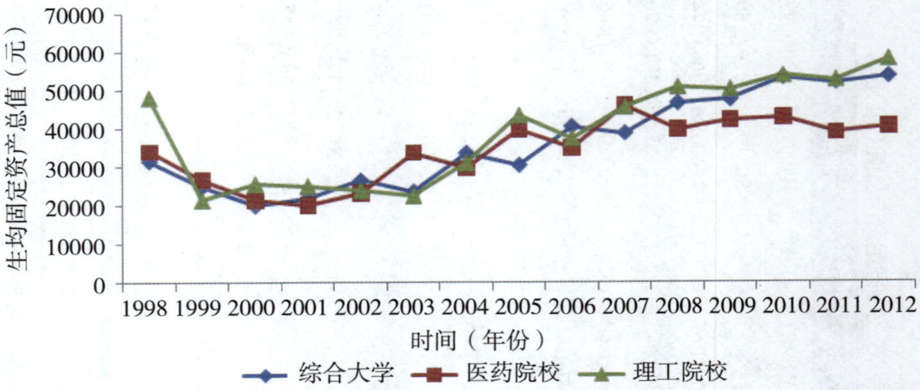

图 2-84 1998—2012 年中国不同办学类别医学类院校生均固定资产总值

2．不同办学类型医学类院校生均固定资产总值 固定资产总值：是指使用期限超过一年，单位价值在 1000 元以上（其中专用设备单位价值在 1500 元以上），并在使用过程中基本保持原有物质形态的资产的总值。单位价值虽未达到规定标准，但是耐用时间在一年以上的大批同类物资，作为固定资产管理。学校的固定资产一般分为六类：房屋及构筑物，专用设备，通用设备，文物和陈列品，图书、档案，家具、用具、装具以及动植物。

表 2-51 显示，1998—2012 年中国不同办学类型医学类院校生均固定资产总值中，1998 年院校生均固定资产总值由高到低分别是其他（52396.24 元）、分校或大专班（45361.64 元）、高职高专（40881.10 元）、全国（33583.74 元）、大学（32885.18 元）、学院（32725.58 元）；2012 年院校生均固定资产总值由高到低分别是大学（59107.89 元）、全国（50333.07 元）、学院（42879.13 元）、高职高专（39208.05 元）、独立学院（36668.88 元）、分校或大专班（21513.33 元）。

表 2-51 1998—2012 年中国不同办学类型医学类院校生均固定资产总值（元）

年份	大学	学院	独立学院	分校或大专班	高职高专	其他	全国
1998	32885.18	32725.58	–	45361.64	40881.10	52396.24	33583.74
1999	28804.68	18050.86	–	15021.17	19318.65	33509.59	25612.26
2000	23773.08	17139.88	–	7502.80	19107.21	32555.95	21642.52
2001	24375.10	17035.71	–	2538.88	18329.52	37011.63	22480.87
2002	25263.06	19862.75	–	35071.78	29745.93	–	24737.65
2003	23599.96	22753.59	–	48084.42	51854.54	–	27161.34
2004	32356.16	25902.66	32170.65	31839.24	34717.78	–	31154.15
2005	29593.49	34844.55	104013.79	137270.92	–	–	34181.61

续表

年份	大学	学院	独立学院	分校或大专班	高职高专	其他	全国
2006	38962.10	32358.37	35561.29	16401.37	–	–	37294.00
2007	37902.83	42233.46	68353.90	144213.39	–	–	41037.69
2008	46817.75	39744.31	30692.57	25354.25	–	–	44041.72
2009	49012.83	40203.45	36413.52	283586.08	–	–	46193.03
2010	54435.61	39574.34	31943.82	13572.29	–	–	49242.45
2011	57102.22	40496.36	34822.73	–	34534.06	4335.12	47858.05
2012	59107.89	42879.13	36668.88	21513.33	39208.05	–	50333.07
平均增速（%）	4.28	1.95	1.65	–5.19	–0.30	–17.44	2.93
增加倍数	0.80	0.31	0.14	–0.53	–0.04	–0.92	0.50

图 2-85 显示，1998—2012 年中国不同办学类型医学类院校生均固定资产总值情况中年均增速由高到低分别是大学（4.28%）、全国（2.93%）、学院（1.95%）、独立学院（1.65%）、高职高专（–0.3%）、分校或大专班（–5.19%）、其他（–17.44%）。

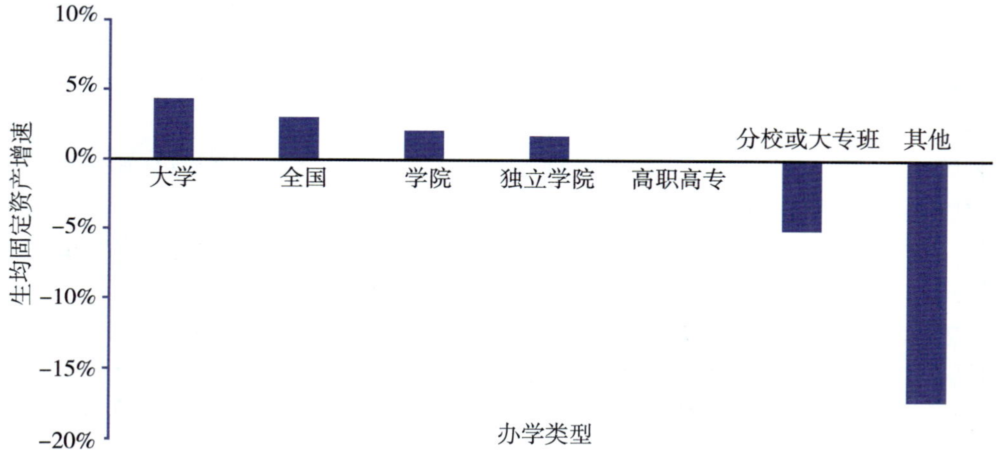

图 2-85　1998—2012 年中国不同办学类型医学类院校生均固定资产增速情况

3．不同隶属关系医学类院校生均固定资产总值　表 2-52 显示，由于 1998 年民办数据缺失，1999—2012 年不同隶属关系医学类院校的生均固定资产总值的变化有很大区别：中央属（增加 44789.14 元）、全国（增加 24720.81 元）、地方属（增加 23913.7 元）、民办（减少 400498.9 元）。1999 年生均固定资产总值由高到低分别是民办（438979.87 元）、中央属（35872.14 元）、全国（25612.26 元）、地方属（19684.09 元）。2012 年生均固定资产总值由高到低分别是中央属（80661.28 元）、全国（50333.07 元）、地方属（43597.79 元），民办（38480.97 元）。

表 2-52　1998—2012 年中国不同隶属关系医学类院校生均固定资产总值（元）

年份	中央属	地方属	民办	全国
1998	32946.96	34186.06	–	33583.74
1999	35872.14	19684.09	438979.87	25612.26
2000	27977.23	18013.73	64644.88	21642.52

续表

年份	中央属	地方属	民办	全国
2001	31174.85	17723.56	108018.56	22480.87
2002	33962.63	19616.90	44648.20	24737.65
2003	29086.01	24580.93	59008.06	27161.34
2004	40518.60	26723.05	38061.60	31154.15
2005	32568.50	29075.01	109442.14	34181.61
2006	51342.33	30637.76	35645.28	37294.00
2007	48315.65	34071.89	67758.13	41037.69
2008	65145.52	36102.58	33214.12	44041.72
2009	60189.40	41444.60	38177.28	46193.03
2010	72928.08	41883.06	32964.25	49242.45
2011	79540.39	41145.83	35205.19	47858.05
2012	80661.28	43597.79	38480.97	50333.07
平均增速（%）	6.60	1.75	–15.96	2.93
增加倍数	1.45	0.28	–0.91	0.50

图 2-86 显示，1998—2012 年生均固定资产总值年增长速度由高到低分别是中央属（6.6%）、地方属（1.75%）、民办（–15.96%）。

4．不同地区医学类院校生均固定资产总值　表 2-53 显示，1998—2012 年中国不同地区医学类院校生均固定资产总值情况中，1998 年由高到低分别是西部（37961.85 元）、中部（33707.45 元）、全国（33583.74 元）、东部（32807.37 元）。2012 年由高到低分别是东部（61803.58 元）、全国（50333.07 元）、西部（43960.88 元）、中部（39432.08 元）。

图 2-87 显示，1998 年以后，从 1999—2012 年中国不同地区医学类院校生均固定资产总值中，东部地区明显高于中西部地区。东部地区与中部地区的差距在 1998 年是 –900.08 元、1999 年是 10097.3 元，而到 2012 年是 22371.5 元，差距逐年增大。1998—2012 年增加幅度由高到低分别是

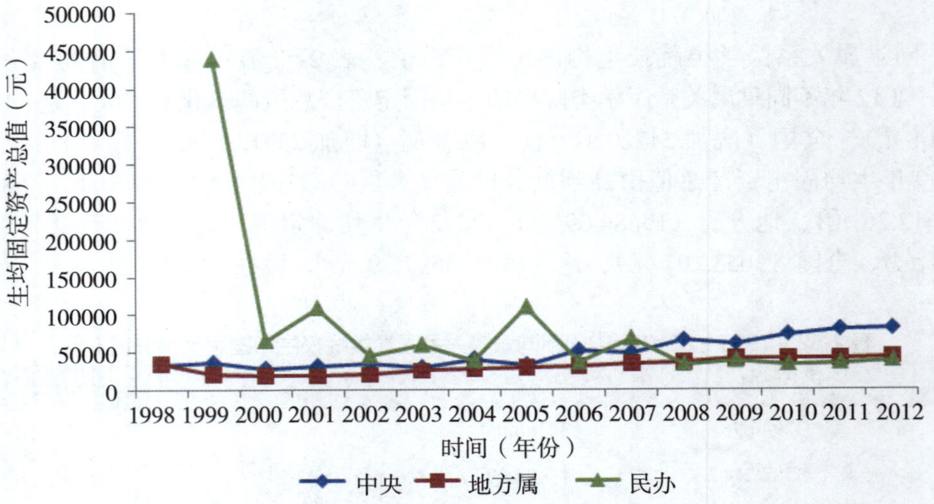

图 2-86　1998—2012 年中国不同隶属关系医学类院校生均固定资产总值

东部（28996.21 元）、西部（5999.03 元）、中部（5724.63 元）。

表 2-53 1998—2012 年中国不同地区医学类院校生均固定资产总值（元）

年份	东部	中部	西部	全国
1998	32807.37	33707.45	37961.85	33583.74
1999	30271.22	20173.92	16395.89	25612.26
2000	24977.92	19807.50	15364.54	21642.52
2001	26795.83	18826.94	15638.63	22480.87
2002	29702.53	20236.71	18578.77	24737.65
2003	30566.24	23008.85	25423.15	27161.34
2004	37177.88	25362.61	26108.42	31154.15
2005	40714.46	27803.03	30022.73	34181.61
2006	45649.32	30165.37	30880.13	37294.00
2007	50030.72	31465.27	36968.76	41037.69
2008	53644.74	36017.00	36050.37	44041.72
2009	53637.57	36376.12	46026.69	46193.03
2010	59156.42	38644.37	44432.16	49242.45
2011	58250.96	38179.71	40645.68	47858.05
2012	61803.58	39432.08	43960.88	50333.07
平均增速（%）	4.63	1.13	1.05	2.93
增加倍数	0.88	0.17	0.16	0.50

表 2-54 显示，1998—2012 年中国不同省份医学类院校生均固定资产总值年均增速由高到低前三个省份是浙江（8.92%）、江苏（8.66%）、福建（8.17%），9 个负增长省份分别是贵州（-0.2%）、黑龙江（-0.21%）、广东（-1.69%）、陕西（-2.18%）、江西（-2.55%）、西藏（-2.71%）、山西（-2.84%）、广西（-2.87%）、宁夏（-11.09%）。

1998 年中国不同省份医学类院校生均固定资产总值由高到低前三个省份是宁夏（155724.14 元）、西藏（87591.24 元）、广东（66231.04 元），后三个省份是浙江（20366.46 元）、福建（17814.22 元）、河南（11910.49 元）。

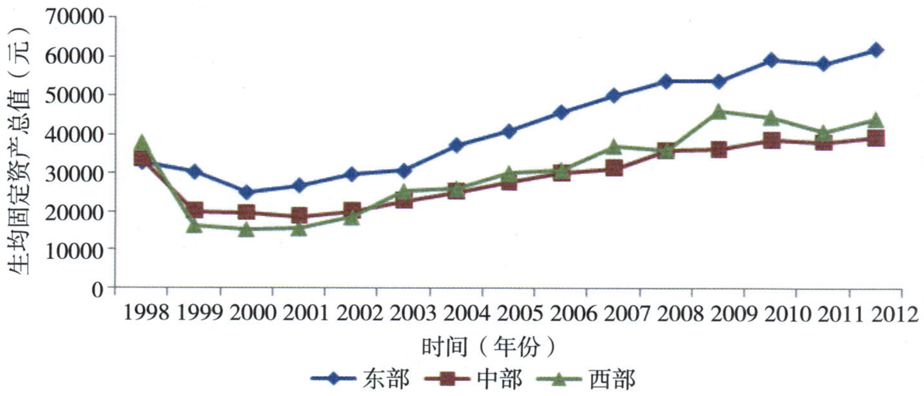

图 2-87 1998—2012 年中国不同地区医学类院校生均固定资产总值

表 2-54　1998—2012 年中国不同省份医学类院校生均固定资产总值（元）

省份	1998	1999	2000	2001	2002	2003	2004	2005	2006	2007	2008	2009	2010	2011	2012	年均增速（%）	增加倍数
北京	48851.69	71500.87	50406.84	48447.16	47989.46	52738.53	56582.39	67576.24	76741.14	70043.81	97390.39	82715.06	94197.89	103540.58	109393.70	5.93	1.24
天津	28253.51	26133.39	27236.39	30109.59	27930.52	31866.70	34646.81	19317.65	36270.82	42482.36	45010.27	49233.68	52421.71	51748.46	52014.12	4.46	0.84
河北	31563.42	16374.14	15984.10	13274.62	15226.56	24416.77	22431.35	25579.61	25787.48	48418.81	29280.32	37854.77	36126.53	33317.00	36157.01	0.98	0.15
山西	43782.21	18073.57	16488.87	13292.54	13332.08	15363.22	18025.71	16789.31	19193.31	21675.22	23192.74	24292.13	29241.76	28646.29	29232.48	−2.84	−0.33
内蒙古	41993.62	19050.46	12285.66	12517.49	12182.46	20531.70	18340.46	14018.30	17548.03	24871.10	29125.01	34525.08	38643.25	36407.13	47438.63	0.87	0.13
辽宁	33076.08	25695.15	22412.24	25282.47	27755.95	32316.29	30440.80	40301.61	27252.93	33695.03	32907.13	38876.91	44516.27	44304.22	42291.61	1.77	0.28
吉林	30349.37	23409.57	24684.00	23165.92	26949.58	27296.28	30184.43	38046.26	37790.77	24404.69	46430.06	42721.31	46241.96	46754.18	49532.34	3.56	0.63
黑龙江	55681.82	23139.27	21266.02	18736.15	18690.66	16567.81	25985.58	30730.39	30979.24	32475.36	41142.97	43002.82	51669.09	50502.76	54033.36	−0.21	−0.03
上海	59772.37	36042.94	30755.56	27855.08	30870.33	25972.82	46862.53	35685.80	55131.09	39756.43	79830.43	64503.06	91815.50	84009.39	94262.39	3.31	0.58
江苏	24153.24	21416.36	19039.56	19795.84	21987.69	20811.47	32232.35	40329.64	42072.58	42330.97	46487.05	46693.54	59654.47	70529.54	77298.49	8.66	2.20
浙江	20366.46	18714.77	20211.72	24308.49	29327.05	31833.04	40181.65	56259.60	56810.64	52704.45	57732.87	61716.21	64039.34	64069.54	67323.53	8.92	2.31
安徽	26818.43	12904.30	12725.28	15579.56	15084.77	20563.51	17962.45	15260.66	20116.34	20069.37	23988.06	24199.44	27123.19	27733.34	30336.72	0.88	0.13
福建	17814.22	21087.55	16705.18	17812.96	20073.06	20601.91	31701.13	47298.08	41803.94	55403.07	51969.11	64562.92	57167.37	54932.44	53501.46	8.17	2.00
江西	57523.42	34364.24	26598.36	15897.06	25620.41	33527.18	25643.30	12234.71	26534.54	33603.98	37745.69	37684.76	40304.08	39266.97	40061.34	−2.55	−0.30
山东	33604.52	24872.60	26780.94	27138.75	30146.47	32993.72	32425.34	29972.66	37574.28	46218.49	46043.18	45877.42	48562.16	42756.02	47217.12	2.46	0.41
河南	11910.49	11381.32	13446.34	13219.79	14807.50	16212.76	24126.96	33733.13	27512.10	40541.16	30355.49	28748.15	30289.33	31068.95	33224.97	7.60	1.79
湖北	41519.78	21778.71	20234.48	21879.75	21534.69	22906.62	28242.31	29590.73	35567.37	35079.88	40943.20	42530.82	43019.90	43486.82	44052.53	0.42	0.06
湖南	23243.23	15866.15	21796.99	20212.92	20601.73	28969.95	23680.88	31412.82	28892.42	30375.11	33629.10	36478.53	37154.69	38211.60	38086.48	3.59	0.64
广东	66231.04	35657.41	31056.11	40496.75	47515.81	40290.93	44062.55	45035.75	55460.06	69406.65	54168.97	55105.20	53193.58	50926.19	52166.63	−1.69	−0.21
广西	36345.83	12449.35	12244.32	13634.68	16914.56	17689.63	14482.22	32895.05	19414.88	46789.80	28394.23	46324.13	31862.51	24921.29	24176.39	−2.87	−0.33
海南	44874.07	17401.37	16223.89	12944.77	34720.07	53725.09	14976.72	105263.37	13933.07	70522.13	33577.82	93781.88	30165.25	62904.32	50832.31	0.89	0.13
重庆	24935.96	12375.22	11609.50	14465.30	20204.16	24932.40	27487.03	27550.89	34227.45	36115.57	38007.12	41112.96	45591.51	48876.36	47662.18	4.74	0.91

续表

省份	1998	1999	2000	2001	2002	2003	2004	2005	2006	2007	2008	2009	2010	2011	2012	年均增速（%）	增加倍数
四川	37697.74	16174.31	14245.11	16404.99	18453.77	21336.00	31309.22	27615.66	32478.54	33601.33	37694.34	43017.79	45508.30	42723.94	42422.64	0.85	0.13
贵州	29722.98	9902.03	7771.05	9004.64	14798.14	21912.99	17403.43	12113.28	20203.83	22682.53	24694.82	29416.69	26541.18	24211.69	28890.30	−0.20	−0.03
云南	37992.10	19523.86	19325.16	16003.26	15865.18	15522.08	21611.26	47121.66	24549.58	33370.37	32987.39	30273.31	51692.39	43621.62	59566.46	3.26	0.57
西藏	87591.24	27972.03	23666.69	28425.24	18366.62	16282.13	18926.30	15767.71	22228.58	36826.52	36201.65	55035.31	57649.84	59921.41	59581.82	−2.71	−0.32
陕西	61869.24	17146.09	22211.40	20151.68	25927.66	32296.33	34097.16	38794.64	39622.27	38886.02	39876.66	48415.19	49346.65	43213.49	45434.66	−2.18	−0.27
甘肃	37961.17	15578.96	12527.36	9309.88	10922.58	69418.17	23346.49	52947.75	39475.30	82260.41	45410.24	108947.90	47712.52	45138.37	42751.12	0.85	0.13
青海	23930.49	14348.94	11836.07	9123.32	10727.58	20389.59	19428.56	22406.20	20084.15	27929.05	28439.42	28615.86	83577.44	65603.81	66143.43	7.53	1.76
宁夏	155724.14	15177.49	14295.02	6993.00	8480.86	31751.34	17235.48	19448.32	23396.68	26632.75	28504.49	33442.07	32103.23	29490.99	30016.22	−11.09	−0.81
新疆	34378.12	22029.62	16376.50	19331.45	16710.94	23642.66	26312.42	30643.53	32889.40	32856.59	37838.76	44569.46	45155.74	38645.32	40362.14	1.15	0.17

图 2-88 显示，2012 年中国不同省份医学类院校生均固定资产总值由高到低前三个省份是北京（109393.7 元）、上海（94262.39 元）、江苏（77298.49 元），后三个省份是山西（29232.48 元）、贵州（28890.3 元）、广西（24176.39 元）。

（九）生均图书册数

1. 不同办学类别医学类院校生均图书册数　表 2-55 显示，1998—2012 年中国不同办学类别医学类院校生均图书册数中，综合性大学由 1998 年的 164.95 册减少至 2012 年的 76.32 册，年均增速为 –5.36%，减少了 54%；理工院校由 1998 年的 218.37 册减少至 2012 年的 68.69 册，年均增速为 –7.93%，减少了 69%；农业院校由 1998 年的 123.25 册减少至 2012 年的 68.55 册，年均增速为 –4.1%，减少了 44%；林业院校由 2003 年的 24.85 册增加至 2012 年的 83.97 册，年均增速为 9.09%，增加了 2.38 倍；医药院校由 1998 年的 137.82 册减少至 2012 年的 58.98 册，年均增速为 –5.88%，减少了 57%；师范院校由 1998 年的 260.32 册减少至 2012 年的 84.45 册，年平均减速为 –7.73%，减少了 68%；语文院校由 2002 年的 38.61 册增加至 2012 年的 66.47 册，年均增速为 5.58%，增加了 72%；政法院校由 1998 年的 35.8 册增加至 2012 年的 118.22 册，年均增速为 8.91%，增加了 2.3 倍；财经院校由 2000 年的 92.37 册减少至 2012 年的 77.97 册，年均增速为 –1.4%，减少了 16%；体育院校由 1998 年的 292.61 册减少至 2012 年的 69.08 册，年均增速为 –9.8%，减少了 76%；民族院校由 1998 年的 296.74 册减少至 2012 年的 83.26 册，年均

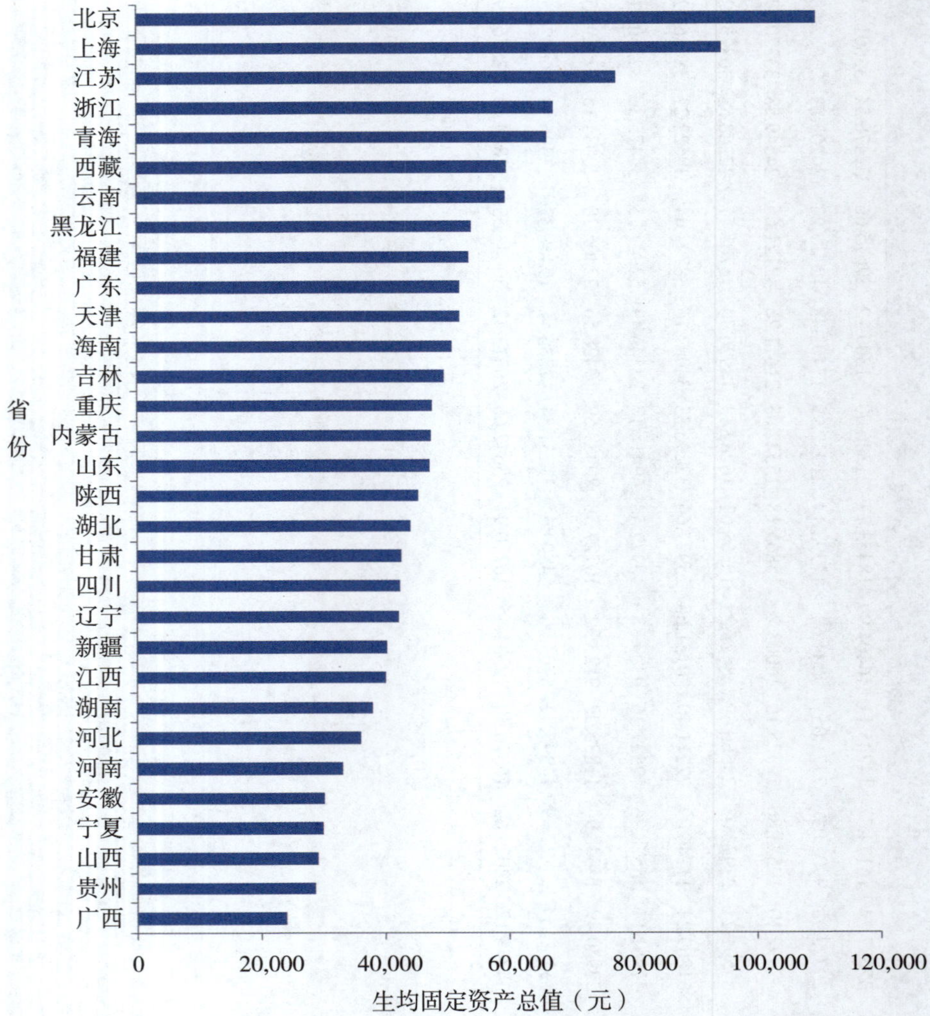

图 2-88　2012 年中国不同省份医学类院校生均固定资产总值

增速为 -8.68%，减少了 72%；艺术院校由 2011 年的 51.82 册减少至 2012 年的 51.5 册，年均增速为 -0.63%，减少了 1%；其他由 1998 年的 192.55 册减少至 2004 年的 46.48 册，年均增速为 -21.09%，减少了 76%。

表 2-55 1998—2012 年中国不同办学类别医学类院校生均图书册数（册）

年份	综合性大学	理工院校	农业院校	林业院校	医药院校	师范院校	语文院校	政法院校	财经院校	体育院校	民族院校	艺术院校	其他	全国
1998	164.95	218.37	123.25	–	137.82	260.32	–	35.80	–	292.61	296.74	–	192.55	164.95
1999	117.43	90.09	105.22	–	79.72	130.36	–	49.71	–	125.34	154.14	–	100.71	117.43
2000	86.82	82.96	90.12	–	64.39	98.22	–	22.11	92.37	75.69	119.71	–	82.31	86.82
2001	79.11	68.66	66.71	–	50.99	82.17	–	40.15	113.12	56.59	78.09	–	95.81	79.11
2002	77.81	54.31	53.25	–	46.78	85.55	38.61	33.50	91.87	56.43	82.94	–	78.74	77.81
2003	60.56	53.06	51.59	24.85	65.38	70.04	35.63	33.72	45.18	31.24	75.52	–	93.54	60.56
2004	75.25	57.50	58.88	60.54	53.77	77.53	57.87	59.61	69.57	42.85	77.04	–	46.48	75.25
2005	59.76	74.13	58.40	62.83	74.04	86.05	–	54.81	171.58	87.68	75.26	–	–	59.76
2006	77.48	59.26	58.04	62.96	53.88	78.28	–	–	58.47	60.20	79.26	–	–	77.48
2007	67.47	63.11	65.98	46.55	72.83	83.21	–	–	114.62	81.14	96.72	–	–	67.47
2008	79.38	65.13	64.16	69.51	58.46	80.98	–	–	75.59	66.53	82.30	–	–	79.38
2009	75.25	66.89	77.97	89.27	69.15	84.02	–	–	63.06	92.63	102.91	–	–	75.25
2010	80.58	67.66	66.95	89.80	63.92	88.67	–	–	85.36	67.28	83.45	–	–	80.58
2011	78.08	68.44	68.08	81.05	59.77	82.63	68.47	102.07	75.17	65.93	85.49	51.82	–	78.08
2012	76.32	68.69	68.55	83.97	58.98	84.45	66.47	118.22	77.97	69.08	83.26	51.50	–	76.32
平均增速（%）	-5.36	-7.93	-4.1	9.09	-5.88	-7.73	5.58	8.91	-1.4	-9.8	-8.68	-0.63	-21.09	-5.56
增加倍数	-0.54	-0.69	-0.44	2.38	-0.57	-0.68	0.72	2.3	-0.16	-0.76	-0.72	-0.01	-0.76	-0.55

图 2-89 显示，1998—2012 年中国不同办学类别医学类院校生均图书册数呈先下降后平稳趋势。

2．不同办学类型医学类院校生均图书册数 表 2-56 显示，1998—2012 年中国不同办学类型医学类院校生均图书册数。1998 年不同办学类型医学类院校生均图书册数由高到低分别是：分校或

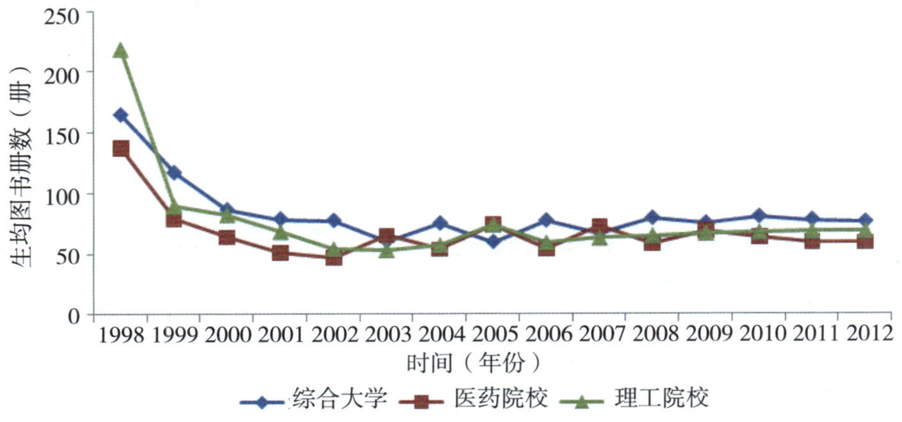

图 2-89 1998—2012 年中国不同办学类别医学类院校生均图书册数

大专班（483.16 册）、其他（192.55 册）、高职高专（179.26 册）、学院（166.68 册）、全国（157.82 册）、大学（152.77 册）；2012 年院校生均图书册数由高到低分别是：分校或大专班（211.77 册）、大学（73.89 册）、学院（72.61 册）、独立学院（71.09 册）、全国（70.88 册）、高职高专（61.5 册）。普通高等教育机构中纸质版图书资源明显减少，学生利用纸版图书进行学习和科研的条件相对有限，如果互联网图书资源利用不合理，将会导致普通高校学生阅读数量和质量下降。

表 2-56 1998—2012 年中国不同办学类型医学类院校生均图书册数（册）

年份	大学	学院	独立学院	分校或大专班	高职高专	其他	全国
1998	152.77	166.68	–	483.16	179.26	192.55	157.82
1999	107.73	79.90	–	97.08	90.84	100.71	99.14
2000	91.96	67.75	–	13.03	81.71	82.31	81.51
2001	79.34	56.40	–	6.76	66.22	95.81	72.01
2002	71.04	51.33	–	53.89	70.74	–	66.80
2003	57.29	56.00	–	91.29	100.06	–	62.59
2004	69.41	58.90	42.22	52.78	70.00	–	66.16
2005	58.62	66.10	212.23	185.97	–	–	67.06
2006	70.65	62.22	55.09	18.38	–	–	67.92
2007	64.11	74.40	107.78	188.22	–	–	69.47
2008	74.83	65.90	58.25	30.47	–	–	71.55
2009	73.27	71.96	73.38	622.90	–	–	73.52
2010	76.65	70.92	65.36	45.89	–	–	74.45
2011	76.32	73.27	68.50	–	59.79	102.32	71.80
2012	73.89	72.61	71.09	211.77	61.50	–	70.88
平均增速（%）	–5.06	–5.76	6.73	–5.72	–7.36	–4.75	–5.56
增加倍数	–0.52	–0.56	0.68	–0.56	–0.66	–0.47	–0.55

图 2-90 显示，1998—2012 年办学性质为分校或大专班院校中的生均图书册数变化最明显，

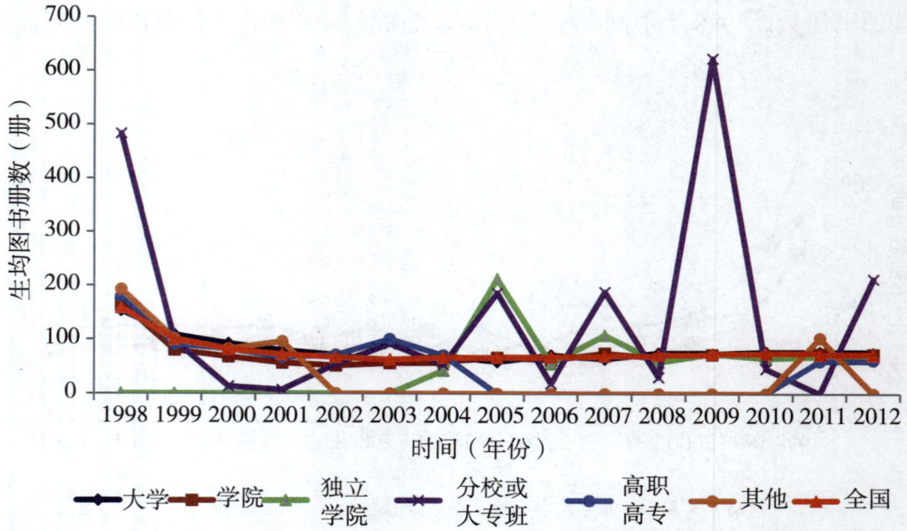

图 2-90 1998—2012 年中国不同办学类型医学类院校生均图书册数

波动较大，体现出分校或大专班的生均图书册数的管理不规范，不稳定。1998—2012 年办学性质为大学、学院的生均图书册数分别减少了 78.88 册和 94.07 册，全国少了 86.94 册。

3．不同隶属关系医学类院校生均图书册数 表 2-57 显示，1998—2012 年中国医学类学生所在院校生均图书册数在中央属、省地市属、民办院校分别减少了 44%、60%、46%。1999 年由高到低分别是民办（134.23 册）、中央属（116.79 册）、全国（99.14 册）、省地市属（89.7 册）。2012 年由高到低分别是中央属（80.14 册）、民办（71.92 册）、全国（70.88 册）、省地市属（67.97 册）。

表 2-57 1998—2012 年中国不同隶属关系医学类院校生均图书册数（册）

年份	中央属	省地市属	民办	全国
1998	144.07	170.83	–	157.82
1999	116.79	89.70	134.23	99.14
2000	98.90	71.67	122.12	81.51
2001	87.52	63.63	193.62	72.01
2002	78.93	61.22	58.66	66.80
2003	60.96	61.35	97.78	62.59
2004	75.43	63.52	53.15	66.16
2005	55.10	61.86	212.19	67.06
2006	78.47	64.04	55.41	67.92
2007	70.25	64.31	104.83	69.47
2008	81.54	68.62	60.71	71.55
2009	74.16	72.53	77.78	73.52
2010	84.15	71.64	66.62	74.45
2011	84.01	69.11	67.44	71.80
2012	80.14	67.97	71.92	70.88
平均增速（%）	-4.10	-6.37	-4.36	-5.56
增加倍数	-0.44	-0.60	-0.46	-0.55

图 2-91 显示，1998—2012 年中央属院校和省地市属院校生均图书册数先减少后再小幅增加，民办院校生均图书册数波动较大。

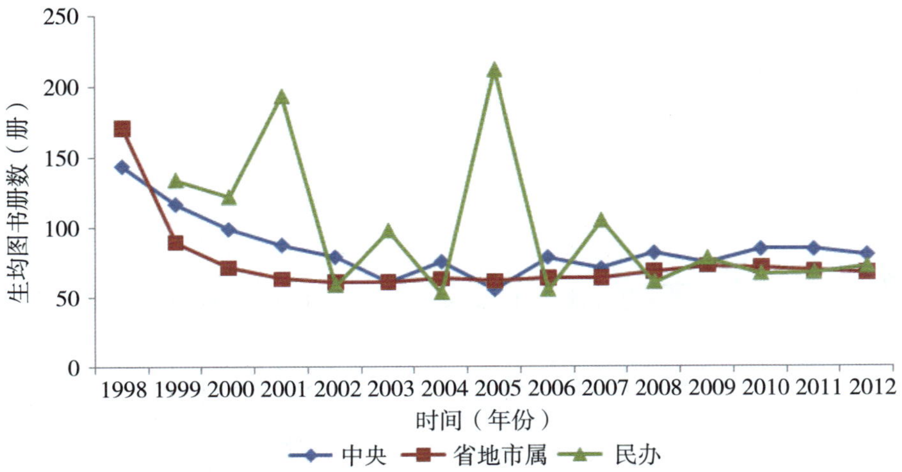

图 2-91 1998—2012 年中国不同隶属关系医学类院校生均图书册数

4．不同地区医学类院校生均图书册数 表 2-58 显示，1998—2012 年中国不同地区医学类院校生均图书册数总体下降了 55%。1998 年由高到低分别是西部（243.53 册）、中部（172.29 册）、全国（157.82 册）、东部（138.63 册）。2012 年由高到低分别是东部（75.14 册）、全国（70.88 册）、中部（69.42 册）、西部（64.52 册）。

表 2-58 1998—2012 年中国不同地区医学类院校生均图书册数（册）

年份	东部	中部	西部	全国
1998	138.63	172.29	243.53	157.82
1999	103.34	94.12	91.12	99.14
2000	87.26	75.01	77.52	81.51
2001	79.30	63.13	66.12	72.01
2002	72.70	59.03	64.94	66.80
2003	63.66	58.30	67.60	62.59
2004	67.26	65.35	64.83	66.16
2005	69.41	62.11	69.90	67.06
2006	70.85	65.30	65.90	67.92
2007	72.20	63.90	72.64	69.47
2008	73.58	69.40	70.60	71.55
2009	74.75	69.64	77.20	73.52
2010	77.36	72.84	70.64	74.45
2011	75.30	70.56	66.21	71.80
2012	75.14	69.42	64.52	70.88
平均增速（%）	−4.28	−6.29	−9.05	−5.56
增加倍数	−0.46	−0.60	−0.74	−0.55

表 2-59 显示，1998—2012 年中国不同省份医学类院校生均图书册数年均增速由高到低前三位省份分别是河南（1.09%）、西藏（0.94%）、浙江（−0.55%），后三位省份分别是陕西（−11.59%）、青海（−12.14%）、宁夏（−18.39%）；生均图书册数增加值由高到低前三位省份分别

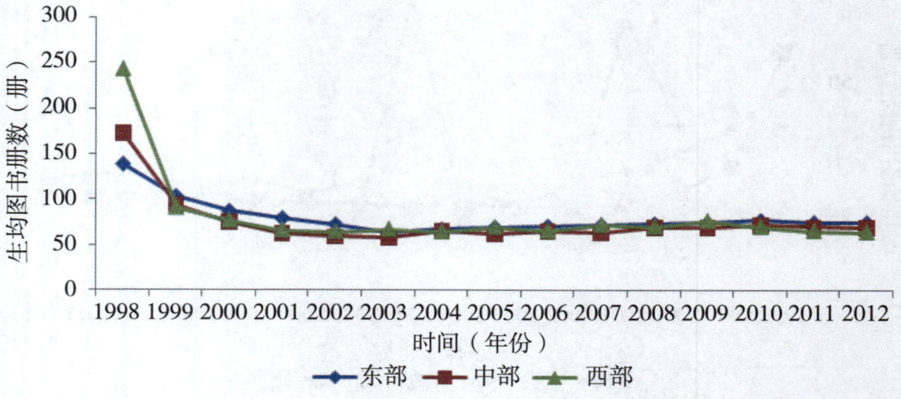

图 2-92 1998—2012 年中国不同地区医学类院校生均图书册数

表 2-59　1998—2012 年中国不同省份医学类院校生均图书册数（册）

省份	1998	1999	2000	2001	2002	2003	2004	2005	2006	2007	2008	2009	2010	2011	2012	年均增速（%）	增加倍数
北京	173.13	126.79	122.40	91.68	80.82	79.71	72.64	87.45	80.70	93.09	86.45	103.45	104.60	103.25	95.94	-4.13	-0.45
天津	161.50	137.95	121.07	89.81	73.44	67.54	66.66	38.69	68.28	72.45	77.75	84.27	83.64	78.40	72.76	-5.54	-0.55
河北	195.34	95.39	70.70	62.61	52.45	63.56	52.18	58.69	56.40	65.50	64.70	71.19	66.58	67.92	69.63	-7.10	-0.64
山西	250.85	113.29	87.84	66.15	56.92	58.75	80.11	76.59	72.42	75.26	75.82	76.35	80.58	74.11	70.36	-8.68	-0.72
内蒙古	284.12	113.65	86.78	66.92	63.73	58.10	61.21	45.25	56.32	52.62	56.07	52.25	55.66	58.97	58.44	-10.68	-0.79
辽宁	116.80	87.66	73.41	69.82	68.51	70.59	61.68	82.55	64.06	66.01	62.81	71.53	70.63	68.71	68.17	-3.77	-0.42
吉林	174.21	90.55	84.79	69.78	60.76	54.01	71.91	67.04	68.66	44.76	75.51	71.39	80.28	77.33	76.80	-5.68	-0.56
黑龙江	169.94	86.66	43.58	42.89	58.46	42.60	70.39	62.63	56.62	55.83	67.17	62.13	73.80	74.81	74.02	-5.76	-0.56
上海	230.90	146.09	117.74	94.18	83.60	55.77	76.62	42.55	73.08	44.89	78.55	57.15	79.57	78.90	80.27	-7.27	-0.65
江苏	134.82	104.70	83.45	72.02	68.14	53.39	67.02	73.69	72.67	68.93	77.17	71.89	79.85	81.47	82.25	-3.47	-0.39
浙江	85.94	83.77	81.49	76.50	77.39	64.24	71.20	78.94	72.49	61.96	69.24	77.11	80.57	79.24	79.61	-0.55	-0.07
安徽	186.21	73.31	58.74	51.80	49.66	52.90	47.45	45.40	46.29	44.00	47.41	53.47	56.54	55.72	57.28	-8.08	-0.69
福建	97.44	111.70	96.10	87.86	76.25	57.02	67.95	83.70	61.47	79.58	64.92	90.24	72.14	67.24	67.49	-2.59	-0.31
江西	207.02	155.68	87.93	53.04	53.25	53.32	61.05	34.26	55.97	57.07	61.36	62.84	63.64	67.38	67.91	-7.65	-0.67
山东	137.99	86.62	75.17	72.67	63.32	60.57	61.44	64.56	68.88	72.13	71.41	62.76	68.33	67.20	67.10	-5.02	-0.51
河南	60.76	64.18	82.98	65.24	62.66	59.87	72.50	81.12	69.03	83.53	72.14	72.78	74.66	72.22	70.69	1.09	0.16
湖北	239.75	106.58	78.76	70.71	59.02	54.12	59.24	55.68	63.64	63.93	67.84	68.88	70.82	72.38	70.28	-8.39	-0.71
湖南	130.48	76.53	63.59	56.39	63.99	81.63	70.49	76.74	78.54	75.02	80.49	79.94	79.79	70.24	68.79	-4.47	-0.47
广东	184.80	88.66	75.70	91.86	89.37	78.14	75.81	77.94	81.73	99.62	78.38	78.06	75.87	71.38	72.77	-6.44	-0.61
广西	288.35	84.93	82.90	71.18	64.48	63.26	65.72	116.11	59.14	97.27	65.20	102.30	68.70	61.35	59.75	-10.63	-0.79
海南	189.13	73.38	60.11	48.12	31.25	148.43	44.14	283.32	57.06	181.83	53.44	178.14	48.47	44.21	43.95	-9.90	-0.77
重庆	134.18	62.39	72.17	73.49	57.74	58.84	61.03	66.47	70.76	66.72	67.63	68.41	68.76	65.56	62.13	-5.35	-0.54
四川	258.84	90.20	77.10	65.00	68.07	61.08	65.77	57.98	64.69	62.26	65.09	65.65	67.29	64.78	61.99	-9.71	-0.76
贵州	325.12	94.36	59.71	57.14	79.19	75.26	67.44	36.24	64.68	73.04	82.73	83.96	79.97	73.36	68.04	-10.57	-0.79
云南	165.89	71.16	63.80	40.00	51.14	47.18	45.59	82.26	47.96	67.30	70.31	65.32	73.39	59.39	60.28	-6.98	-0.64
西藏	72.99	23.31	117.32	154.81	134.17	96.83	76.77	59.55	76.96	89.10	85.83	88.25	81.52	85.76	83.20	0.94	0.14
陕西	393.64	114.21	88.65	71.80	78.40	74.95	80.65	81.51	78.76	77.14	81.51	87.75	77.30	68.99	70.20	-11.59	-0.82
甘肃	271.50	98.23	69.03	55.35	43.37	169.29	55.01	102.06	59.95	123.55	68.83	126.34	67.27	63.32	59.50	-10.28	-0.78
青海	426.23	79.16	62.19	45.10	47.00	58.94	57.26	55.70	61.48	68.80	72.97	71.94	69.72	69.30	69.67	-12.14	-0.84
宁夏	1448.28	140.66	91.85	68.07	82.09	82.40	79.16	90.47	89.39	101.24	96.58	96.26	94.11	87.63	84.16	-18.39	-0.94
新疆	142.11	72.60	55.04	48.48	42.06	49.71	45.42	68.48	57.29	61.70	65.77	67.18	67.53	68.31	68.95	-5.03	-0.51

是河南（9.93 册）、西藏（10.21 册）、浙江（–6.33 册），后三位省份分别是陕西（–323.44 册）、青海（–356.56 册）、宁夏（–1364.12 册）。

图 2-93 显示，2012 年中国不同省份医学类院校生均图书册数由高到低前三个省份分别是北京（95.94 册）、宁夏（84.16 册）、西藏（83.2 册），后三个省份分别是内蒙古（58.44 册）、安徽（57.28 册）、海南（43.95 册）。

（十）每百名学生计算机数

1．不同办学类别医学类院校每百名学生计算机数　表 2-60 显示，2002—2012 年中国不同办学类别医学类院校每百名学生教学用计算机数情况中，综合性大学由 2002 年的 17.85 台增加至 2012 年的 28.12 台，年均增速为 4.65%，增加了 0.58 倍；理工院校由 2002 年的 14.84 台增加至 2012 年的 28.66 台，年均增速为 6.81%，增加了 0.93 倍；农业院校由 2002 年的 10.24 台增加至 2012 年的 24.89 台，年均增速为 9.29%，增加了 1.43 倍；林业院校由 2003 年的 19.55 台增加至 2012 年的 26.28 台，年均增速为 2.62%，增加了 0.26 倍；医药院校由 2002 年的 7.17 台增加至 2012 年的 18.05 台，年均增速为 9.66%，增加了 1.52 倍；师范院校由 2002 年的 14.69 台增加至 2012 年的 23.59 台，年平均增速为 4.85%，增加了 0.61 倍；语文院校由 2002 年的 22.84 台减少至 2012 年的 20.12 台，年均增速为 –1.26%，减少了 12%；政法院校由 2002 年的 3.22 台增加至 2012 年的 41.17 台，年均增速为 29.03%，增加了 11.79 倍；财经院校由 2002 年的 21.82 台增

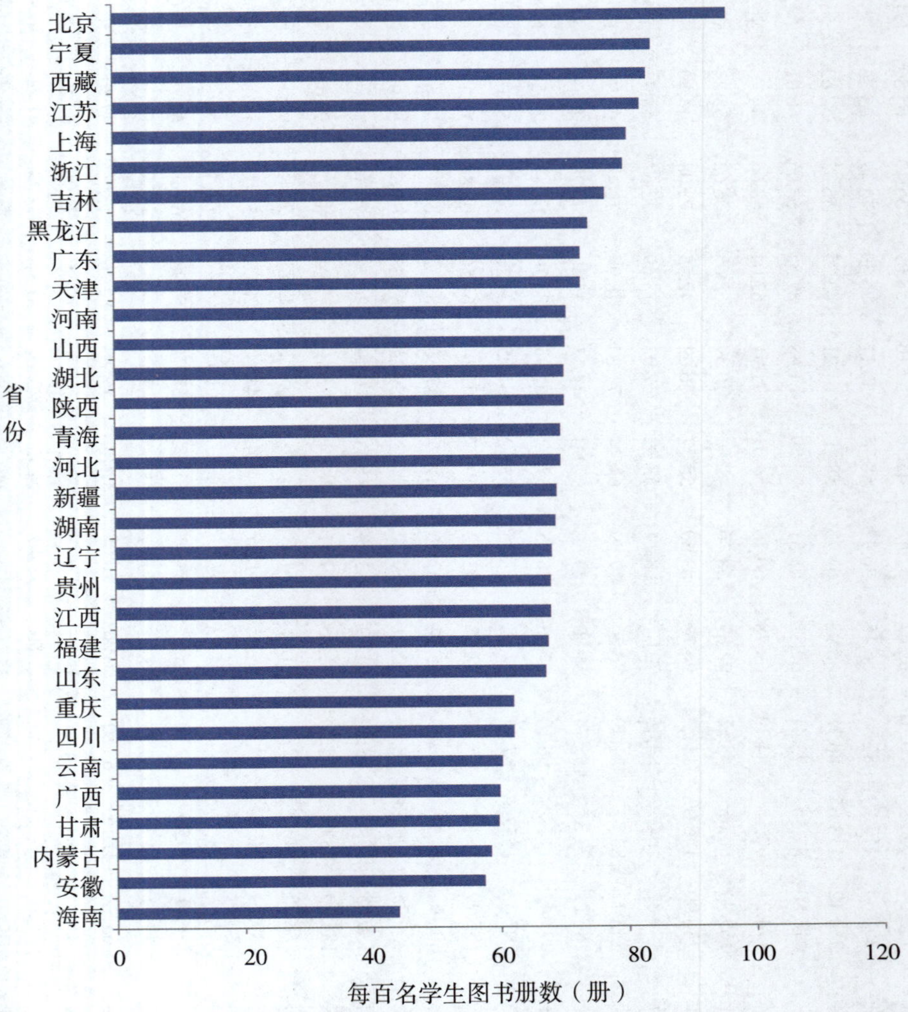

图 2-93　2012 年中国不同省份医学类院校每百名学生图书册数

加至 2012 年的 24.72 台，年均增速为 1.26%，增加了 0.13 倍；体育院校由 2002 年的 7.98 台增加至 2012 年的 18.03 台，年均增速为 8.5%，增加了 1.26 倍；民族院校由 2002 年的 8.85 台增加至 2012 年的 26.72 台，年均增速为 11.68%，增加了 2.02 倍；艺术院校由 2011 年的 13.62 台增加至 2012 年的 16.1 台，年均增速为 18.21%，增加了 0.18 倍。

表 2-60　2002—2012 年中国不同办学类别医学类院校每百名学生教学用计算机数（台）

年份	综合性大学	理工院校	农业院校	林业院校	医药院校	师范院校	语文院校	政法院校	财经院校	体育院校	民族院校	艺术院校	其他	全国
2002	17.85	14.84	10.24	–	7.17	14.69	22.84	3.22	21.82	7.98	8.85	–	23.12	14.76
2003	16.82	14.49	12.61	19.55	16.68	16.47	23.59	5.77	11.91	5.67	9.58	–	30.30	17.12
2004	22.15	19.75	15.16	20.85	11.94	17.55	21.21	12.69	18.59	7.31	15.83	–	12.59	18.67
2005	17.98	25.27	16.58	25.13	18.82	16.65	–	8.23	29.25	63.35	17.44	–	–	19.43
2006	24.39	21.28	17.24	27.47	13.10	16.91	–	–	22.09	12.66	19.04	–	–	20.54
2007	22.07	22.58	20.82	24.36	19.36	24.06	–	–	23.83	27.23	28.44	–	–	21.77
2008	25.19	25.42	19.66	27.52	15.06	20.55	–	–	23.89	13.78	23.97	–	–	22.41
2009	23.96	25.85	26.12	22.36	19.74	20.14	–	–	17.66	31.95	26.55	–	–	23.41
2010	26.63	25.98	22.45	24.23	17.68	22.23	–	–	23.45	14.28	24.98	–	–	24.14
2011	27.80	28.13	24.56	23.29	17.62	23.79	18.85	23.01	23.11	15.35	24.56	13.62	–	25.19
2012	28.12	28.66	24.89	26.28	18.05	23.59	20.12	41.17	24.72	18.03	26.72	16.10	–	25.64
平均增速（%）	4.65	6.81	9.29	2.62	9.66	4.85	−1.26	29.03	1.26	8.50	11.68	18.21	26.19	5.68
增加倍数	0.58	0.93	1.43	0.26	1.52	0.61	−0.12	11.79	0.13	1.26	2.02	0.18	0.46	0.74

图 2-94 显示，2002—2012 年举办医学教育的综合性大学、理工院校中每百名学生教学用计算机数高于医药院校。

2．不同办学类型医学类院校每百名学生教学用计算机数　表 2-61 显示，2002—2012 年中国医学类学生所在的不同办学类型院校的每百名全日制在校学生教学用计算机台数，2002 年每百名全日制在校学生教学用计算机台数由高到低分别是高职高专（18.7 台）、分校或大专班（17.19 台）、大学（15.76 台）、全国（14.76 台）、学院（9.47 台）。2012 年每百名全日制在校学生教学用计算机台数由高到低分别是分校或大专班（52.28 台）、大学（29.27 台）、全国（25.64 台）、高职高专（24.06 台）、学院（21.22 台）、独立学院（16.38 台）。2005 年、2007 年、2009 年分校

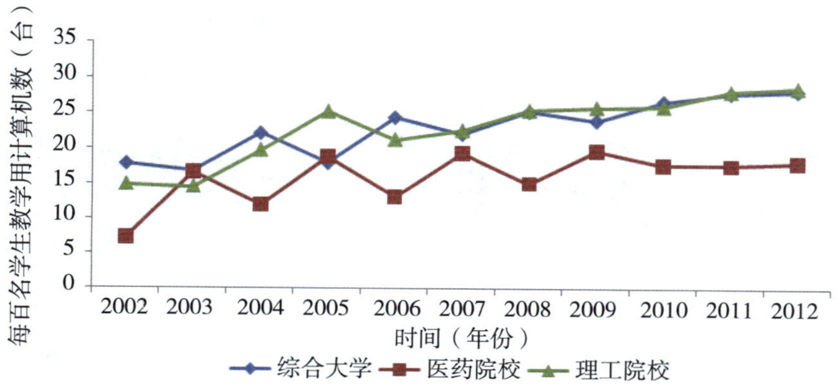

图 2-94　2002—2012 年中国不同办学类别医学类院校每百名学生教学用计算机数

或大专班每百名学生教学用计算机数量统计明显少于其他类型院校。

表 2-61 2002—2012 年中国不同办学类型医学类院校每百名学生教学用计算机数（台）

年份	大学	学院	独立学院	分校或大专班	高职高专	其他	全国
2002	15.76	9.47	–	17.19	18.70	–	14.76
2003	15.40	13.35	–	20.55	32.57	–	17.12
2004	20.14	14.66	13.01	16.43	20.86	–	18.67
2005	17.26	19.55	50.47	39.47	–	–	19.43
2006	22.64	15.89	13.35	2.58	–	–	20.54
2007	21.11	21.70	27.61	40.67	–	–	21.77
2008	25.14	17.76	13.82	3.82	–	–	22.41
2009	25.01	21.09	16.68	99.55	–	–	23.41
2010	27.01	19.33	15.66	5.40	–	–	24.14
2011	28.74	20.93	15.66	–	23.16	25.65	25.19
2012	29.27	21.22	16.38	52.28	24.06	–	25.64
平均增速（%）	6.38	8.40	2.92	11.76	2.55	6.38	8.40
增加倍数	0.86	1.24	0.26	2.04	0.29	0.86	1.24

图 2-95 显示，2002—2012 年中国医学类学生所在不同办学类型院校每百名学生教学用计算机台数年均增速由高到低分别为分校或大专班（11.76%）、学院（8.4%）、全国（8.4%）、大学（6.38%）、其他（6.38%）、独立学院（2.92%）、高职高专（2.55%）。其中，分校或大专班波动变化最大。

3．不同隶属关系医学类院校每百名学生教学用计算机数　表 2-62 显示，2002—2012 年中国医学类学生所在院校每百名学生教学用计算机台数年均增速由高到低分别是省地市属（7.7%）、全国（5.68%）、中央属（5.12%）、民办（–1.09%）。2002 年中央属医学类院校每百名学生教学用计算机数比省地市属和民办的分别高 9.08 台和 0.84 台，2012 年中央属医学类院校每百名学生教学用计算机数比省地市属和民办分别高 9.57 台、16.49 台。

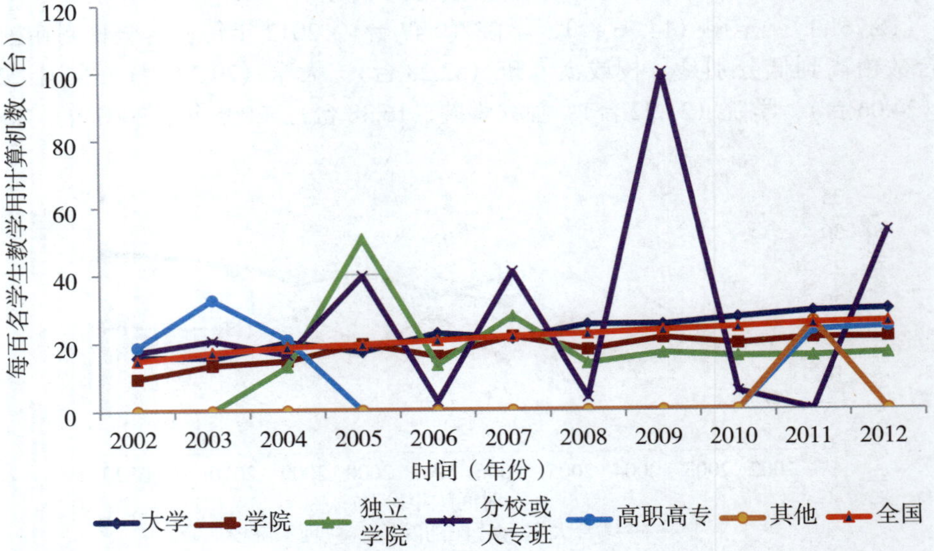

图 2-95　2002—2012 年中国不同办学类型医学类院校每百名学生教学用计算机数

表 2-62　2002—2012 年中国不同隶属关系医学类院校每百名学生教学用计算机数（台）

年份	中央属	省地市属	民办	全国
2002	20.98	11.90	20.14	14.76
2003	19.14	15.77	26.96	17.12
2004	25.18	16.45	17.90	18.67
2005	19.20	16.57	53.70	19.43
2006	28.47	17.86	14.07	20.54
2007	24.76	19.39	29.50	21.77
2008	30.60	20.46	14.62	22.41
2009	28.76	22.56	16.99	23.41
2010	31.57	22.94	15.87	24.14
2011	34.56	24.26	18.19	25.19
2012	34.55	24.98	18.06	25.64
平均增速（%）	5.12	7.70	–1.09	5.68
增加倍数	0.65	1.10	–0.10	0.74

图 2-96 显示，2002—2012 年中国医学类学生所在院校每百名学生教学用计算机台数变化值由高到低分别是中央属（13.57 台）、省地市属（13.08 台）、全国（10.88 台）、民办（–2.08 台）。2005 年民办比中央属每百名学生教学用计算机数高 34.5 台。

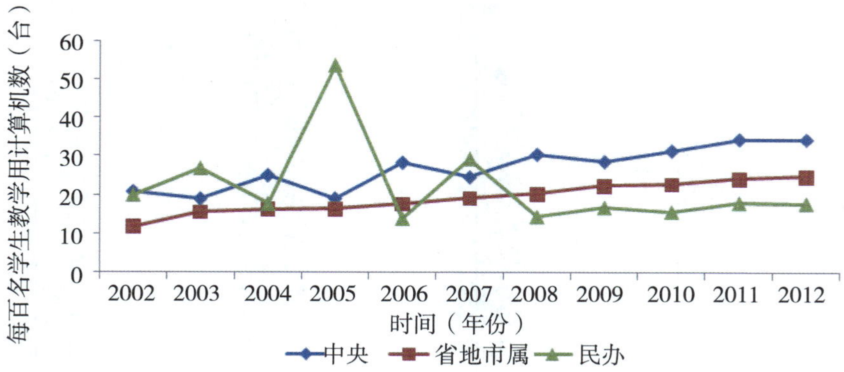

图 2-96　2002—2012 年中国不同隶属关系医学类院校每百名学生教学用计算机数

4．不同地区医学类院校每百名学生教学用计算机数　表 2-63 显示，2002—2012 年中国不同地区医学类院校每百名学生教学用计算机数情况中，东部地区增加了 0.77 倍，中部地区增加了 0.90 倍，西部地区增加了 0.48 倍，东部增加了 13.04 台、中部增加了 10.61 台、西部增加了 7.15 台、全国增加了 10.88 台。

表 2-63　2002—2012 年中国不同地区医学类院校每百名学生教学用计算机数（台）

年份	东部	中部	西部	全国
2002	16.98	11.77	14.77	14.76
2003	18.00	15.33	18.15	17.12
2004	20.77	16.72	17.12	18.67

续表

年份	东部	中部	西部	全国
2005	21.42	16.70	19.81	19.43
2006	23.25	18.19	18.94	20.54
2007	24.32	18.37	22.20	21.77
2008	25.12	20.51	19.95	22.41
2009	25.64	21.18	22.49	23.41
2010	27.81	20.79	21.89	24.14
2011	29.29	21.95	21.54	25.19
2012	30.02	22.38	21.92	25.64
平均增速（%）	5.87	6.64	4.03	5.68
增加倍数	0.77	0.90	0.48	0.74

图 2-97 显示，2002—2012 年中国不同地区医学类院校每百名学生教学用计算机数年增速，由高到低分别是中部（6.64%）、东部（5.87%）、全国（5.68%）、西部（4.03%）。2002 年东部比中部和西部分别高 5.21 台、2.22 台，2012 年东部比中部和西部分别高 7.64 台、4.38 台。

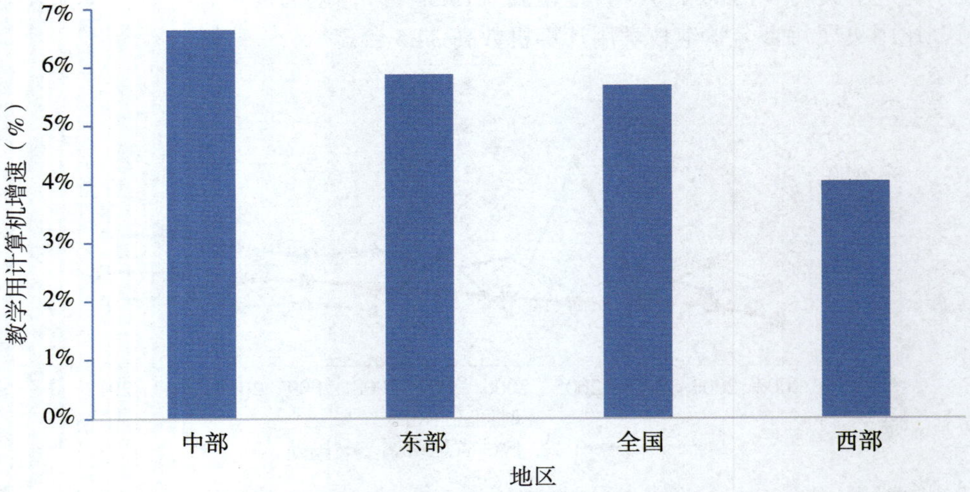

图 2-97　2002—2012 年中国不同地区医学类院校每百名学生教学用计算机增速情况

表 2-64 显示，2002—2012 年，中国不同省份医学类院校每百名学生教学用计算机数增加值由高到低前三个省份分别是江苏（25.43 台）、青海（25.34 台）、北京（22.27 台），后三个省份分别是广西（5.63 台）、西藏（3.09 台）、陕西（–13.7 台）。年均增速由高到低前三个省份分别是青海（17.63%）、宁夏（15.56%）、甘肃（14.87%），后三个省份分别是广东（3.08%）、西藏（1.69%）、陕西（–4.88%）。

表 2-64　2002—2012 年中国不同省份医学类院校每百名学生教学用计算机数（台）

省份	2002	2003	2004	2005	2006	2007	2008	2009	2010	2011	2012	年均增速（%）	增加倍数
北京	17.86	21.70	24.08	29.58	29.65	34.56	30.73	35.18	34.02	39.49	40.13	8.44	1.25
天津	15.03	16.80	17.90	14.23	23.11	24.72	25.19	25.88	25.71	24.05	24.86	5.16	0.65
河北	11.40	15.52	14.17	14.20	14.41	16.92	18.26	19.12	19.70	20.58	22.30	6.94	0.96
山西	8.66	14.13	13.90	14.01	15.10	15.60	16.21	16.16	14.08	14.37	14.68	5.42	0.69
内蒙古	10.64	10.87	11.97	10.10	10.65	12.31	13.98	16.68	17.44	20.10	20.98	7.03	0.97
辽宁	13.11	18.89	16.80	20.77	19.16	22.10	20.86	24.31	24.57	26.26	25.74	6.98	0.96
吉林	13.33	13.78	17.59	23.35	22.22	12.22	20.73	20.51	14.08	24.18	25.39	6.65	0.90
黑龙江	7.88	7.94	12.29	12.50	14.16	13.41	16.99	16.03	20.02	21.72	23.37	11.49	1.97
上海	22.56	19.64	31.33	23.09	39.98	25.50	41.58	34.88	47.09	48.29	43.43	6.77	0.93
江苏	16.74	15.45	22.26	23.02	25.18	24.08	30.68	26.27	35.64	38.76	42.17	9.68	1.52
浙江	21.27	24.00	20.32	21.13	21.61	18.97	21.24	24.24	26.38	27.52	29.56	3.34	0.39
安徽	8.05	12.66	10.29	10.21	10.64	11.52	13.45	14.92	16.18	16.93	18.33	8.58	1.28
福建	12.34	12.38	19.43	27.46	20.05	25.99	20.20	21.84	23.32	24.79	25.45	7.51	1.06
江西	12.62	14.09	15.78	7.32	15.97	18.73	18.78	20.65	22.33	24.38	22.98	6.17	0.82
山东	14.06	16.36	18.03	18.36	20.17	20.95	21.91	20.99	23.37	22.23	23.03	5.06	0.64
河南	12.60	14.83	16.89	22.57	16.31	27.32	20.27	20.87	22.13	21.50	21.89	5.68	0.74
湖北	12.56	15.47	19.65	17.03	22.78	19.85	25.71	25.67	24.57	24.46	24.93	7.09	0.98
湖南	12.73	23.07	17.72	19.02	17.50	18.76	20.75	22.06	22.08	21.43	21.69	5.48	0.70
广东	18.74	18.55	21.04	26.35	22.29	35.78	22.02	27.44	21.80	24.04	25.38	3.08	0.35
广西	12.89	13.86	16.25	34.79	16.10	29.24	17.79	30.56	20.50	18.94	18.52	3.69	0.44
海南	12.51	18.34	11.81	37.61	14.98	41.80	21.30	57.40	21.62	22.34	21.25	5.44	0.70
重庆	12.57	16.98	20.60	22.26	24.42	22.88	26.06	26.26	27.57	26.42	27.89	8.30	1.22
四川	8.87	12.55	14.17	11.77	16.48	17.94	19.23	17.65	20.63	20.55	21.65	9.33	1.44
贵州	11.58	12.76	17.11	9.12	20.38	22.17	19.82	20.30	25.63	22.78	21.64	6.45	0.87
云南	8.69	11.53	14.28	26.35	13.88	17.20	19.36	18.45	22.57	21.30	21.97	9.72	1.53
西藏	16.82	6.69	10.71	13.53	15.63	23.26	22.89	23.42	24.34	25.31	19.88	1.69	0.18
陕西	34.82	34.63	27.77	32.19	29.03	28.16	20.96	23.03	21.50	21.11	21.12	–4.88	–0.39
甘肃	4.54	46.11	10.91	35.38	13.81	42.49	18.07	45.07	19.50	17.69	18.15	14.87	3.00
青海	6.22	5.89	7.82	16.52	19.64	20.15	26.29	25.73	29.99	35.29	31.56	17.63	4.07
宁夏	5.38	9.52	11.79	16.77	17.50	18.54	21.19	20.60	22.18	22.23	22.85	15.56	3.25
新疆	6.57	10.76	10.20	10.67	13.42	14.39	16.41	16.99	18.27	20.42	21.45	12.57	2.27

图 2-98 显示，2012 年中国不同省份医学类院校每百名学生教学用计算机数由高到低前三个省份分别是上海（43.43 台）、江苏（42.17 台）、北京（40.13 台），后三个省份分别是安徽（18.33 台）、甘肃（18.15 台）、山西（14.68 台）。

（十一）每百名学生多媒体教室座位数

1．不同办学类别医学类院校每百名学生多媒体教室座位数　网络多媒体教室是指接入互联

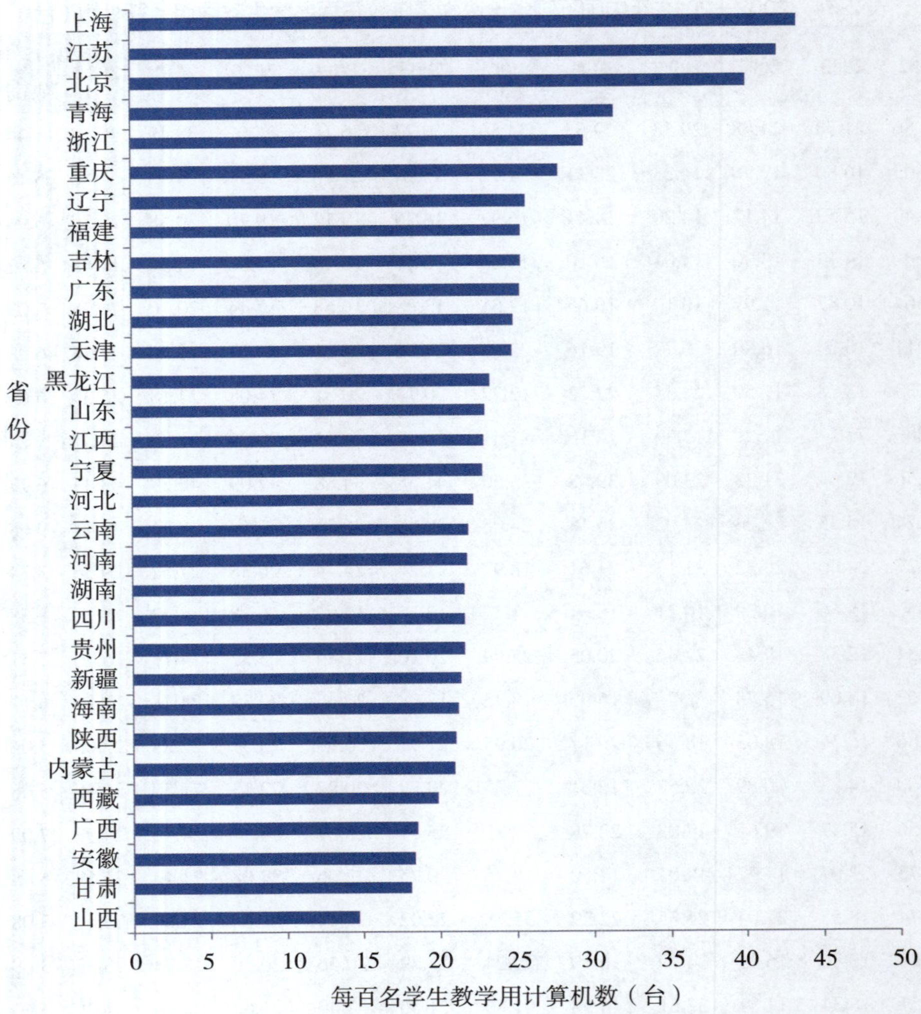

图 2-98　2012 年中国不同省份医学类院校每百名学生教学用计算机数

网或校园网、并可实现数字教育资源等多媒体教学内容向全体学生展示功能的教室。可为专用教室，也可在普通教室中配置相关设备实现相关功能。

表 2-65 显示，不同办学类别医学类院校每百名学生多媒体教室座位数 2002—2012 年均增速由高到低分别是其他（26.24%）、民族院校（22.47%）、农业院校（14.26%）、政法院校（13.97%）、医药院校（11.71%）、综合性大学（11.6%）、师范院校（11.29%）、全国（11.26%）、理工院校（10.04%）、语文院校（9.71%）、体育院校（9.24%）、财经院校（2.68%）、林业院校（2.62%）、艺术院校（–2.31%）；增加倍数由高到低分别是民族院校（6.59 倍）、农业院校（2.79 倍）、政法院校（2.7 倍）、医药院校（2.03 倍）、综合性大学（2 倍）、师范院校（1.91 倍）、全国（1.91 倍）、理工院校（1.6 倍）、语文院校（1.53 倍）、体育院校（1.42 倍）、其他（0.59 倍）、财经院校（0.3 倍）、林业院校（0.26 倍）、艺术院校（–0.02 倍）。2012 年不同办学类别医学类院校每百名学生多媒体教室座位数由高到低分别是政法院校（128.99 个）、语文院校（123.66 个）、艺术院校（122.74 个）、医药院校（105.86 个）、民族院校（103.16 个）、林业院校（99.38 个）、全国（91.13 个）、师范院校（90 个）、理工院校（90 个）、财经院校（86.95 个）、综合性大学（86.42 个）、农业院校（71.48 个）、体育院校（64.09 个）。

表 2-65 2002—2012 年中国不同办学类别医学类院校每百名学生多媒体教室座位数（个）

年份	综合性大学	理工院校	农业院校	林业院校	医药院校	师范院校	语文院校	政法院校	财经院校	体育院校	民族院校	艺术院校	其他	全国
2002	28.83	34.58	18.85	–	34.98	30.89	48.95	34.90	66.77	26.48	13.59	–	40.45	31.34
2003	35.40	33.51	28.61	78.75	63.21	39.39	84.37	85.35	26.96	2.13	29.65	–	64.71	42.84
2004	50.12	54.48	37.51	118.33	64.31	39.02	53.88	76.92	45.86	26.54	42.44	–	64.47	52.41
2005	49.36	69.59	37.52	110.56	84.85	56.63	–	99.94	111.39	136.60	73.75	–	–	61.08
2006	65.14	68.12	46.36	96.85	84.60	60.82	–	–	28.77	63.53	85.85	–	–	68.38
2007	62.60	74.40	49.16	59.89	98.99	80.53	–	–	65.25	179.99	110.28	–	–	73.42
2008	73.89	78.72	56.18	93.65	95.57	76.07	–	–	47.80	64.71	93.04	–	–	78.40
2009	74.06	80.20	65.30	104.65	106.15	84.67	–	–	47.40	162.64	110.27	–	–	82.56
2010	80.99	82.44	66.63	112.08	105.18	84.66	–	–	51.82	51.10	94.92	–	–	85.26
2011	81.52	85.08	75.17	98.41	104.80	83.84	127.92	91.54	70.75	55.83	109.63	125.64	–	87.36
2012	86.42	90.00	71.48	99.38	105.86	90.00	123.66	128.99	86.95	64.09	103.16	122.74	–	91.13
平均增速（%）	11.60	10.04	14.26	2.62	11.71	11.29	9.71	13.97	2.68	9.24	22.47	–2.31	26.24	11.26
增加倍数	2.00	1.60	2.79	0.26	2.03	1.91	1.53	2.70	0.30	1.42	6.59	–0.02	0.59	1.91

图 2-99 显示，2002—2012 年医药院校每百名学生多媒体教室座位数高于综合性大学和理工院校的每百名学生多媒体教室座位数，且 2002—2009 年增加显著。

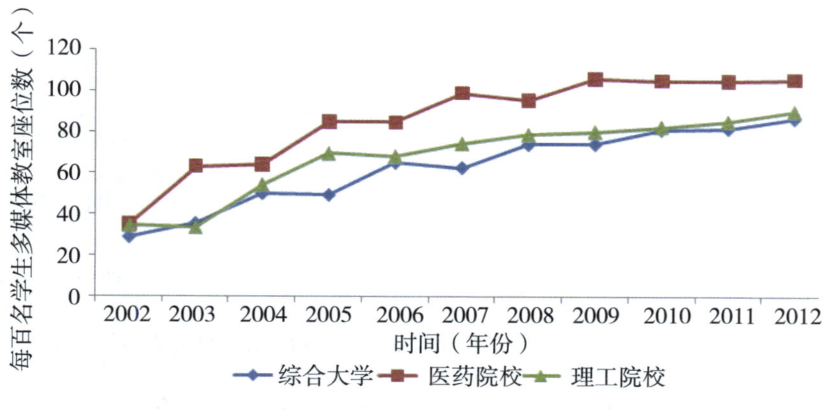

图 2-99 2002—2012 年中国不同办学类别医学类院校每百名学生多媒体教室座位数

2．不同类型医学类院校每百名学生多媒体教室座位数 表 2-66 显示，2002 年中国不同办学类型医学类院校每百名学生多媒体教室座位数由高到低分别是分校或大专班（43.14 个）、学院（34.95 个）、高职高专（34.69 个）、全国（31.34 个）、大学（29.43 个）；2012 年中国不同办学类型医学类院校每百名学生多媒体教室座位数由高到低分别是分校或大专班（320.61 个）、独立学院（94.8 个）、学院（92.81 个）、全国（91.13 个）、高职高专（90.56 个）、大学（89.81 个）。

图 2-100 显示，2002—2012 年不同办学类型医学类院校每百名学生多媒体教室座位数年均增速由高到低分别是分校或大专班（22.21%）、大学（11.8%）、其他（11.8%）、学院（10.26%）、全国（10.26%）、高职高专（10.07%）、独立学院（4.5%）。

表 2-66　2002—2012 年中国不同办学类型医学类院校每百名学生多媒体教室座位数（个）

年份	大学	学院	独立学院	分校或大专班	高职高专	其他	全国
2002	29.43	34.95	–	43.14	34.69	–	31.34
2003	35.70	43.99	–	74.71	70.16	–	42.84
2004	52.09	53.61	66.68	52.78	48.21	–	52.41
2005	47.73	69.58	203.65	321.95	–	–	61.08
2006	65.36	76.43	76.88	23.14	–	–	68.38
2007	61.54	93.40	112.58	294.42	–	–	73.42
2008	77.06	82.26	78.29	41.39	–	–	78.40
2009	77.26	92.25	87.67	614.97	–	–	82.56
2010	84.87	87.54	82.04	26.87	–	–	85.26
2011	88.12	88.12	83.75	–	85.44	130.41	87.36
2012	89.81	92.81	94.80	320.61	90.56	–	91.13
平均增速（%）	11.80	10.26	4.50	22.21	10.07	11.80	10.26
增加倍数	2.05	1.66	0.42	6.43	1.61	2.05	1.66

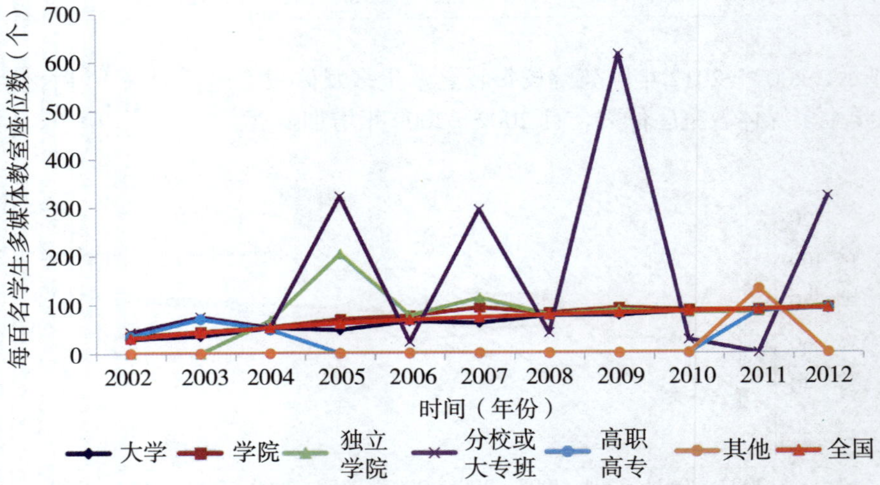

图 2-100　2002—2012 年中国不同办学类型医学类院校每百名学生多媒体教室座位数

3．不同隶属关系医学类院校每百名学生多媒体教室座位数　表 2-67 显示，2002—2012 年中国不同隶属关系医学类院校每百名学生多媒体教室座位数年均增速由高到低分别是地方属（11.9%）、全国（11.26%）、中央属（10.81%）、民办（5.11%）。2002 年中央属比地方属高 4.56 个，比民办低 20.97 个；2012 年中央属比地方属和民办分别高 4.3 个和 4.32 个。

表 2-67　2002—2012 年中国不同隶属关系医学类院校每百名学生多媒体教室座位数（个）

年份	中央属	地方属	民办	全国
2002	33.93	29.37	54.90	31.34
2003	40.24	41.34	84.56	42.84
2004	58.72	48.79	67.22	52.41
2005	49.79	52.36	221.84	61.08

续表

年份	中央属	地方属	民办	全国
2006	72.72	66.18	71.67	68.38
2007	69.36	69.31	110.96	73.42
2008	83.45	77.34	72.74	78.40
2009	83.16	82.35	82.43	82.56
2010	90.53	84.78	77.37	85.26
2011	94.87	86.03	84.55	87.36
2012	94.69	90.39	90.37	91.13
平均增速（%）	10.81	11.90	5.11	11.26
增加倍数	1.79	2.08	0.65	1.91

图 2-101 显示，2002—2012 年中国不同隶属关系医学类院校每百名学生多媒体教室座位数增加值由高到低分别是地方属（61.02 个）、中央属（60.76 个）、民办（35.47 个）。

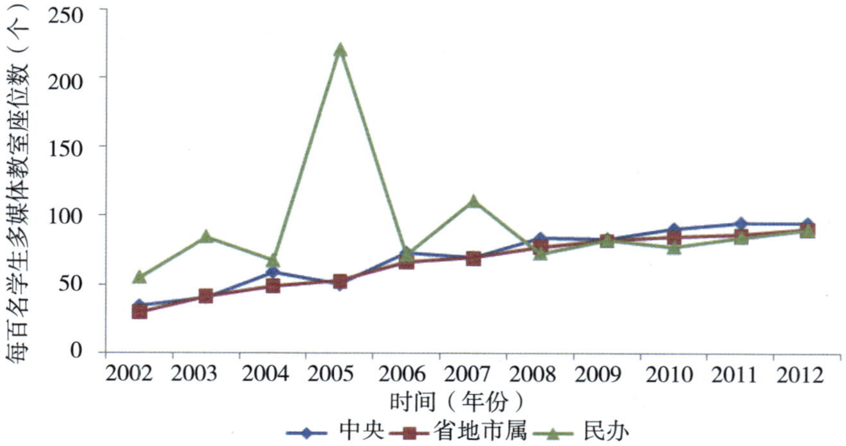

图 2-101　2002—2012 年中国不同隶属关系医学类院校每百名学生多媒体教室座位数

4．不同地区医学类院校每百名学生多媒体教室座位数　表 2-68 显示，2002—2012 年中国不同地区医学类院校每百名学生多媒体教室座位数增加值由高到低分别是东部（66.12 个）、全国（59.79 个）、中部（57.34 个）、西部（51.08 个）。2012 年不同地区医学类院校每百名学生多媒体教室座位数由高到低分别是东部（101.16 个）、全国（91.13 个）、中部（83.41 个）、西部（83.02 个）。

表 2-68　2002—2012 年中国不同地区医学类院校每百名学生多媒体教室座位数（个）

年份	东部	中部	西部	全国
2002	35.04	26.07	31.94	31.34
2003	45.46	36.27	48.27	42.84
2004	58.55	46.67	47.89	52.41
2005	65.43	57.13	58.53	61.08
2006	74.95	64.40	61.54	68.38
2007	81.19	64.74	71.90	73.42

续表

年份	东部	中部	西部	全国
2008	85.31	72.04	74.68	78.40
2009	88.77	73.91	84.15	82.56
2010	94.11	78.08	78.29	85.26
2011	97.49	77.82	80.87	87.36
2012	101.16	83.41	83.02	91.13
平均增速（%）	11.18	12.33	10.02	11.26
增加倍数	1.89	2.20	1.60	1.91

图 2-102 显示，2002—2012 年中国不同地区医学类院校每百名学生多媒体教室座位数年均增速由高到低分别是中部（12.33%）、东部（11.18%）、西部（10.02%）。

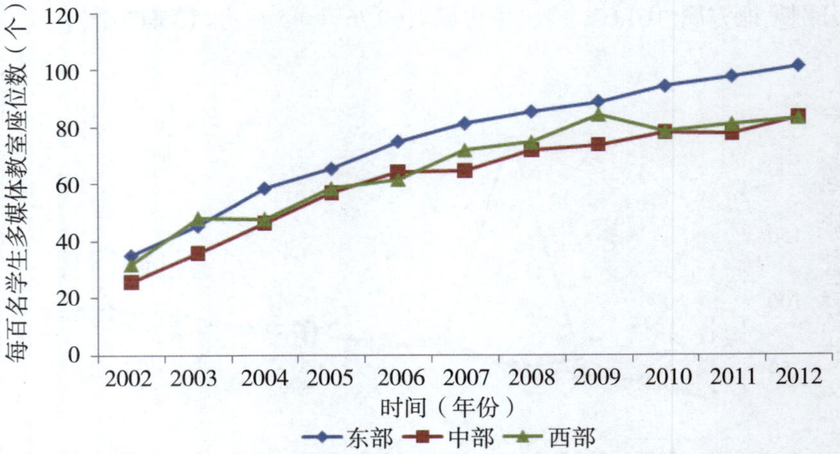

图 2-102 2002—2012 年中国不同地区医学类院校每百名学生多媒体教室座位数

表 2-69 显示，2002—2012 年中国不同省份医学类院校每百名学生多媒体教室座位数增加值由高到低前三个省份分别为青海（95.31 个）、江苏（94.58 个）、河北（74.80 个），后三个省份分别为重庆（40.43 个）、陕西（37.30 个）、广西（11.18 个）。年均增速由高到低前三个省份分别是青海（42.54%）、西藏（19.73%）、内蒙古（18.60%），后三个省份分别是海南（7.21%）、广东（6.19%）、广西（1.30%）。

表 2-69 2002—2012 年中国不同省份医学类院校每百名学生多媒体教室座位数（个）

省份	2002	2003	2004	2005	2006	2007	2008	2009	2010	2011	2012	年均增速（%）	增加倍数
北京	33.89	46.37	51.26	55.13	60.89	85.06	79.13	89.98	86.34	93.37	95.95	10.97	1.83
天津	31.29	43.14	51.91	40.67	70.64	76.53	76.35	78.27	79.52	76.90	82.28	10.15	1.63
河北	22.77	39.34	43.70	46.90	49.76	65.60	66.58	74.58	79.54	89.50	97.57	15.67	3.29
山西	21.36	38.57	36.71	43.14	47.48	50.59	52.80	56.98	62.86	63.71	63.58	11.52	1.98
内蒙古	13.23	26.65	26.32	24.87	43.10	47.66	48.94	56.87	52.44	62.67	72.82	18.60	4.50
辽宁	23.67	41.44	37.31	59.84	46.09	59.05	65.38	69.48	74.18	76.23	79.53	12.89	2.36

续表

省份	2002	2003	2004	2005	2006	2007	2008	2009	2010	2011	2012	年均增速（%）	增加倍数
吉林	14.72	19.43	34.66	47.37	54.86	41.74	57.36	60.70	66.10	68.77	74.78	17.65	4.08
黑龙江	30.92	30.27	57.55	55.36	64.16	43.55	73.06	66.97	84.38	82.76	79.31	9.88	1.56
上海	40.58	37.80	61.77	43.64	90.09	67.04	102.52	88.91	102.69	102.24	109.46	10.43	1.70
江苏	32.72	39.63	59.99	72.77	83.00	83.90	97.31	90.91	116.98	119.95	127.30	14.55	2.89
浙江	43.35	52.01	65.69	79.02	79.49	73.02	83.99	92.77	93.29	97.18	100.39	8.76	1.32
安徽	20.76	35.59	30.49	38.00	50.90	54.48	65.35	71.97	81.57	65.97	74.40	13.61	2.58
福建	19.36	41.87	64.00	103.01	82.06	88.86	79.49	103.29	89.59	105.26	91.81	16.84	3.74
江西	35.40	52.56	55.52	29.78	59.54	57.61	82.46	76.08	87.34	88.67	85.61	9.23	1.42
山东	34.52	49.14	57.47	62.73	74.70	80.79	81.91	80.95	88.50	89.04	90.47	10.11	1.62
河南	25.16	29.65	49.96	82.67	63.93	86.84	68.40	67.92	68.04	68.31	85.20	12.97	2.39
湖北	34.44	35.19	50.50	61.32	79.35	75.07	81.76	81.64	84.24	86.37	89.32	10.00	1.59
湖南	17.54	56.23	47.56	72.10	66.03	71.35	75.94	88.46	84.28	86.50	89.83	17.75	4.12
广东	56.28	65.98	82.46	85.42	100.54	119.22	102.11	108.52	101.86	99.45	102.64	6.19	0.82
广西	81.31	64.10	72.96	106.54	93.65	153.63	101.58	149.15	101.77	95.22	92.49	1.30	0.14
海南	56.97	164.59	45.66	356.54	79.46	290.25	103.94	262.44	94.26	70.40	114.30	7.21	1.01
重庆	40.10	56.49	53.69	59.15	58.58	65.26	77.63	72.36	78.26	77.97	80.53	7.22	1.01
四川	33.63	50.76	54.88	60.25	73.44	75.02	81.31	81.41	86.20	90.47	98.58	11.36	1.93
贵州	26.90	44.38	37.82	53.09	55.60	72.68	76.22	86.62	77.03	72.14	70.51	10.12	1.62
云南	28.54	25.32	38.45	71.52	52.64	86.98	93.93	118.51	98.09	99.06	103.13	13.71	2.61
西藏	14.07	4.55	11.76	9.32	78.91	83.41	107.01	109.02	110.90	97.22	85.20	19.73	5.05
陕西	30.75	44.88	48.00	42.63	53.70	53.86	62.69	72.12	61.47	72.22	68.05	8.27	1.21
甘肃	15.50	93.67	35.94	64.14	42.18	83.50	59.45	98.29	60.01	66.22	66.71	15.71	3.30
青海	2.83	94.79	55.02	77.62	176.17	167.65	141.76	147.71	169.55	105.08	98.14	42.54	33.63
宁夏	13.45	15.85	16.21	35.36	38.65	46.00	45.23	66.10	64.88	64.81	60.57	16.24	3.50
新疆	28.60	46.40	58.23	75.40	75.01	78.32	84.74	99.64	102.73	99.91	100.40	13.38	2.51

图2-103显示，2012年中国不同省份医学类院校每百名学生多媒体教室座位数由高到低前三个省份分别是江苏（127.30个）、海南（114.30个）、上海（109.46个），后三个省份分别是甘肃（66.71个）、山西（63.58个）、宁夏（60.57个）。

（十二）生均教学科研仪器设备值

1．不同办学类别医学类院校生均教学科研仪器设备值　表2-70显示，1998—2012年中国医学类院校生均教学科研仪器设备值年均增速由高到低分别是其他（24.31%）、政法院校（12.02%）、艺术院校（8.73%）、林业院校（8.72%）、财经院校（8.49%）、民族院校（6.15%）、农业院校（5.6%）、体育院校（5.09%）、综合大学（5.06%）、全国（3.43%）、师范院校（3.33%）、语文院校（1.87%）、医药院校（0.19%）、理工院校（0.15%）；增加倍数由高到低分别是政法院校（3.90倍）、其他（2.69倍）、林业院校（2.22倍）、财经院校（1.66倍）、民族院校（1.31倍）、农业院校（1.14倍）、综合性大学（1.00倍）、体育院校（1.00倍）、全国（0.6倍）、师范院校（0.58倍）、语文院校（0.20倍）、艺术院校（0.09倍）、医药院校（0.03倍）、理工院

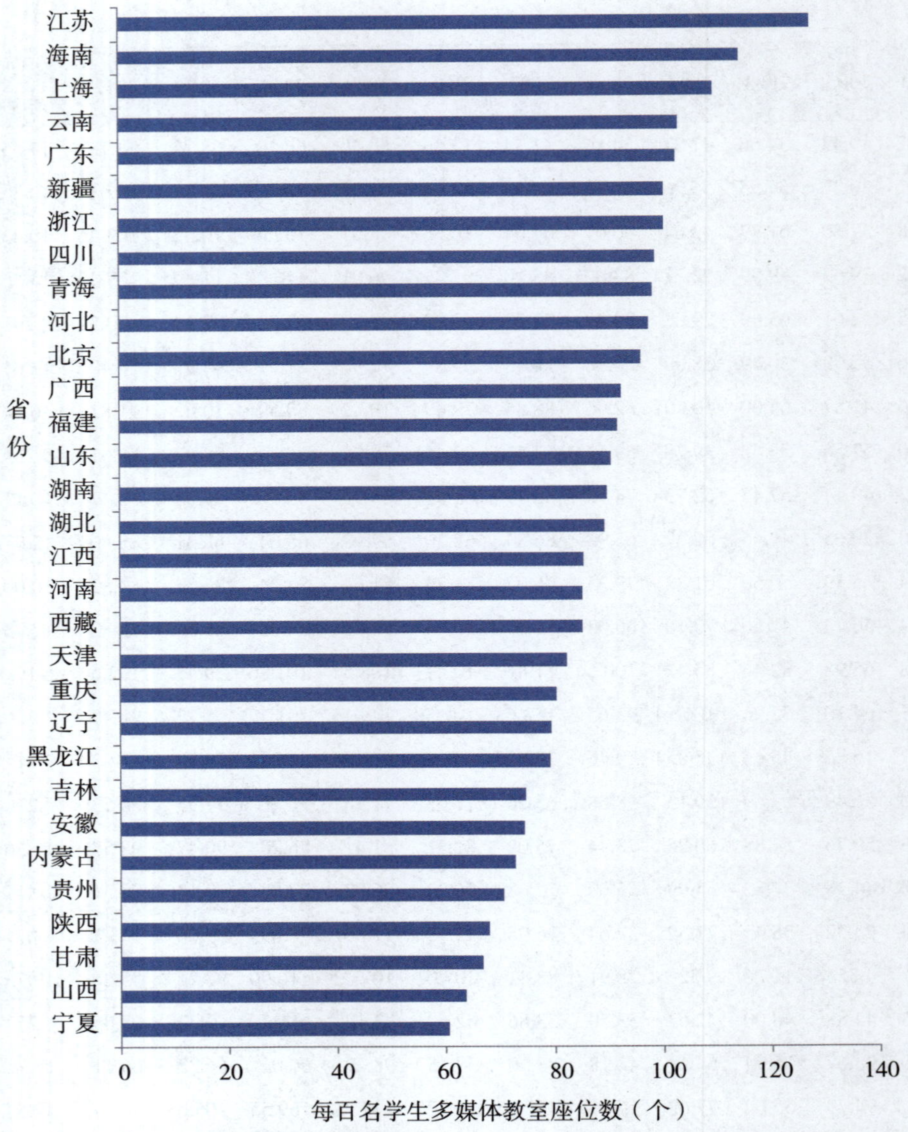

图 2-103 2012 年中国不同省份医学类院校每百名学生多媒体教室座位数

校（0.02 倍）。2012 年中国不同办学类别医学类院校生均教学科研仪器设备值由高到低分别是综合性大学（18169.46 元）、理工院校（17366.58 元）、政法院校（15955.00 元）、全国（15322.17 元）、体育院校（13059.45 元）、农业院校（12454.60 元）、林业院校（12311.43 元）、民族院校（11112.76 元）、医药院校（10170.95 元）、师范院校（9997.36 元）、财经院校（7675.22 元）、语文院校（6148.72 元）、艺术院校（5885.66 元）。

图 2-104 显示，1998—2012 年中国综合性大学、医药院校和理工院校的生均教学科研仪器设备值变化较大，总体 1998—2002 年呈下降趋势，2003—2012 年呈上升趋势。

2．不同办学类别医学类院校生均教学科研仪器设备值 表 2-71 显示，1998 年中国不同办学类型医学类院校生均教学科研仪器设备值由高到低分别是：大学 9948.86 元、全国 9551.31 元、学院（8480.01 元）、分校或大专班 14206.44 元、其他 7911.50 元、高职高专（8302.31 元）。2012 年中国不同办学类型医学类院校生均教学科研仪器设备值由高到低分别是：大学（21465.38 元）、全国（15322.17 元）、分校或大专班（9549.36 元）、学院（8904.44 元）、高职高专（8357.34 元）、独立学院（6719.04 元）。

表 2-70 1998—2012 年中国不同办学类别医学类院校生均教学科研仪器设备值（元）

年份	综合性大学	理工院校	农业院校	林业院校	医药院校	师范院校	语文院校	政法院校	财经院校	体育院校	民族院校	艺术院校	其他	全国
1998	9102.19	16999.62	5810.81	–	9902.65	6322.16	–	3255.70	–	6519.75	4819.69	–	7911.50	9551.37
1999	7339.25	6955.33	4404.78	–	6575.31	4155.50	–	3540.56	–	3042.39	2942.68	–	4159.67	6569.28
2000	6094.63	7898.23	4894.60	–	5704.46	2683.15	–	2410.22	2887.28	2023.64	2978.37	–	5528.57	6041.02
2001	6351.15	8867.33	4295.22	–	5083.45	3188.82	–	3738.30	5034.47	1993.08	2242.75	–	5300.10	6257.06
2002	7892.50	7345.78	4009.11	–	5115.45	4510.04	5106.56	3127.27	4934.83	3766.67	2824.30	–	5389.86	6593.69
2003	6834.99	7033.14	4898.20	3819.41	8439.86	5163.76	4708.27	4228.35	3571.66	2114.73	4592.25	–	9906.53	7154.77
2004	9256.17	8540.02	5954.91	5774.15	6762.90	5182.46	4494.14	4836.75	4579.72	3269.50	4128.18	–	29190.40	7988.35
2005	8292.92	12806.99	8644.99	5994.75	8713.75	7517.36	–	6606.02	11026.18	11471.45	5031.87	–	–	9035.54
2006	10953.43	10271.68	6339.27	7234.37	7226.56	6080.73	–	–	3679.70	4461.44	6219.99	–	–	9365.82
2007	9868.63	10568.85	9574.52	6143.60	9809.53	8114.26	–	–	7367.49	10056.88	8875.20	–	–	9826.74
2008	12224.62	12175.50	7199.69	8469.75	7861.95	6459.24	–	–	4407.21	5371.25	7377.96	–	–	10488.82
2009	12459.78	12517.38	12508.93	8945.49	8679.83	7076.15	–	–	4726.37	11872.75	9678.21	–	–	11293.16
2010	14165.18	13504.95	8304.39	9445.03	8974.51	7452.71	–	–	5915.04	6056.52	7462.10	–	–	12071.33
2011	16985.50	15816.66	11433.24	11741.03	9581.86	10111.68	6099.37	12645.04	7120.13	12508.29	10599.82	5413.16	–	14298.07
2012	18169.46	17366.58	12454.60	12311.43	10170.95	9997.36	6148.72	15955.00	7675.22	13059.45	11112.76	5885.66	–	15322.17
平均增速（%）	5.06	0.15	5.60	8.72	0.19	3.33	1.87	12.02	8.49	5.09	6.15	8.73	24.31	3.43
增加倍数	1.00	0.02	1.14	2.22	0.03	0.58	0.20	3.90	1.66	1.00	1.31	0.09	2.69	0.60

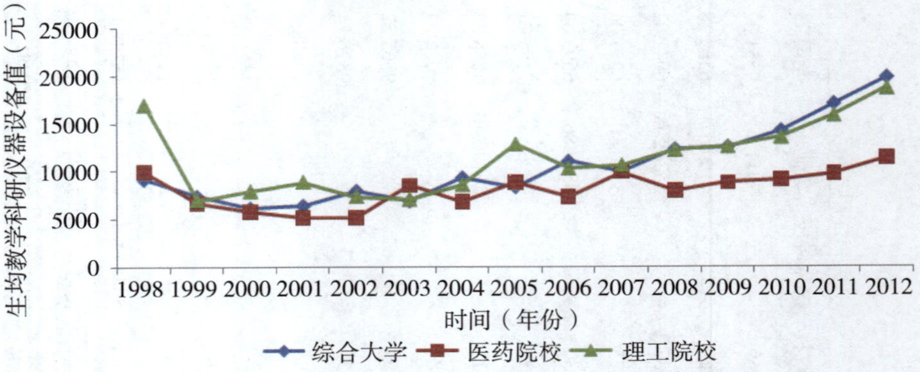

图 2-104　1998—2012 年中国医药院校生均教学科研仪器设备值

表 2-71　1998—2012 年中国不同办学类型医学类院校生均教学科研仪器设备值（元）

年份	大学	学院	独立学院	分校或大专班	高职高专	其他	全国
1998	9948.86	8480.01	–	14206.44	8302.31	7911.50	9551.37
1999	7765.30	4565.08	–	3222.67	4829.68	4159.67	6569.28
2000	7317.86	3824.66	–	1460.41	4120.44	5528.57	6041.02
2001	7661.27	3566.92	–	398.66	3873.05	5300.10	6257.06
2002	7652.45	3822.70	–	7519.81	4767.98	–	6593.69
2003	6971.40	5166.09	–	11271.57	11183.22	–	7154.77
2004	9593.09	5159.60	5633.20	4971.62	5773.43	–	7988.35
2005	8597.30	7672.22	22706.86	24510.66	–	–	9035.54
2006	10771.07	5650.86	5241.28	3255.76	–	–	9365.82
2007	9626.25	9267.11	13759.36	20601.06	–	–	9826.74
2008	12490.28	6275.52	4882.37	4496.59	–	–	10488.82
2009	13060.23	7532.39	6686.32	54303.41	–	–	11293.16
2010	14775.79	6378.96	5154.57	6208.76	–	–	12071.33
2011	19817.63	8244.35	6534.59	–	7719.33	2155.59	14298.07
2012	21465.38	8904.44	6719.04	9549.36	8357.34	–	15322.17
平均增速（%）	5.65	0.35	2.23	–2.80	0.05	–9.52	3.43
增加倍数	1.16	0.05	0.19	–0.33	0.01	–0.73	0.60

图 2-105 显示，1998—2012 年中国医学类院校中生均教学科研仪器设备值年均增速由高到低分别是大学（5.65%）、独立学院（2.23%）、学院（0.35%）、分校或大专班（–2.8%）、其他（–9.52%）。

3．不同隶属关系医学类院校生均教学科研仪器设备值　表 2-72 显示，1998—2012 年中国不同隶属关系医学类院校生均教学科研仪器设备值年均增速由高到低分别为中央属（8.47%）、全国（3.43%）、地方属（2.36%）、民办（–7.44%）；增加值由高到低分别为中央属（23957.47 元）、全国（8752.89 元）、地方属（6784.36 元）、民办（–12745.27 元）。2012 年不同隶属关系医学类院校生均教学科研仪器设备值由高到低分别为中央属（34168.76 元）、全国（15322.17 元）、地方属（11399.04 元）、民办（6529.9 元）。

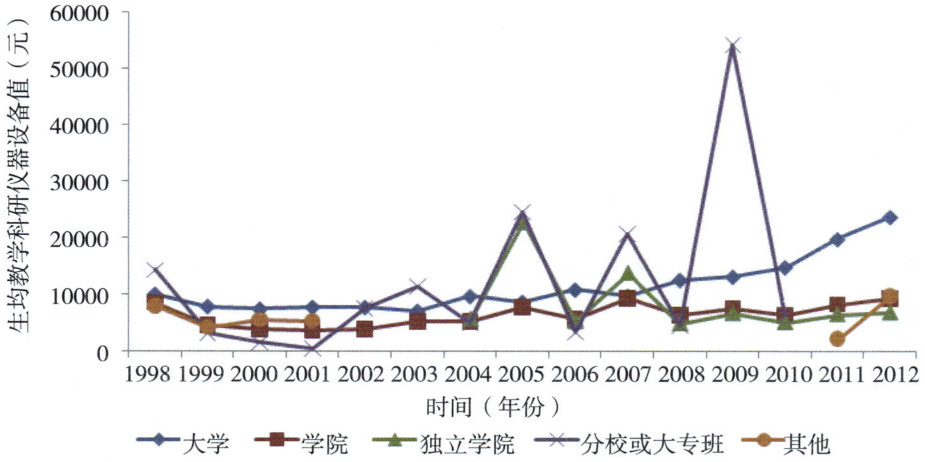

图 2-105　1998—2012 年中国不同办学类型医学类院校生均教学科研仪器设备值

表 2-72　1998—2012 年中国不同隶属关系医学类院校生均教学科研仪器设备值（元）

年份	中央属	地方属	民办	全国
1998	10950.30	8228.18	–	9551.37
1999	10211.29	4614.68	19275.17	6569.28
2000	9469.59	4109.38	9990.18	6041.02
2001	10328.99	4168.71	5581.59	6257.06
2002	10959.55	4560.52	4413.13	6593.69
2003	9349.91	6063.31	9909.24	7154.77
2004	13599.99	5877.04	5910.33	7988.35
2005	9863.58	7348.12	24870.70	9035.54
2006	16008.64	6573.28	4982.62	9365.82
2007	14186.23	7194.81	14504.80	9826.74
2008	19223.20	7371.98	4841.31	10488.82
2009	17887.13	9184.79	6735.44	11293.16
2010	22785.90	8678.54	5089.36	12071.33
2011	32016.25	10748.39	6177.49	14298.07
2012	34168.76	11399.04	6529.90	15322.17
平均增速（%）	8.47	2.36	–7.44	3.43
增加倍数	2.12	0.39	–0.66	0.60

图 2-106 显示，1998—2012 年中国不同隶属关系医学类院校生均教学科研仪器设备值相差较大，增加倍数由高到低分别为中央属（2.12 倍）、地方属（0.39 倍）、民办（–0.66 倍）。

4．不同地区医学类院校生均教学科研仪器设备值　表 2-73 显示，1998—2012 年中国不同地区医学类院校生均教学科研仪器设备值年均增速由高到低分别为东部（5.55%）、全国（3.43%）、中部（1.6%）、西部（0.69%）；增加值由高到低分别为东部（10960.63 元）、全国（5770.80 元）、西部（1068.16 元）、中部（2139.80 元）。2012 年不同地区医学类院校生均教学科研仪器设备值由高到低分别为东部（20663.29 元）、全国（15322.17 元）、西部（11585.92 元）、中部（10745.16 元）。

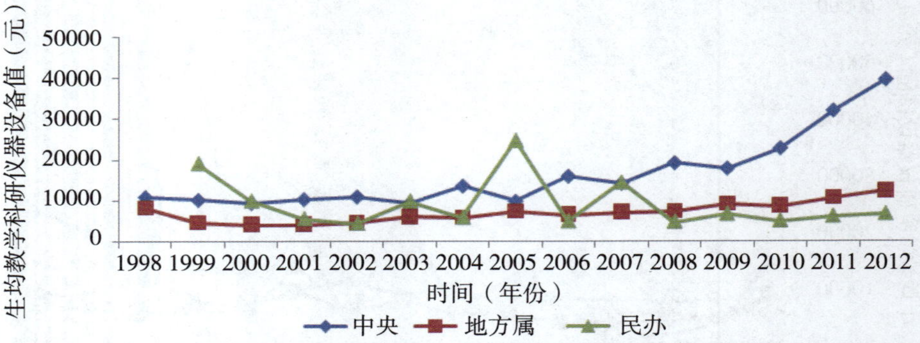

图 2-106 1998—2012 年中国不同隶属关系医学类院校生均教学科研仪器设备值

表 2-73 1998—2012 年中国不同地区医学类院校生均教学科研仪器设备值（元）

年份	东部	中部	西部	全国
1998	9702.66	8605.36	10517.76	9551.37
1999	8024.19	4709.85	4058.41	6569.28
2000	7213.85	5213.01	4208.45	6041.02
2001	7789.13	4761.26	4240.81	6257.06
2002	8174.74	5188.43	4568.98	6593.69
2003	8085.58	5954.15	6801.54	7154.77
2004	9780.93	6397.77	6255.74	7988.35
2005	10886.51	6897.91	8397.98	9035.54
2006	11855.55	7150.76	7609.57	9365.82
2007	12257.87	6782.09	9478.49	9826.74
2008	13319.71	7790.88	8677.91	10488.82
2009	13686.38	8147.05	11223.53	11293.16
2010	15620.59	8778.88	9541.69	12071.33
2011	18719.98	10178.54	11231.94	14298.07
2012	20663.29	10745.16	11585.92	15322.17
平均增速（%）	5.55	1.60	0.69	3.43
增加倍数	1.13	0.25	0.10	0.60

图 2-107 显示，1998—2012 年中国不同地区医学类院校生均教学科研仪器设备值增加倍数由高到低分别为东部（1.13 倍）、中部（0.25 倍）、西部（0.10 倍）。

表 2-74 显示，2002—2012 年中国不同省份医学类院校生均教学科研仪器设备值增加值由高到低前三个省份分别是北京（34466.31 元）、天津（16614.52 元）、江苏（16534.76 元），后七个省份分别是内蒙古（–10.99 元）、青海（–893.55 元）、陕西（–2072.27 元）、山西（–2377.11 元）、贵州（–3820.56 元）、江西（–15393.24 元）、宁夏（–27795.88 元）；年均增速由高到低前三个省份分别是浙江（9.11%）、江苏（9.09%）、天津（8.95%），增速为负数的后七个省份分别是内蒙古（–0.01%）、青海（–0.36%）、陕西（–1.12%）、山西（–1.75%）、贵州（–2.48%）、江西（–7.35%）、宁夏（–9.3%）。

图 2-108 显示，2012 年中国不同省份医学类院校生均教学科研仪器设备值由高到低前三个省

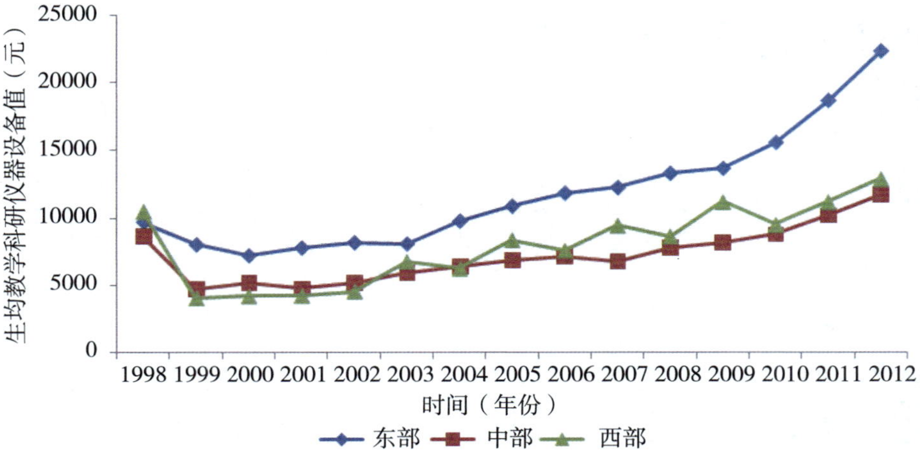

图 2-107　1998—2012 年中国不同地区医学类院校生均教学科研仪器设备值

份分别是北京（51992.37 元）、上海（35529.53 元）、天津（23775.60 元），后三个省份分别是云南（7953.27 元）、安徽（7717.45 元）、内蒙古（7474.37 元）。

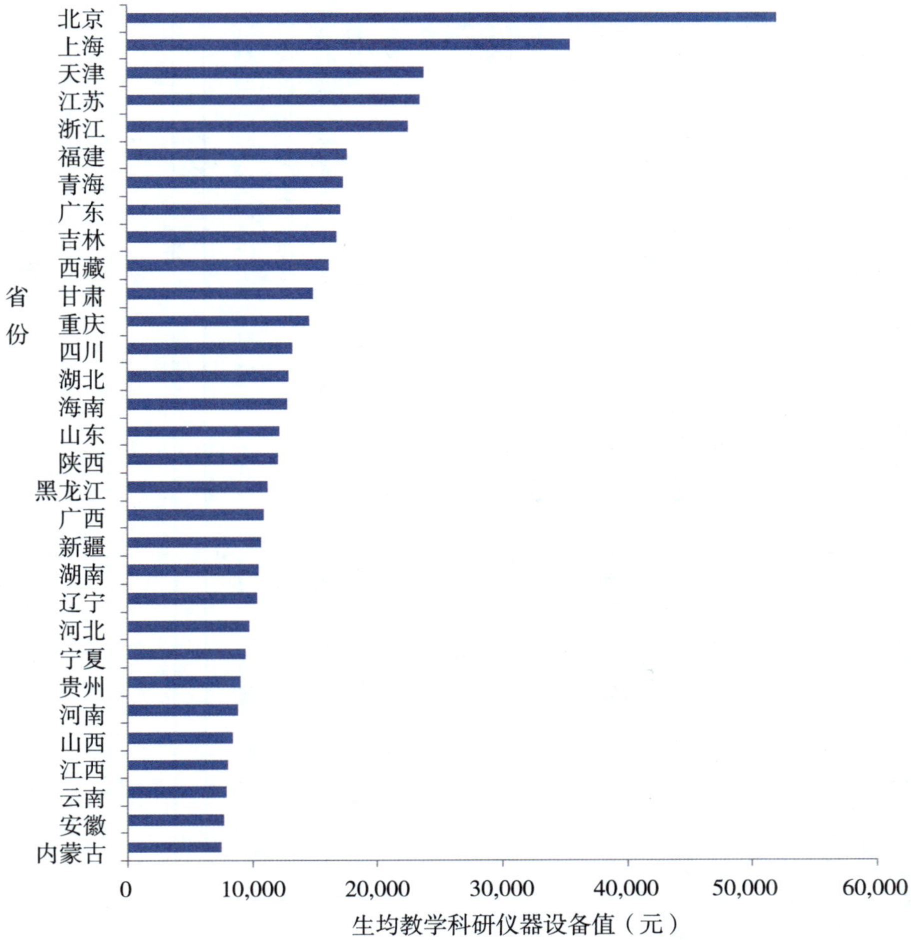

图 2-108　2012 年中国不同省份医学类院校生均教学科研仪器设备值

表 2-74　1998—2012 年中国不同省份医学类院校生均教学科研仪器设备值（元）

省份	1998	1999	2000	2001	2002	2003	2004	2005	2006	2007	2008	2009	2010	2011	2012	年均增速（%）	增加倍数
北京	17526.06	15623.38	14816.78	16680.80	15132.91	16924.79	18935.00	23116.23	25020.15	22244.94	26341.11	28330.49	34761.49	47536.54	51992.37	8.08	1.97
天津	7161.08	8012.56	8271.16	11998.77	11396.79	11173.86	13159.32	8133.07	12367.68	13978.21	14967.86	15928.92	17279.01	22622.95	23775.60	8.95	2.32
河北	7933.89	3933.07	4074.25	3607.43	3789.33	5321.56	4824.24	5989.31	5278.82	8297.02	6125.36	7494.29	7660.74	8973.81	9851.63	1.56	0.24
山西	10848.53	5806.02	4572.80	3866.17	3862.14	4382.31	5376.18	5436.35	5397.93	5535.66	5756.07	6251.83	6932.35	7944.07	8471.43	-1.75	-0.22
内蒙古	7485.36	5548.27	1897.31	2238.39	2451.14	4156.62	3600.03	2808.62	4620.70	5020.88	5081.65	5692.88	6011.70	6676.11	7474.37	-0.01	0
辽宁	6004.10	5029.42	4549.00	4758.98	5584.12	8027.57	6372.32	8895.12	6578.11	6826.91	6957.20	7727.30	7937.79	10165.72	10458.51	4.04	0.74
吉林	5820.27	3307.70	5680.39	4936.33	6727.39	6752.19	9083.35	10149.87	10344.83	4136.03	10463.87	10503.65	11587.71	15520.78	16825.23	7.88	1.89
黑龙江	8592.16	3798.32	3510.07	3804.70	4498.86	3282.39	5369.72	5101.67	5871.15	4909.57	6414.79	6079.95	8312.89	10590.33	11256.92	1.95	0.31
上海	23497.07	14034.38	13224.15	11281.06	11492.40	8575.69	15138.92	12998.49	21014.26	12837.58	23284.52	17207.01	26399.89	29835.88	35529.53	3	0.51
江苏	6951.96	6411.08	6569.21	6165.90	6579.20	5966.44	8441.42	10284.48	10828.20	10339.69	13276.94	12232.09	15925.56	20543.69	23486.72	9.09	2.38
浙江	6658.51	6266.34	5070.22	5714.34	6569.09	7173.05	8821.94	11088.11	10879.73	11402.02	13064.59	14850.91	15768.23	20696.01	22579.33	9.11	2.39
安徽	6720.72	2924.43	2927.59	2999.29	3419.89	4591.80	4329.66	4627.71	4960.43	5037.19	5439.03	5862.37	6691.52	7293.13	7717.45	0.99	0.15
福建	5688.26	7018.62	5753.76	7521.26	8854.77	7261.74	9828.59	13114.16	12708.12	14961.64	14997.21	16497.85	14301.97	16558.72	17631.52	8.42	2.1
江西	23448.81	13971.29	9882.14	5797.28	5686.29	6838.95	4880.07	2710.57	5333.13	5310.31	5529.23	5537.76	6015.47	8073.76	8055.57	-7.35	-0.66
山东	10436.77	6170.83	6235.78	5551.70	5892.07	6569.20	7030.50	7154.95	8670.28	9532.68	9490.76	9702.10	10808.25	11527.48	12239.16	1.14	0.17
河南	3183.34	3108.83	3747.27	3457.98	4165.56	5084.69	5846.90	9306.14	5759.11	11042.72	6199.85	6357.43	6510.64	7712.63	8823.03	7.55	1.77
湖北	11362.97	5121.71	6237.23	6244.28	5639.40	5503.42	7045.82	6762.90	8634.22	7414.78	10115.07	10759.04	11089.88	12422.34	12977.44	0.95	0.14
湖南	7397.36	5247.09	4941.33	4376.31	5635.43	9268.07	6545.18	7926.56	6930.36	7202.52	7836.38	8414.31	8906.39	10227.65	10586.05	2.59	0.43
广东	15501.41	8219.56	7124.71	7563.58	7784.62	7121.07	8845.49	11712.46	10190.42	16736.78	10458.12	13378.01	12361.19	15345.61	17068.43	0.69	0.1
广西	9080.66	3443.52	4863.44	5618.93	6326.00	7472.60	8592.88	14160.82	10121.59	13377.86	10438.91	13638.02	11976.71	11029.72	10916.66	1.32	0.2
海南	11426.32	4588.81	5016.88	5711.75	4950.50	18727.12	3499.58	25849.96	6321.63	19384.46	6001.14	24083.12	7129.65	8577.58	12886.16	0.86	0.13
重庆	7435.66	4726.49	2732.65	3555.10	4484.20	5199.54	7302.89	8163.68	8753.03	9134.31	9936.33	10026.68	10820.62	13916.01	14633.23	4.95	0.97
四川	13090.10	5065.85	4260.60	3832.36	4355.89	5682.94	6499.38	6359.10	7475.36	7215.59	8487.18	8676.04	9686.69	12609.93	13236.03	0.08	0.01
贵州	12867.78	3879.07	3184.09	3275.10	4219.29	5151.84	4684.54	4168.76	6319.20	8449.08	7480.70	10181.33	8161.35	8770.72	9047.21	-2.48	-0.3
云南	7702.80	4180.91	3888.52	2702.47	3364.99	3436.38	4477.48	8793.72	5177.77	7178.11	6836.07	6969.61	6430.96	6869.05	7953.27	0.23	0.03
西藏	8686.13	2773.89	2691.99	4941.76	2838.80	1745.37	3489.72	3345.60	7127.88	8842.93	8362.65	10744.39	10878.42	15515.00	16198.75	4.55	0.86
陕西	14204.73	3486.24	5969.90	7076.42	7143.88	7840.31	8095.50	10352.36	9394.89	9372.69	9948.43	11423.74	11225.47	12353.45	12132.46	-1.12	-0.15
甘肃	9577.54	4074.38	3737.68	2660.70	3040.48	28052.23	5571.03	20651.64	9057.12	28498.16	10786.14	35174.54	9444.33	14848.96	14915.56	3.21	0.56
青海	18186.23	3483.63	3383.21	3589.34	2961.74	6629.16	4036.46	4844.81	8304.81	11156.53	11825.90	12292.15	13017.67	15530.66	17292.68	-0.36	-0.05
宁夏	37310.34	2217.01	1446.22	1192.87	1828.82	9988.75	2928.95	4443.64	5002.61	6432.73	6868.45	7043.61	7301.91	9809.74	9514.46	-9.3	-0.74
新疆	6548.14	3397.22	2591.75	2308.63	2541.21	4254.42	4857.84	6113.58	6013.05	6324.07	7292.39	8744.80	9053.82	9751.53	10732.77	3.59	0.64

六、中国医疗卫生人才培养规模的适宜度分析

（一）医疗卫生人才培养规模的国际比较

全球医学教育专家委员会的研究显示，2008 年全球 70 亿人口共有 2420 所医学院（medical school），每年培养出大约 389000 名医学毕业生。国家之间医学院的分布严重失衡，印度、中国、西欧以及拉丁美洲和加勒比海地区医学院校最为密集，中亚、中欧和东欧以及撒哈拉以南非洲地区则医学院校数量匮乏[4]。美国现有医学院校 159 所，大都归属于综合性大学，每年招收医学生约为 16000 人，平均每所医学院每年招生约 130 人，各医学院在校医学生 400 ~ 500 人[28,53]。英国在 2013 年共有 33 所医学院，全部为公立机构，其中英格兰有 25 所，苏格兰有 5 所，威尔士有 2 所，北爱尔兰有 1 所。在英国 33 所医学院中，31 所具有医学本科生招生资格，其中 25 所位于英格兰。在日本，自 20 世纪 70 年代起就实施了每个都道府县至少建立一所医学院的政策。在 20 世纪 70 年代，日本政府致力于提高医学生数量。到 20 世纪 80 年代中期，年度医学毕业生或具有执业资格的新医生数量与此前相比翻了一番，从每年 4000 人增至 8000 人。从 1985 年开始，日本政府转而通过限制医学院招生数量严格控制医生的供给，医学院招生数量不得超过最大允许值。自 20 世纪 80 年代晚期开始，日本政府就开始实施减少医学生数以避免医生数量过剩的政策。1986—2006 年，医学院招生定额减少了 7.8%。然而，日本自 2007 年开始明显出现医生数量不足的现象。为了解决医生缺乏问题，日本文部省在 2008 年开始实行医学院扩大招生政策。2008 年，医学院招生数额为 7793 人；2009 年，升至 8486 人，超过 20 世纪 80 年代早期的最高值；2010 年，达到 8846 人，在 21 世纪初招生数在此基础上增加了 16%[54-55]。

表 2-75　2012 年或最近数据可得年份医疗卫生人才培养规模的国际比较

国家	人均 GDP（美元）	医学院数（所）	每千万人口医学院数（所）	临床医学毕业生数（万人）	校均临床医学毕业生数（人）	每十万人口临床医学毕业生数（人）	每千人口医生数（人）	每千人口注册护士数（人）
中国	8390	268	1.9	15.9	594	11.4	1.94	1.51
美国	48820	159	5.0	2.2	138	6.9	2.42	9.82
英国	36010	33	5.3	0.7	194	11.1	2.77	9.47
印度	3590	381	3.1	4.9	129	4.0	0.65	1.00
巴西	11420	186	9.3	1.7	91	8.5	1.76	6.42
日本	35330	–	–	0.9	–	7.1	2.14	4.14

注：我国医学院指设有临床医学专业的普通高校

从表 2-75 可见，我国医学院数为 268 所，仅次于印度（381 所），明显高于巴西（186 所）、美国（159 所）和英国（33 所）。如果把人口因素考虑在内，我国医学院的相对数量并不高，每千万人口医学院数仅为 1.9 所。与此相对比，巴西每千万人口医学院数为 9.3 所，英国为 5.3 所，美国为 5.0 所，印度为 3.1 所。就临床医学毕业生数量而言，我国为 15.9 万人，远高于其他国家。此外，我国校均临床医学毕业生数为 594 人，而巴西仅为 91 人，印度为 129 人，美国为 138 人，英国为 194 人。上述数据说明我国医学院的平均规模明显大于其他国家。就每十万人口临床医学毕业生数量而言，我国为 11.4 人，与英国（11.1 人）相近，高于印度（4.0 人）、美国（6.9 人）、日本（7.1 人）和巴西（8.5 人）。

第三章 中国医疗卫生人才培养的布局研究

一、概述

在本研究中，医疗卫生人才培养的布局主要指高等医学教育的地域分布、专业分布及办学主体的变化情况。与规模研究主要涉及数量及其变化不同，布局研究则重点关注不同地域、专业等分类之间的相互比较或构成变化，其目的在于寻找相关分类之间的差异，从而为提高医疗卫生人才培养的公平性奠定基础并指明方向。

（一）地域分布

高等医学教育的地域分布指医学类院校、教育资源、医学生等在各个地区之间的分布状况，合理的地域分布对于满足不同地区医疗卫生人才的现实需求发挥重要作用。考察高等医学教育的地域分布，一般可按照地区的社会经济发展水平进行划分，有利于考察并比较不同地区高等医学教育的供求状况与发展水平。在医疗卫生人才培养中，医学院校的分布与地区经济实力有着极为密切的联系。国际医学教育专家委员会的研究发现，根据每千万人口医学院数判断，在全球范围内医学院分布最为充足的地区是西欧、北非、中东以及拉丁美洲和加勒比地区国家，撒哈拉以南非洲地区和部分东南亚地区则学校数量较少。国家之间医学院校的分布也严重失衡，并不与国家人口规模或疾病负担大小相匹配。印度、中国、巴西和美国四个国家所拥有的医学院数量均超过 150 家，四国之和占全球医学院总数的 35% 以上。与此同时，有 31 个国家没有医学院，其中 9 个国家位于撒哈拉以南非洲地区 [4]。

在我国大陆除港澳台之外，31 个省级行政区依据社会经济发展情况被划分为东部、中部、西部三个地区。其中，东部地区包括北京、天津、河北、辽宁、上海、江苏、浙江、福建、山东、广东和海南 11 个省份；中部地区包括山西、吉林、黑龙江、安徽、江西、河南、湖北、湖南 8 个省份；西部地区包括四川、重庆、贵州、云南、西藏、陕西、甘肃、青海、宁夏、新疆、广西、内蒙古 12 个省份。与世界整体布局类似，我国高等医学院校主要分布在经济较为发达的东部地区，与各区域的实际卫生需求并不匹配。2009 年，东部地区医学类院校占全国的 44%，中部地区占 32%，西部地区占 24%[9]。

（二）专业分布

高等教育的专业分布是高等教育宏观结构体系的核心内容之一。专业划分与设置问题是研究高等教育宏观结构问题的微观基础。在专业划分与设置中，既要适应社会、经济、政治、科技、文化等要素发展的需要与趋势，又要遵循人才培养成长的客观规律，其实质是通才教育与专才教育的问题。

由于受政治、经济和文化等诸多因素的影响，我国的高校专业设置随着社会的发展曾经历了几次大的变化。与培养各类医疗卫生人才的需求变化相适应，我国高等医学教育的专业划分也经过多次调整，处于不断细化与充实的过程中。在新中国成立初期，本科专业仅有医疗、口腔、卫生和药学 4 种；1954 年增加到 7 个本科专业（医疗、卫生、口腔、儿科、药学、中医、中药），此后逐步发展到 1987 年的 9 个门类 57 种专业、1993 年的 9 个门类 37 种专业。在 1998 年进行了一次最大规模的调整后，高校专业设置相对稳定和规范，之后每年都会根据社会的需求做微调。在 1998 年版医学类专业目录中，医学门类本科包括 8 大类，16 种专业。2004 年教育部公布的高校专业目录中，医学门类本科专业包括 8 大类，34 种专业。2012 年，医学门类本科下设 11 大类，44 种专业；医学门类专科（高职）包括 5 大类，36 种专业。目前，医学学科门类包括基础医学类、临床医学类、口腔医学类、公共卫生与预防医学类、中医学类、药学类、中药学类、中西医结合类、法医学类、医学技术类、护理类 11 个大类。其中，临床医学是高等医学教育中的核心学科之一，包括临床医学、麻醉学、医学影像学、眼视光医学、精神医学、放射医学 6 个二级学科门类，以及内科学、儿科学、神经病学、精神病与精神卫生学、皮肤病与性病学、影像医学与核医学、临床检验诊断学、外科学、妇产科学、眼科学、耳鼻咽喉科学、肿瘤学、康复医学与理疗学、运动医学、麻醉学、急诊医学、全科医学、重症医学、临床病理学、医学信息学 20 个三级学科门类。

我国医学专业种类的发展和结构调整为满足不同时期社会对各类医疗卫生人才的需求起到了积极的保障作用，但也存在过度专科化倾向。与社会需求相比较，医疗卫生人才培养存在过剩和短缺并存的局面。临床医学等传统专业招生规模过大，导致较为严重的结构性失业问题[56]。此外，医学院校长期以来过度注重专科医生的培养，全科医生培养的有效机制尚待进一步完善[57]。康复治疗、社区护理等专业人员培养缺失或招生明显不足。老年医疗护理人才的培养严重滞后，难以应对老龄化社会所带来的严峻挑战[58]。

（三）办学主体

高等医学教育的办学主体可以是国家、部门、地区、单位、集体、社团，乃至个人。在国际上，医学院校的主要区别在于它们的公有或私有属性，许多机构介于两者之间。多数国家的公立医学院校由中央政府相关部门管理，如教育部或原国家卫生和计划生育委员会（现称国家卫生健康委员会）。在一些州（省）政府自主权较大的国家，州（省）政府的某一部门也可能负责其监管工作。

1998 年，国家提出允许创立民办高校。自此以后，我国医学类院校在产权性质上可分为公立和民办两种类型。其中，公立医学类院校长期以来是我国高等医学教育的主体，民办院校近几年发展较为迅速，但仍然处于从属地位。公立医学院校的行政主管部门或举办者主要分为中央、省和地级市 3 个等级。在中央层面，主要有教育部、原国家卫生和计划生育委员会（现称国家卫生健康委员会）、国家民族事务委员会、国务院侨务办公室等。随着国家行政体制改革调整和院校合并，绝大多数重点医学院校合并进入综合性大学，办学主体也相应发生由原国家卫生和计划生育委员会转变为教育部的重大变化。就独立设置的医药院校而言，2012 年直属于教育部和原国家卫生和计划生育委员会的仅有 3 所。其中，北京中医药大学和中国药科大学由教育部直属，北京协和医科大学则仍然直属于原国家卫生和计划生育委员会。在全国范围内，我国医学类院校的行政归属以地方教育部门和地方非教育部门为主，这种隶属关系使各省医学院校对地方经济的依赖性越来越强[9]。

二、地域分布

（一）医学类院校

1．不同地区医学类院校数及变化情况 从表 3-1 可见，1998—2012 年不同地区举办高等医学教育院校的绝对数均逐步增加，东部地区 2012 年举办高等医学教育的院校数量是 1998 年的 2.9 倍，中部地区是 3.3 倍，西部地区是 3.4 倍。虽然中部、西部地区医学类院校数的增长速度高于东部地区，但 2012 年东部地区医学类院校数（261 所）仍明显高于中部地区（195 所）和西部地区（134 所）。

图 3-1 显示，1998—2012 年不同地区医学类院校的绝对数量均逐步增加。从历年情况看，东部地区医学类院校数量均高于中部地区和西部地区，西部地区医学类院校数量在三类地区中最少。2002 年以前，不同地区医学类院校的增速基本一致；2002—2007 年，东部地区医学类院校的增速略高于中部地区和西部地区，与后两类地区的差距有拉大之势；2007 年以后，三类地区在医学类院校数量上的差距有缩小之势。2012 年，全国设置医学类院校最少的 4 个省级行政区分别为宁夏回族自治区（2 所，分别是宁夏师范学院和宁夏医科大学）、海南省（2 所，海南医学

院和海南大学）、青海省（3 所，青海卫生职业技术学院、青海民族大学和青海大学）、西藏自治区（3 所，西藏大学、西藏民族学院和西藏藏医学院），其中有三个省级行政区位于西部地区。

表 3-1　1998—2012 年中国不同地区医学类院校数（单位：所）

年份	东部	中部	西部	合计
1998	90	59	40	189
1999	101	68	40	209
2000	125	87	52	264
2001	133	96	57	286
2002	144	110	61	315
2003	189	122	79	390
2004	210	149	93	452
2005	225	151	94	470
2006	227	158	102	487
2007	237	166	114	517
2008	238	164	113	515
2009	239	164	118	521
2010	246	171	122	539
2011	256	184	130	570
2012	261	195	134	590

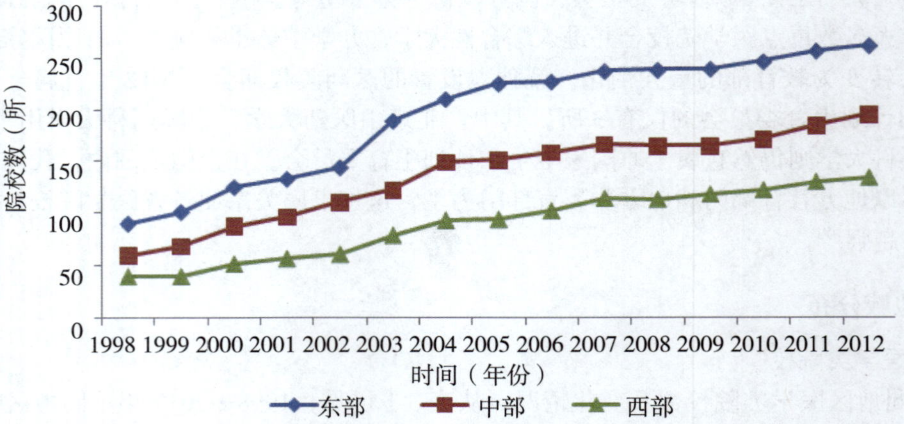

图 3-1　1998—2012 年中国不同地区举办高等医学教育的院校数

表 3-2 显示，1998—2012 年，各省医学类院校数逐年增加，其中山东省医学类院校数增加了 30 所，增速较快；其余增速较快的省份有河北、浙江、安徽、河南、湖北、湖南和陕西，这其中仅有陕西省位于西部地区。而西藏在这十几年中医学类院校数变化幅度很小，在 3 ~ 5 所之间浮动，西部的大部分省份增速均较慢。

图 3-2 显示，截至 2012 年，湖北和山东医学类院校数量最多，达到 41 所；最少的是海南和宁夏，仅为 2 所。此外，达到 30 所以上医学类院校的省份包括河北、江苏、浙江、河南和陕西，其中前三个省份位于东部地区，后两个省份位于中部；10 所以下的省份及直辖市有广西、重庆、西藏、甘肃以及青海，主要集中在西部地区。

表 3-2　1998—2012 年中国不同省份医学类院校数（单位：所）

省份	1998	1999	2000	2001	2002	2003	2004	2005	2006	2007	2008	2009	2010	2011	2012	变化值
北京	11	12	10	9	13	14	15	16	15	17	16	16	16	17	18	7
天津	4	4	5	5	6	6	8	10	10	10	10	12	12	12	13	9
河北	7	8	13	12	15	22	24	21	22	23	25	27	29	31	31	24
山西	5	5	6	7	7	8	10	11	12	14	14	13	13	13	14	9
内蒙古	4	5	6	7	6	8	7	8	8	8	9	10	11	12	12	8
辽宁	11	12	13	12	13	20	21	19	20	22	22	22	24	23	24	13
吉林	6	7	8	8	11	11	11	13	14	14	15	15	16	17	17	11
黑龙江	7	8	10	9	9	7	14	10	11	12	12	12	14	14	14	7
上海	6	8	7	10	10	11	12	13	15	16	17	17	19	22	21	15
江苏	16	17	18	20	22	28	28	36	34	34	33	34	34	36	36	20
浙江	5	6	13	18	18	24	27	29	29	30	30	30	30	30	31	26
安徽	5	7	11	15	16	17	17	17	19	20	21	21	24	25	29	24
福建	4	5	6	5	6	13	14	14	14	14	13	14	14	12	13	9
江西	8	8	8	8	9	10	14	15	16	16	16	16	16	17	18	10
山东	11	13	19	20	20	28	31	35	39	40	42	36	36	41	41	30
河南	6	7	7	14	16	17	22	22	20	21	22	22	24	31	33	27
湖北	17	19	24	22	27	32	38	38	40	42	39	39	39	41	41	24
湖南	5	7	13	13	15	20	23	25	26	27	25	26	25	26	29	24
广东	10	10	12	13	13	14	21	23	22	24	23	24	24	24	24	14
广西	4	5	8	8	6	7	7	7	6	6	6	6	7	7	7	3
海南	1	1	1	1	2	2	2	2	1	1	1	1	1	1	2	1
重庆	2	2	5	6	5	7	7	5	7	8	7	8	8	8	8	6
四川	7	7	10	10	11	13	15	16	18	18	17	17	17	17	18	11
贵州	4	4	5	6	8	8	13	13	14	16	16	16	16	18	19	15
云南	3	3	3	4	5	9	10	7	10	12	12	13	15	18	21	18
西藏	3	3	4	3	3	3	3	4	4	5	4	4	4	4	3	0
陕西	4	6	9	11	12	14	18	21	22	27	28	30	30	30	30	26
甘肃	5	4	4	3	3	5	6	7	6	7	7	7	7	8	8	3
青海	1	1	1	1	2	3	3	3	3	3	3	3	3	3	3	2
宁夏	1	1	1	2	1	2	2	2	2	2	2	2	2	2	2	1
新疆	6	4	4	4	5	7	9	8	8	8	8	8	9	10	10	4

如表 3-3 所示，1998—2012 年全国及东中西部地区每千万人口医学类院校数量基本上呈逐年增加趋势。与 1998 年相比，2012 年东部地区每千万人口医学类院校数增加了 2.85 所，中部地区增加了 3.17 所，西部地区增加了 2.52 所，全国增加了 2.86 所。从历年情况看，东部地区每千万人口医学类院校数均高于中部地区和西部地区，中部地区则均高于西部地区。1998 年，西部地区每千万人口医学类院校数比东部和中部地区分别少 0.84 所和 0.29 所，到 2012 年此差距分别扩大到 1.16 所和 0.94 所。

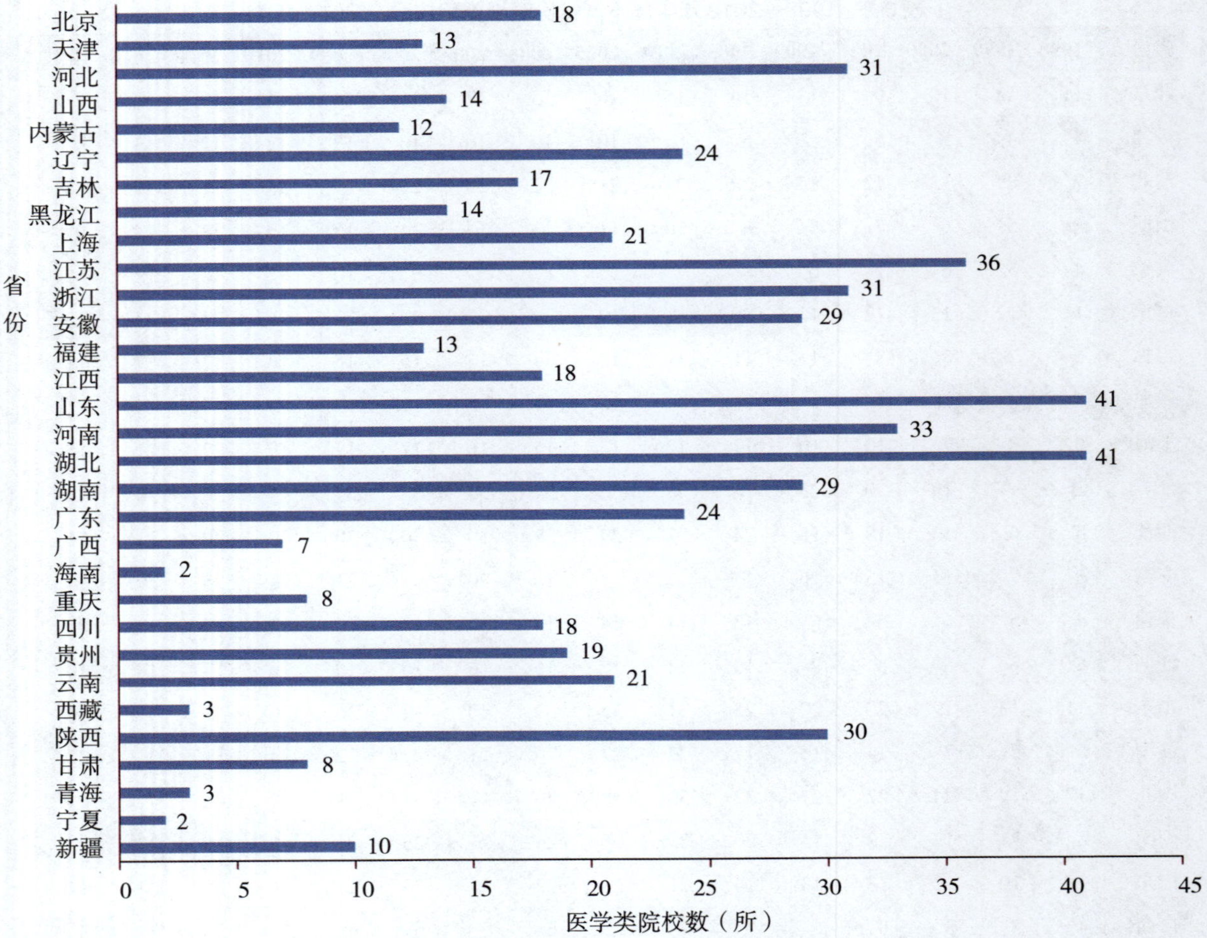

图 3-2　2012 年中国不同省份医学类院校数

表 3-3　1998—2012 年中国不同地区每千万人口医学类院校数（单位：所）

年份	东部	中部	西部	合计
1998	2.00	1.45	1.16	1.56
1999	2.23	1.66	1.15	1.71
2000	2.73	2.10	1.48	2.14
2001	2.89	2.30	1.60	2.29
2002	3.10	2.48	1.82	2.50
2003	3.85	2.94	2.22	3.01
2004	4.28	3.56	2.61	3.54
2005	4.55	3.59	2.63	3.66
2006	4.55	3.74	2.83	3.77
2007	4.70	3.91	3.16	3.98
2008	4.67	3.93	3.15	3.94
2009	4.62	3.92	3.28	3.96
2010	4.69	4.09	3.38	4.08
2011	4.81	4.38	3.59	4.29
2012	4.84	4.62	3.68	4.42

图 3-3 显示，1998—2012 年不同地区每千万人口医学类院校数量均呈上升之势。其中，1998—2005 年，各地区每千万人口医学类院校数的增速最为明显；2005 年以后，各地区的增速趋于平缓。东部地区每千万人口医学类院校数虽高于中部地区，但近年来两者差距不断缩小，至 2012 年已相差很小。西部地区每千万人口医学类院校数量长年低于东部和中部地区，并且与两类地区的差距有扩大之势。

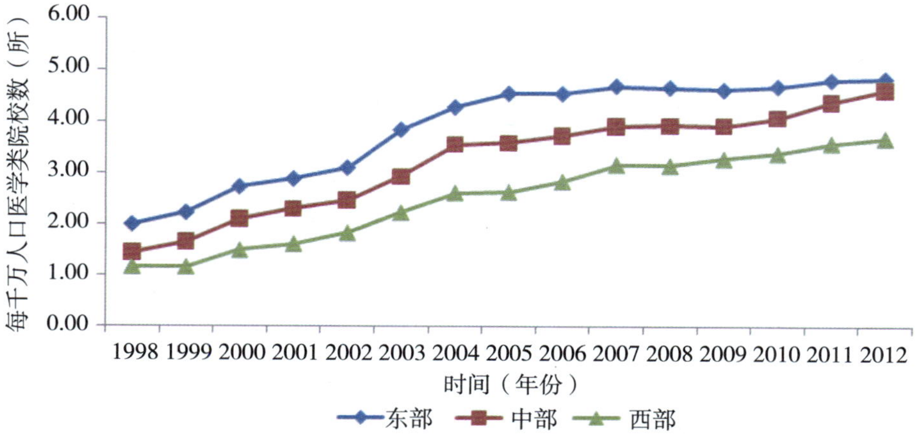

图 3-3 1998—2012 年中国不同地区每千万人口医学类院校数

表 3-4 显示，1998—2012 年中国各省份每千万人口医学类院校数变化情况不同。多数省份每千万人口医学类院校数有所增加，增加最多的是陕西，增幅为 6.88 所 / 千万人口；但也有少部分地区，如西藏，从 1998 年的 11.90 所下降为 9.74 所，下降了 2.16 所 / 千万人口，北京也略有下降，降幅为 0.13 所 / 千万人口。

表 3-4 1998—2012 年中国分省份每千万人口医学类院校数（单位：所）

省份	1998	1999	2000	2001	2002	2003	2004	2005	2006	2007	2008	2009	2010	2011	2012	变化值
北京	8.83	9.55	7.33	6.50	9.14	9.62	10.05	10.40	9.37	10.14	9.03	8.60	8.15	8.42	8.70	−0.13
天津	4.18	4.17	5.00	4.98	5.96	5.93	7.81	9.59	9.30	8.97	8.50	9.77	9.24	8.86	9.20	5.02
河北	1.07	1.21	1.95	1.79	2.23	3.25	3.52	3.07	3.19	3.31	3.58	3.84	4.03	4.28	4.25	3.19
山西	1.58	1.56	1.85	2.14	2.13	2.41	3.00	3.28	3.56	4.13	4.10	3.79	3.64	3.62	3.88	2.30
内蒙古	1.71	2.12	2.53	2.94	2.52	3.35	2.93	3.33	3.31	3.29	3.68	4.07	4.45	4.83	4.82	3.11
辽宁	2.65	2.88	3.11	2.86	3.09	4.75	4.98	4.50	4.68	5.12	5.10	5.07	5.49	5.25	5.47	2.82
吉林	2.27	2.63	2.98	2.97	4.08	4.07	4.06	4.79	5.14	5.13	5.49	5.47	5.82	6.18	6.18	3.91
黑龙江	1.86	2.11	2.63	2.36	2.36	1.83	3.67	2.62	2.88	3.14	3.14	3.14	3.65	3.65	3.65	1.80
上海	4.10	5.43	4.35	6.00	5.84	6.23	6.54	6.88	7.64	7.75	7.94	7.69	8.25	9.37	8.82	4.73
江苏	2.23	2.36	2.46	2.72	2.97	3.75	3.72	4.74	4.44	4.40	4.25	4.35	4.32	4.56	4.55	2.32
浙江	1.12	1.34	2.78	3.81	3.77	4.94	5.48	5.81	5.72	5.82	5.76	5.69	5.51	5.49	5.66	4.54
安徽	0.81	1.12	1.81	2.45	2.60	2.76	2.73	2.78	3.11	3.27	3.42	3.43	4.03	4.19	4.84	4.03
福建	1.21	1.51	1.76	1.45	1.73	3.71	3.97	3.94	3.91	3.88	3.57	3.82	3.79	3.23	3.47	2.26
江西	1.91	1.89	1.93	1.91	2.13	2.35	3.27	3.48	3.69	3.66	3.64	3.61	3.59	3.79	4.00	2.09
山东	1.24	1.46	2.11	2.21	2.20	3.07	3.38	3.78	4.19	4.27	4.46	3.80	3.75	4.25	4.23	2.99
河南	0.64	0.75	0.74	1.47	1.66	1.76	2.26	2.35	2.13	2.24	2.33	2.32	2.55	3.30	3.51	2.86

续表

省份	1998	1999	2000	2001	2002	2003	2004	2005	2006	2007	2008	2009	2010	2011	2012	变化值
湖北	2.88	3.20	4.25	3.89	4.76	5.63	6.67	6.65	7.03	7.37	6.83	6.82	6.81	7.12	7.09	4.22
湖南	0.77	1.07	1.98	1.97	2.26	3.00	3.43	3.95	4.10	4.25	3.92	4.06	3.81	3.94	4.37	3.60
广东	1.40	1.38	1.39	1.49	1.47	1.56	2.30	2.50	2.33	2.48	2.32	2.37	2.30	2.28	2.27	0.87
广西	0.86	1.06	1.68	1.67	1.24	1.44	1.43	1.50	1.27	1.26	1.25	1.24	1.52	1.51	1.50	0.64
海南	1.33	1.31	1.27	1.26	2.49	2.47	2.44	2.42	1.20	1.18	1.17	1.16	1.15	1.14	2.25	0.93
重庆	0.65	0.65	1.76	2.12	1.78	2.50	2.51	1.79	2.49	2.84	2.47	2.80	2.77	2.74	2.72	2.06
四川	0.82	0.82	1.20	1.23	1.36	1.59	1.85	1.95	2.20	2.21	2.09	2.08	2.11	2.11	2.23	1.40
贵州	1.09	1.08	1.33	1.58	2.08	2.07	3.33	3.49	3.79	4.41	4.45	4.52	4.60	5.19	5.45	4.36
云南	0.72	0.72	0.71	0.93	1.15	2.06	2.27	1.57	2.23	2.66	2.64	2.84	3.26	3.89	4.51	3.78
西藏	11.90	11.72	15.50	11.36	11.19	11.03	10.87	14.29	14.04	17.30	13.70	13.51	13.33	13.20	9.74	−2.16
陕西	1.11	1.66	2.47	3.01	3.28	3.81	4.89	5.69	5.95	7.28	7.53	8.05	8.03	8.01	7.99	6.88
甘肃	1.98	1.57	1.59	1.19	1.19	1.97	2.36	2.75	2.36	2.75	2.74	2.74	2.73	3.12	3.10	1.12
青海	1.99	1.96	1.93	1.91	3.78	5.62	5.57	5.52	5.47	5.43	5.42	5.39	5.33	5.28	5.24	3.25
宁夏	1.86	1.84	1.81	3.55	1.75	3.45	3.40	3.36	3.31	3.28	3.24	3.20	3.16	3.13	3.09	1.23
新疆	3.43	2.25	2.16	2.13	2.62	3.62	4.58	3.98	3.90	3.82	3.75	3.71	4.12	4.53	4.48	1.04

图 3-4 显示，截至 2012 年，每千万人口医学类院校数最多的省份仍为西藏，这与西藏地区

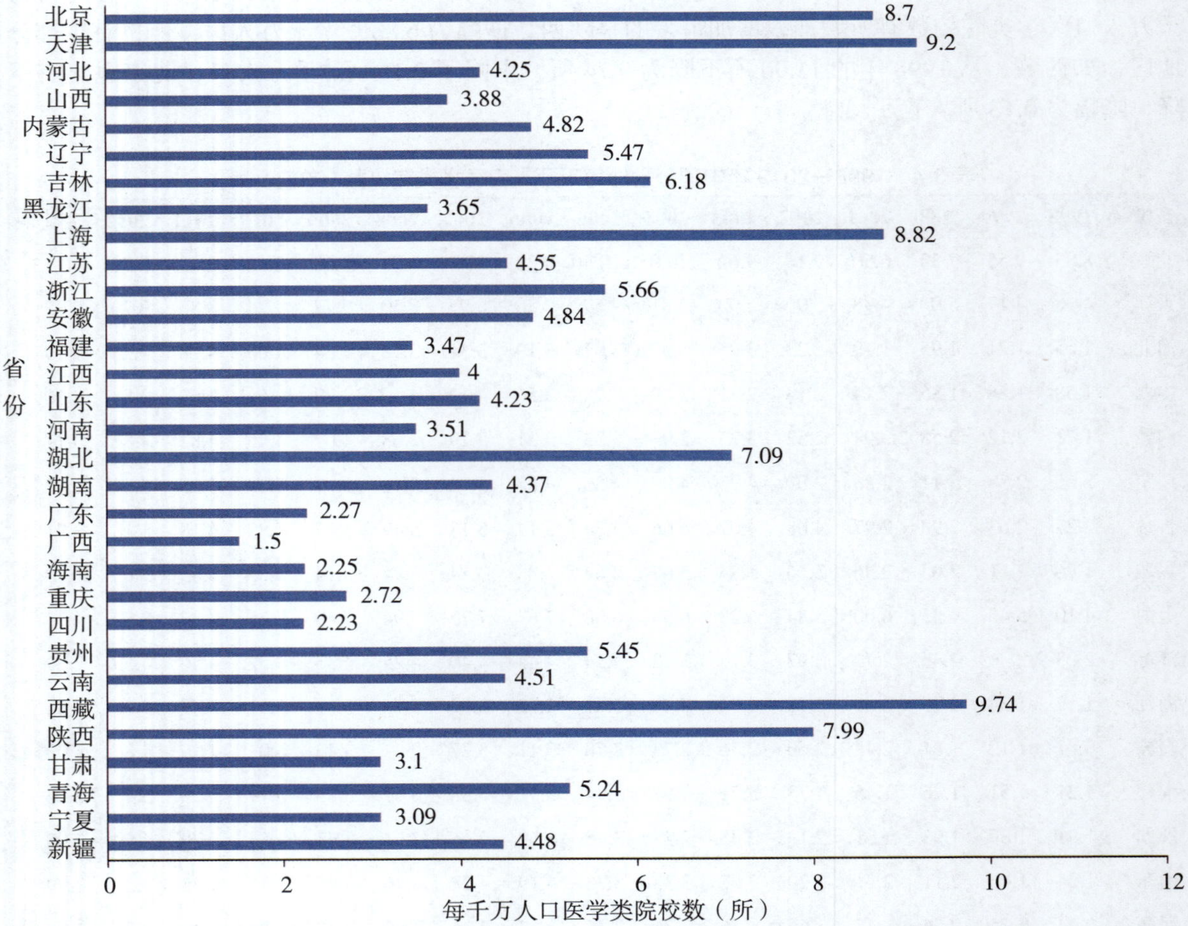

图 3-4　2012 年中国分省份每千万人口医学类院校数

人口稀少有一定的关系；天津、北京和上海每千万人口医学类院校数也较多；最低的省份是广西，仅为 1.50 所。各省份每千万人口医学类院校数差距仍然较大。

从表 3-5 可见，1998—2012 年，全国设有临床医学专业的院校数由 133 所增加至 268 所，增加了 1.02 倍。其中，东部地区设有临床医学专业的院校数由 62 所增加至 119 所，增长了 0.91 倍；中部地区由 43 所增加至 85 所，增长了 0.97 倍，西部地区由 28 所增加至 64 所，增加了 1.29 倍。因此，西部设有临床医学专业的院校数增加最为明显，中部其次。然而，医学院校数的增加并不一定直接导致当地地区的卫生人力资源的增加，卫生人力资源的流动方向主要是从不发达地区流向发达地区，基层医疗卫生机构流向高水平医疗卫生机构。

表 3-5　1998—2012 年中国不同地区设有临床医学专业的院校数（单位：所）

年份	东部	中部	西部	合计
1998	62	43	28	133
1999	65	48	26	139
2000	78	63	35	176
2001	93	68	41	202
2002	90	75	37	202
2003	119	82	44	245
2004	130	98	54	282
2005	120	93	48	261
2006	121	91	55	267
2007	122	91	58	271
2008	122	90	58	270
2009	117	89	62	268
2010	117	88	63	268
2011	119	88	62	269
2012	119	85	64	268

图 3-5 显示，1998—2012 年，不同地区设有临床医学专业的医学院校数成波动增长趋势，其中东部地区和西部地区设有临床医学专业的院校数在 1998—2004 年呈波动上升趋势，2002 年有

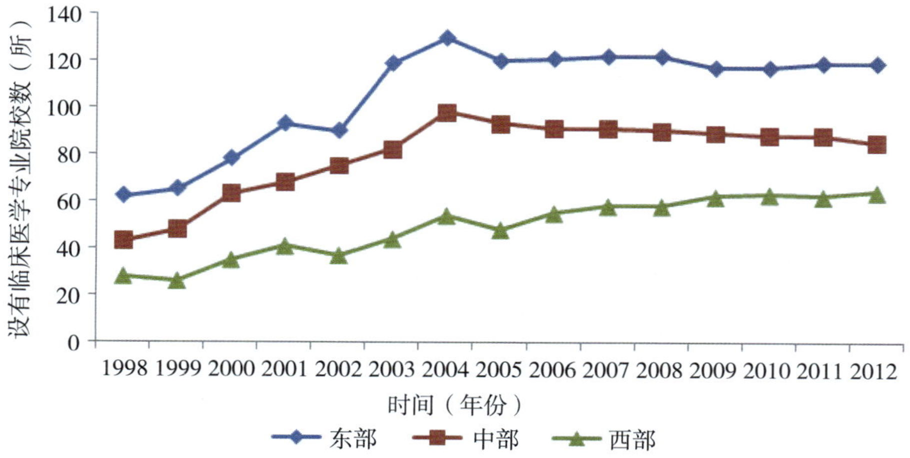

图 3-5　1998—2012 年中国不同地区设有临床医学专业的院校数

所下降。2004—2012 年，东部和中部地区设有临床医学专业的院校数小幅平缓下降，西部地区设有临床医学专业的院校数则缓慢增加。

表 3-6 所示，1998—2012 年各省份设有临床医学专业的院校数或有所增加或保持不变，其中浙江省增加了 14 所，湖北和湖南各增加了 11 所，增速较快。而江西、海南和新疆临床医学专业院校数基本保持不变。

表 3-6　1998—2012 年中国不同省份设有临床医学专业的院校数（单位：所）

省份	1998	1999	2000	2001	2002	2003	2004	2005	2006	2007	2008	2009	2010	2011	2012	变化值
北京	5	4	4	4	5	5	5	5	4	5	5	5	5	6	6	1
天津	2	2	3	3	3	3	6	6	6	6	6	6	6	6	6	4
河北	5	5	6	8	9	13	14	13	13	13	13	14	12	12	12	7
山西	3	3	4	5	4	3	5	7	6	6	5	6	6	5	4	1
内蒙古	4	4	4	4	4	3	4	5	4	4	4	5	5	5	5	1
辽宁	6	6	6	7	7	11	11	11	11	10	10	10	10	11	11	5
吉林	4	4	5	6	6	6	7	8	8	8	8	8	7	7	7	3
黑龙江	5	5	7	6	4	4	6	6	7	7	7	7	7	7	8	3
上海	4	5	4	7	8	8	7	5	6	7	7	7	7	6	6	2
江苏	13	13	13	13	11	14	16	15	15	16	15	13	14	14	14	1
浙江	4	5	11	14	14	17	20	17	17	17	17	17	18	18	18	14
安徽	4	6	8	9	10	10	11	11	8	7	8	8	8	8	8	4
福建	3	3	3	5	5	12	10	9	8	8	9	9	9	8	8	5
江西	7	7	6	6	6	6	8	6	6	6	6	6	7	7	7	0
山东	8	9	11	13	13	19	20	18	21	20	21	16	16	18	17	9
河南	4	4	5	6	9	10	15	12	13	13	14	13	13	13	13	9
湖北	11	13	17	19	23	27	29	27	26	26	24	24	24	23	22	11
湖南	5	6	11	11	13	16	17	16	17	18	18	17	16	16	16	11
广东	6	6	9	11	9	9	14	13	13	13	13	14	14	14	14	8
广西	3	4	6	7	5	6	7	7	6	6	6	5	5	5	6	3
海南	1	1	1	1	1	1	1	1	1	1	1	1	1	1	1	0
重庆	1	1	2	3	1	2	2	1	3	3	3	3	3	3	3	2
四川	6	5	7	8	7	9	9	9	10	10	10	10	10	10	11	5
贵州	3	3	4	5	4	5	8	6	7	7	7	8	7	9	9	6
云南	3	3	3	4	3	5	5	4	7	8	8	8	9	8	10	7
西藏	1	1	2	2	2	2	2	2	2	2	2	3	3	2	2	1
陕西	3	3	6	7	8	7	10	8	9	11	11	12	13	12	12	9
甘肃	2	2	2	2	3	5	5	5	5	5	5	5	5	5	5	3
青海	1	1	1	1	1	2	2	2	2	2	2	2	2	2	2	1
宁夏	1	1	1	2	1	1	1	2	2	2	2	2	2	2	2	1
新疆	3	2	3	3	3	3	5	4	4	4	4	4	4	4	3	0

图 3-6 显示，2012 年湖北省为设有临床医学专业院校数最多的省份，为 22 所；海南省仅有 1 所设有临床医学专业的院校。山东省虽然是设有医学类院校数较多的省份之一，但是设有临床

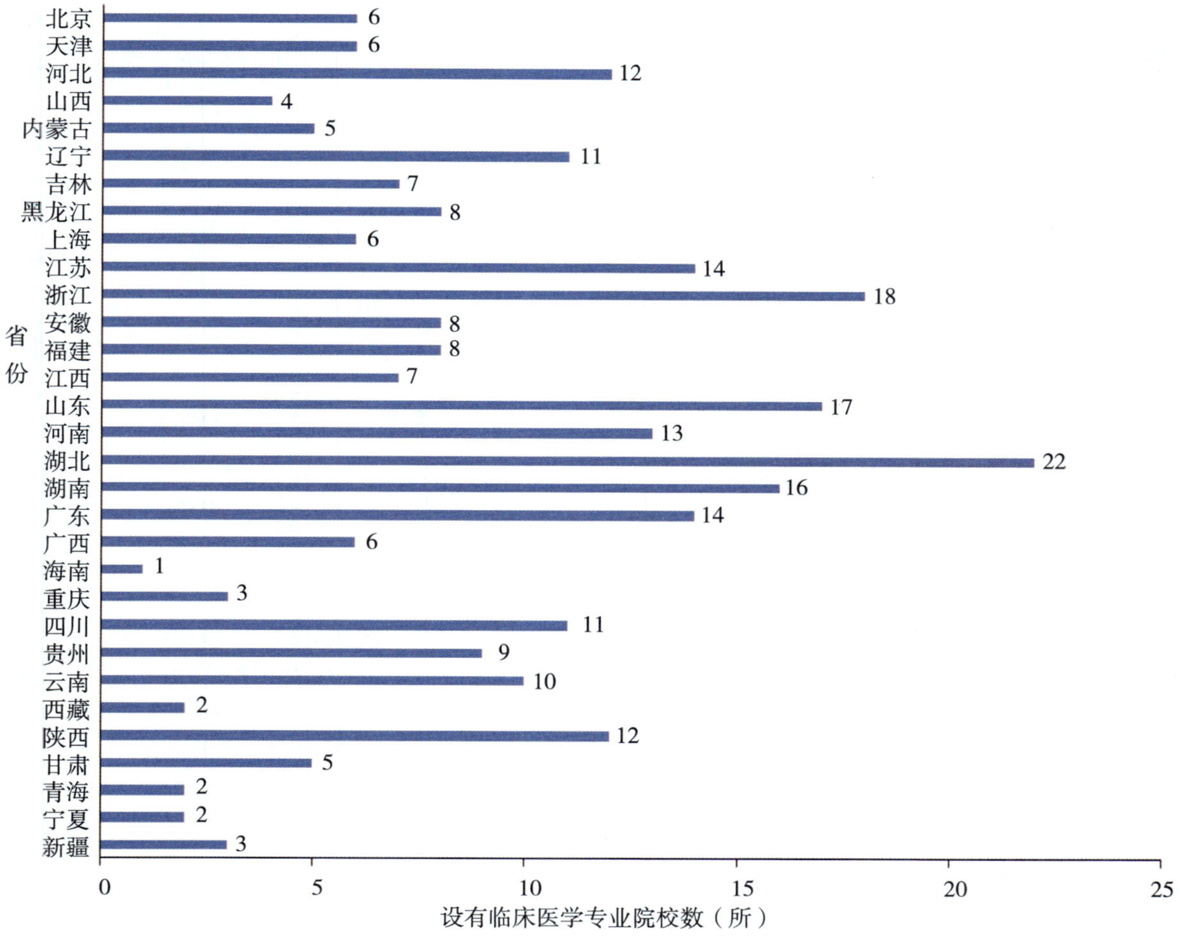

图 3-6 2012 年中国不同省份设有临床医学专业的院校数

医学专业的院校仅有 17 所，占其省份全部医学院校的 41.46%。临床医学专业毕业的医学生才是未来医生的重要组成，但是目前我国多数省份设有临床医学专业的院校数都不到其省份医学类院校数的一半，这一现象值得我们深思。

如表 3-7 所示，1998—2012 年，全国每千万人口开设临床医学专业的院校数由 1.07 所增至 1.98 所，增长了 85.74%。其中，东部地区每千万人口开设临床医学专业的院校数由 1.35 所增至 2.13 所，增长了 58.3%；中部地区由 1.03 所增至 2.00 所，增长了 93.85%；西部地区由 0.79 所增至 1.76 所，增长了 1.23 倍。由此可见，西部每千万人口开设临床医学专业的院校数增加最为明显，中部其次。相关统计数据显示，1998—2012 年我国东部地区人口由 46064 万人增加至 55850 万人，增长了 21.24%；中部地区人口由 41688 万人增加至 42511 万人，增长了 1.91%，西部地区由 35530 万人增加至 36428 万人，增长了 2.53%。因此，西部和中部每千万人口开设临床医学专业院校数增幅之所以高于东部，可能主要是这两个地区人口增幅远低于东部造成的。

表 3-7 1998—2012 年中国不同地区每千万人口开设临床医学专业的院校数（单位：所）

年份	东部	中部	西部	全国
1998	1.35	1.03	0.79	1.07
1999	1.40	1.08	0.78	1.10
2000	1.59	1.52	0.99	1.36
2001	1.90	1.62	1.15	1.58

续表

年份	东部	中部	西部	全国
2002	1.82	1.78	1.03	1.57
2003	2.38	1.94	1.22	1.90
2004	2.58	2.31	1.50	2.17
2005	2.36	2.23	1.34	2.00
2006	2.34	2.18	1.53	2.03
2007	2.33	2.17	1.61	2.05
2008	2.29	2.14	1.60	2.03
2009	2.17	2.11	1.70	2.01
2010	2.13	2.08	1.75	2.00
2011	2.15	2.08	1.71	2.00
2012	2.13	2.00	1.76	1.98

图 3-7 显示，1998—2012 年东部地区和中部地区每千万人口开设临床医学专业的院校数先快速增加后缓慢下降，2004 年达到最高点，两类地区分别为 2.58 所和 2.31 所。西部地区每千万人口开设临床医学专业的院校数则呈现波动增长趋势，分别于 2002 年和 2005 年有下所降，2003 年和 2004 年则呈现高速增长，2006—2012 年呈现缓慢增长。2006 年以后，各地区之间的差距逐年减小。

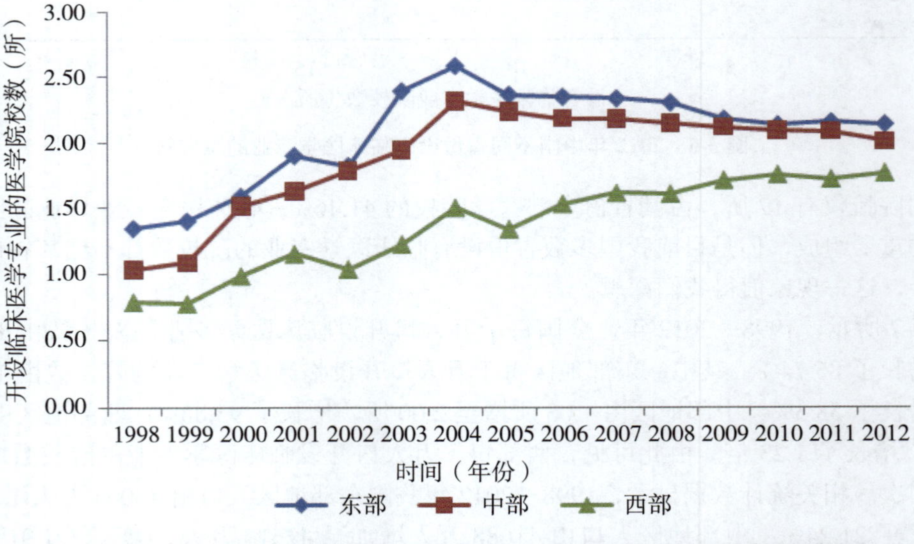

图 3-7　1998—2012 年中国不同地区每千万人口开设临床医学专业的医学院校数

表 3-8 所示，1998—2012 年，各省份每千万人口开设临床医学专业的院校数变化并不大，依旧是西藏增加最明显，增长 2.53 所 / 千万人口，少部分省份每千万人口开设临床医学专业的院校数减少，说明其院校数的增长低于其人口数的增加。

表 3-8　1998—2012 年中国分省份每千万人口开设临床医学专业的院校数（单位：所）

省份	1998	1999	2000	2001	2002	2003	2004	2005	2006	2007	2008	2009	2010	2011	2012	变化值
北京	4.01	3.18	2.93	2.89	3.51	3.43	3.35	3.25	2.50	2.98	2.82	2.69	2.55	2.97	2.90	−1.11
天津	2.09	2.09	3.00	2.99	2.98	2.97	5.86	5.75	5.58	5.38	5.10	4.89	4.62	4.43	4.25	2.16

续表

省份	1998	1999	2000	2001	2002	2003	2004	2005	2006	2007	2008	2009	2010	2011	2012	变化值
河北	0.76	0.76	0.90	1.19	1.34	1.92	2.06	1.90	1.88	1.87	1.86	1.99	1.67	1.66	1.65	0.89
山西	0.95	0.94	1.23	1.53	1.21	0.91	1.50	2.09	1.78	1.77	1.47	1.75	1.68	1.39	1.11	0.16
内蒙古	1.71	1.69	1.69	1.68	1.68	1.26	1.67	2.08	1.66	1.65	1.64	2.03	2.02	2.01	2.01	0.30
辽宁	1.44	1.44	1.43	1.67	1.67	2.61	2.61	2.61	2.58	2.33	2.32	2.30	2.29	2.51	2.51	1.06
吉林	1.51	1.50	1.86	2.23	2.22	2.22	2.58	2.95	2.94	2.93	2.93	2.92	2.55	2.55	2.55	1.03
黑龙江	1.33	1.32	1.84	1.57	1.05	1.05	1.57	1.57	1.83	1.83	1.83	1.83	1.83	1.83	2.09	0.76
上海	2.73	3.39	2.49	4.20	4.67	4.53	3.81	2.65	3.05	3.39	3.27	3.17	3.04	2.56	2.52	–0.21
江苏	1.81	1.80	1.77	1.77	1.49	1.88	2.13	1.98	1.96	2.07	1.93	1.66	1.78	1.77	1.77	–0.04
浙江	0.90	1.12	2.35	2.96	2.93	3.50	4.06	3.41	3.35	3.30	3.26	3.22	3.30	3.29	3.29	2.39
安徽	0.65	0.96	1.31	1.47	1.63	1.62	1.77	1.80	1.31	1.14	1.30	1.30	1.34	1.34	1.34	0.69
福建	0.91	0.90	0.88	1.45	1.44	3.43	2.83	2.53	2.23	2.21	2.47	2.45	2.44	2.15	2.13	1.23
江西	1.67	1.65	1.45	1.43	1.42	1.41	1.87	1.39	1.38	1.37	1.36	1.35	1.57	1.56	1.55	–0.12
山东	0.91	1.01	1.22	1.44	1.43	2.08	2.18	1.95	2.26	2.14	2.23	1.69	1.67	1.87	1.76	0.85
河南	0.43	0.43	0.53	0.63	0.94	1.03	1.54	1.28	1.38	1.39	1.48	1.37	1.38	1.38	1.38	0.95
湖北	1.86	2.19	3.01	3.36	4.06	4.75	5.09	4.73	4.57	4.56	4.20	4.20	4.19	3.99	3.81	1.94
湖南	0.77	0.92	1.68	1.67	1.96	2.40	2.54	2.53	2.68	2.83	2.82	2.65	2.44	2.43	2.41	1.64
广东	0.84	0.83	1.04	1.26	1.02	1.00	1.54	1.41	1.38	1.35	1.31	1.38	1.34	1.33	1.32	0.48
广西	0.64	0.85	1.26	1.46	1.04	1.24	1.43	1.50	1.27	1.26	1.25	1.03	1.08	1.08	1.28	0.64
海南	1.33	1.31	1.27	1.26	1.25	1.23	1.22	1.21	1.20	1.18	1.17	1.16	1.15	1.14	1.13	–0.20
重庆	0.33	0.33	0.70	1.06	0.36	0.71	0.72	0.36	1.07	1.07	1.06	1.05	1.04	1.03	1.02	0.69
四川	0.71	0.58	0.84	0.98	0.86	1.10	1.11	1.10	1.22	1.23	1.23	1.22	1.24	1.24	1.36	0.66
贵州	0.82	0.81	1.06	1.32	1.04	1.29	2.05	1.61	1.90	1.93	1.95	2.26	2.01	2.59	2.58	1.76
云南	0.72	0.72	0.71	0.93	0.69	1.14	1.13	0.90	1.56	1.77	1.76	1.75	1.96	1.73	2.15	1.42
西藏	3.97	3.91	7.75	7.58	7.46	7.35	7.25	7.14	7.02	6.92	6.85	10.14	10.00	6.60	6.49	2.53
陕西	0.83	0.83	1.65	1.92	2.18	1.91	2.72	2.17	2.43	2.97	2.96	3.22	3.48	3.21	3.20	2.36
甘肃	0.79	0.79	0.80	0.79	1.19	1.97	1.97	1.96	1.96	1.96	1.96	1.96	1.95	1.95	1.94	1.15
青海	1.99	1.96	1.93	1.91	1.89	3.75	3.71	3.68	3.65	3.62	3.61	3.59	3.55	3.52	3.49	1.50
宁夏	1.86	1.84	1.81	3.55	1.75	1.72	1.70	3.36	3.31	3.28	3.24	3.20	3.16	3.13	3.09	1.23
新疆	1.72	1.13	1.62	1.60	1.57	1.55	2.55	1.99	1.95	1.91	1.88	1.85	1.83	1.81	1.34	–0.37

图 3-8 显示，截至 2012 年，西藏是每千万人口开设临床医学专业的院校数最多的省市，为 6.49 所 / 千万人口；重庆最少，为 1.02 所 / 千万人口。其余省市每千万人口开设临床医学专业的院校数多集中在 1 ~ 5 所之间，各省相差不明显。

（二）医学类专任教师

如表 3-9 所示，1998—2012 年东部地区医学类专任教师数由 19177 人增加至 48649 人，增长率为 153.68%；中部地区医学类专任教师数由 10888 人增加至 33920 人，增长率为 211.54%；西部地区医学类专任教师数由 7866 人增加至 21644 人，增长率为 175.16%。其中中部地区医学类专任教师数增加最为明显，西部地区其次。2012 年医学类专任教师数东部地区是西部地区的 2.25 倍，中部地区是西部地区的 1.57 倍。东部地区在总数上，全国医学类专任教师数由 37931 人增加至 104213 人，增长率 174.74%。

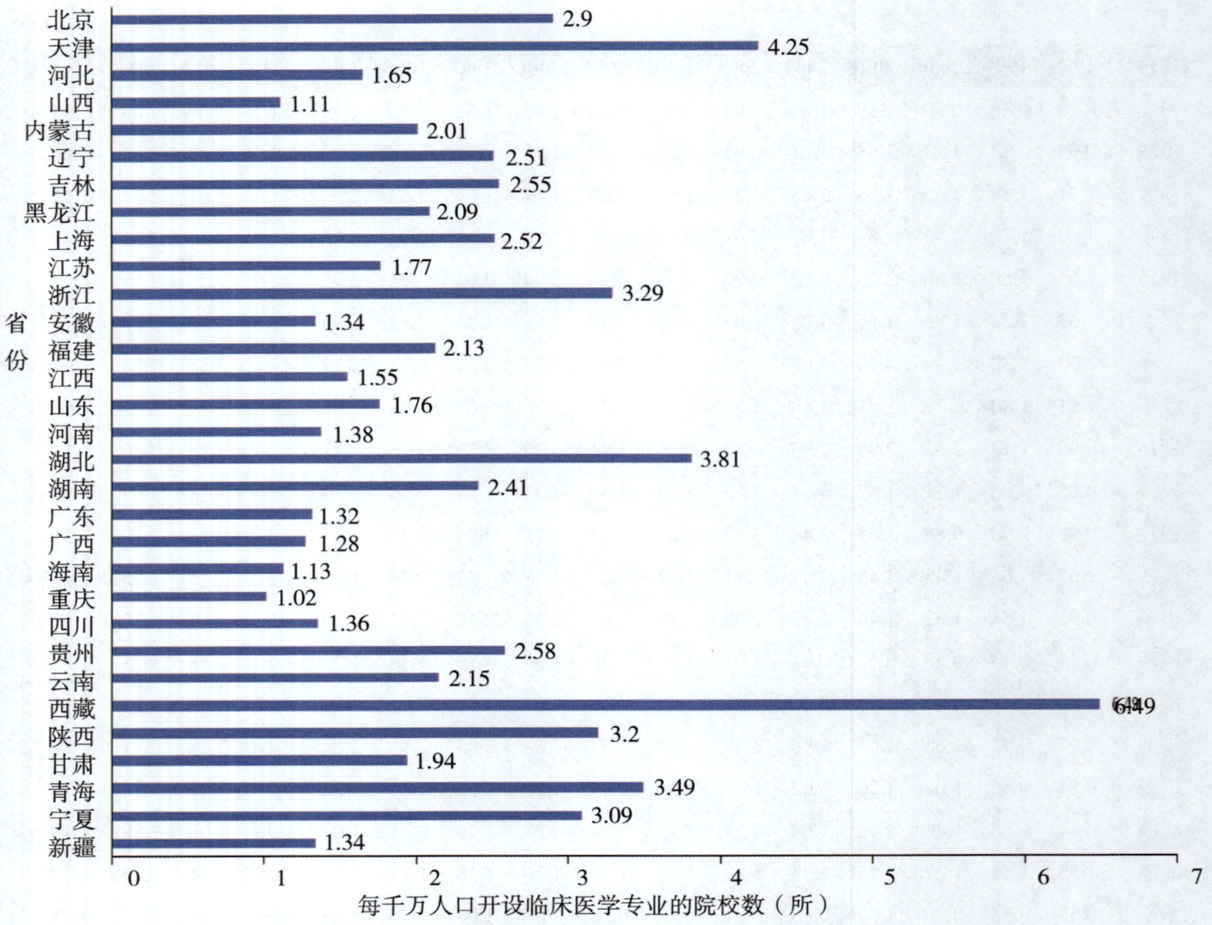

图 3-8　2012 年中国分省份每千万人口开设临床医学专业的院校数

表 3-9　1998—2012 年不同地区医学类专任教师数（单位：人）

年份	东部	中部	西部	合计
1998	19177	10888	7866	37931
1999	17835	10583	7189	35607
2000	17747	11000	7148	35895
2001	18008	11735	7539	37282
2002	18509	13327	8542	40378
2003	23378	15263	9948	48589
2004	28545	20195	11852	60592
2005	31899	22440	12462	66801
2006	34690	24239	14967	73896
2007	37696	25853	15973	79522
2008	39861	26412	17217	83490
2009	41401	27979	18166	87546
2010	43535	29769	19345	92649
2011	46573	32610	20517	99700
2012	48649	33920	21644	104213

图 3-9 显示，1998—2012 年东部、中部和西部地区医学类专任教师数增长速度不一致，不同地区间的差距基本上是逐年增大，东部地区明显多于中部地区，中部地区明显多于西部地区。长此以往，地区间师资数量会产生更大的不平衡。既往研究表明，师资数量与医学教育质量呈正相关关系。各地区间的医学类专任教师数应保持在合理的范围内，避免地区间医学教育发展的不平衡。

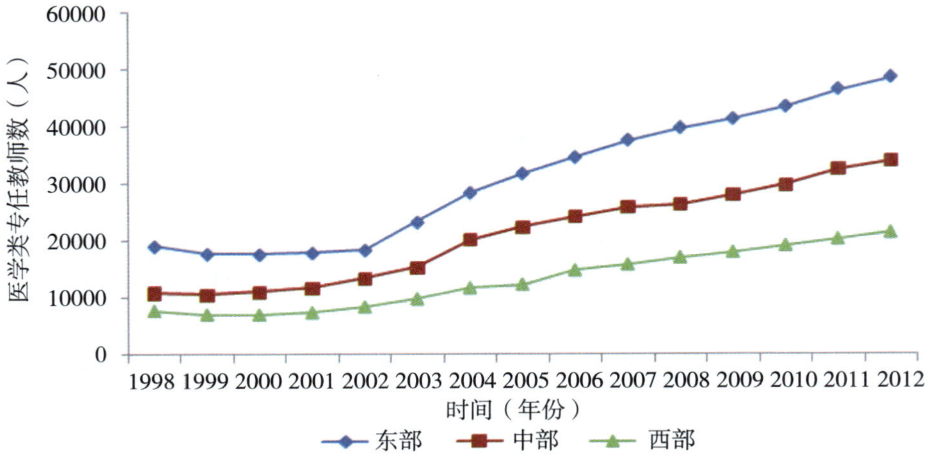

图 3-9　1998—2012 年不同地区医学类专任教师数

表 3-10 显示，除北京市有较为明显的波动外，其余各省份医学类院校的医学类专任教师数逐年增多，各省变化均比较平稳。

表 3-10　1998—2012 年不同省份医学类专任教师数（单位：人）

省份	1998	1999	2000	2001	2002	2003	2004	2005	2006	2007	2008	2009	2010	2011	2012
北京	5775	4850	4432	3570	1749	1770	2566	2493	1912	2172	2335	2395	2517	2752	3063
天津	614	535	540	525	314	829	1325	1500	1836	1581	1665	1290	1794	1893	2023
河北	1422	1398	1384	1668	1840	2830	3512	3686	4278	4599	4652	5162	5864	5970	6495
山西	873	926	989	1106	1374	1594	2076	2296	2477	2825	2727	2787	2730	2657	2584
内蒙古	765	336	310	768	567	722	895	1190	1704	1437	1500	1744	2028	1982	2106
辽宁	1567	1567	1511	1462	1759	2309	2832	2538	2705	2988	3400	3431	3557	3844	4108
吉林	1791	1231	1154	1145	1128	1170	1426	2008	2092	2127	1953	1915	1941	2164	2360
黑龙江	1418	1425	1357	1397	1801	2027	2391	1810	2647	2576	2781	2841	3039	3061	3065
上海	1226	1141	950	941	1075	1656	1266	1269	1410	1619	1908	1966	2082	2320	2194
江苏	2462	2088	2049	2206	2370	2803	3086	3758	3743	4250	4471	4716	4865	5130	5244
浙江	959	998	1259	1546	1786	2087	2497	2530	2892	2885	2882	2957	2991	3018	3308
安徽	857	922	1074	1440	1647	1886	2256	2539	2564	2956	3201	3411	3806	3998	4381
福建	535	524	634	758	798	1050	1155	1447	1614	2135	2312	2535	2433	2573	2937
江西	1117	1009	993	1032	1101	1217	2027	2586	2026	2557	2640	2713	2883	3033	3129
山东	2143	2144	2547	2721	3134	3565	3830	4783	5643	6099	6915	7306	7311	8045	8431
河南	1383	1430	1308	1431	1561	1694	2858	3312	3821	3878	4367	5211	5465	6240	6324
湖北	2285	2381	2568	2426	2657	3472	4598	4523	5031	4773	4760	4775	5303	6012	6164
湖南	1164	1259	1557	1758	2058	2203	2563	3366	3581	4161	3983	4326	4602	5445	5913

续表

省份	1998	1999	2000	2001	2002	2003	2004	2005	2006	2007	2008	2009	2010	2011	2012
广东	1621	1654	1544	1589	2881	3537	4645	5650	6101	6825	6724	6508	7016	7929	7226
广西	765	818	801	908	653	1241	1642	1806	2087	2259	2304	2497	2784	2779	3264
海南	88	97	96	114	150	171	189	230	248	284	293	316	321	320	356
重庆	523	567	524	547	637	774	784	778	1432	1503	1496	1536	1578	1603	1720
四川	1460	1576	1579	1492	1643	2014	2709	3142	3668	3728	3532	3915	4120	4355	4600
贵州	940	926	1001	1155	1674	1780	2244	1966	1962	2472	2577	2594	2696	3245	3395
云南	759	780	748	676	734	867	1054	1358	1535	1738	1945	2047	2027	2364	2618
西藏	83	70	53	77	66	55	74	68	151	149	179	155	163	151	149
陕西	1511	1480	1544	1601	1618	1865	2137	1855	2318	2329	3060	3322	3513	3274	3370
甘肃	524	537	549	292	434	590	618	612	686	783	925	918	975	1003	1100
青海	144	157	153	161	173	206	211	228	237	509	269	284	380	400	402
宁夏	151	152	164	162	163	257	286	307	345	371	361	355	560	573	569
新疆	1006	608	523	608	833	818	827	958	929	1154	1191	1296	1305	1567	1615

图 3-10 显示，2012 年山东省是全国各省份中医学类专任教师数最多的省份，为 8431 人，这

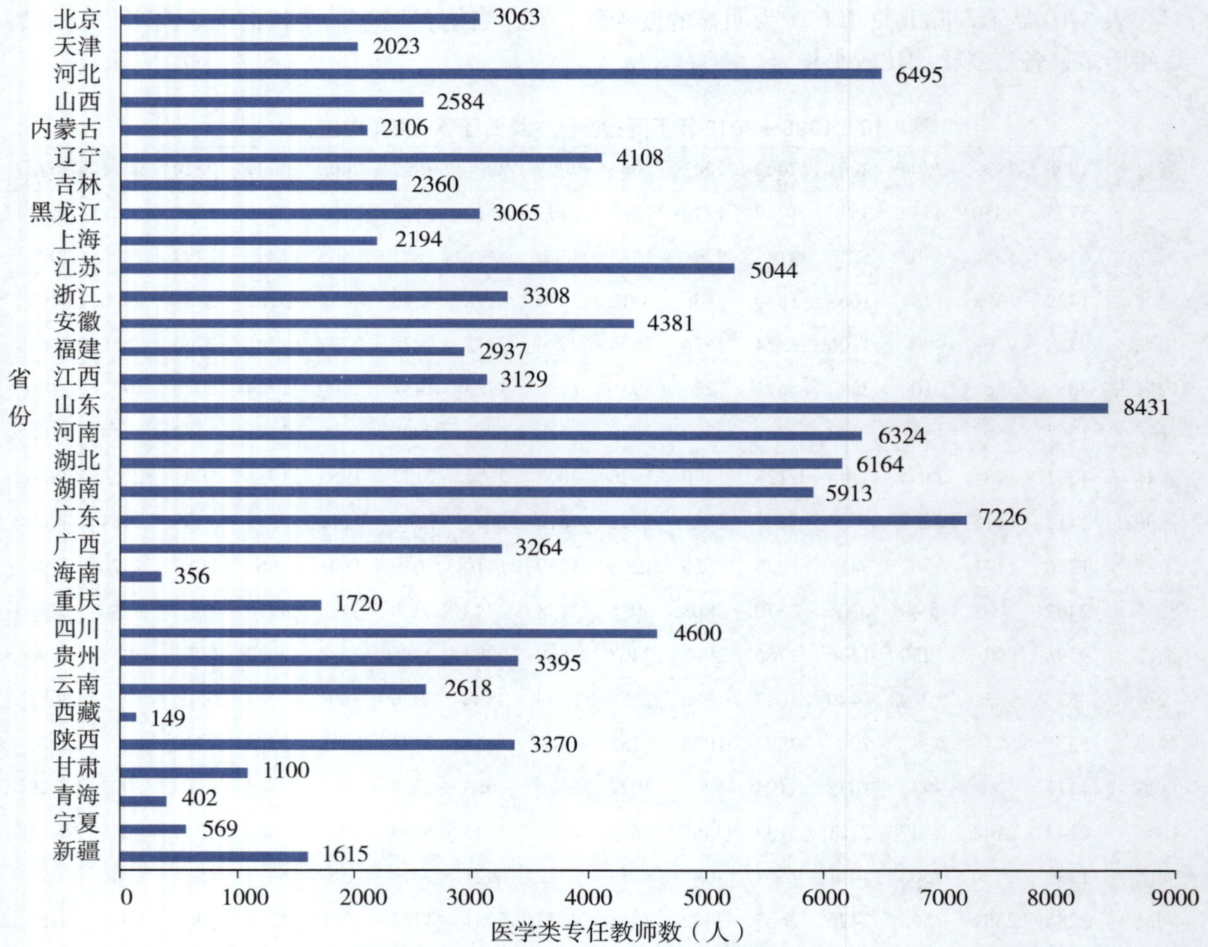

图 3-10　2012 年不同省份医学类专任教师数

与山东省是医学类院校数最多的省份是一致的。西藏虽然其每千万人口医学类院校数是最多的，但是其专任教师仅有 149 人，为全国各省份中最少，说明其师资情况不容乐观。

如表 3-11 所示，在设有临床医学专业的院校中，东部地区医学类专任教师数由 1998 年的 16482 人增加至 2012 年的 41885 人，增加了 1.54 倍；中部地区由 9125 人增加至 27175 人，增加了 1.98 倍；西部地区由 6994 人增加至 18962 人，增加了 1.71 倍。因此，中部地区医学类专任教师数增加最为明显，西部地区其次。在全国范围内，设有临床医学专业院校的医学类专任教师数由 32601 人增加至 88022 人，增加了 1.70 倍。

表 3-11　1998—2012 年不同地区设有临床医学专业院校的医学类专任教师数（单位：人）

年份	东部	中部	西部	合计
1998	16482	9125	6994	32601
1999	16096	9099	6328	31523
2000	16154	9531	6233	31918
2001	16430	10184	7066	33680
2002	16630	11851	7563	36044
2003	21189	13460	9001	43650
2004	26059	18158	10494	54711
2005	28661	19997	10639	59297
2006	31429	21345	12808	65582
2007	33848	22177	13573	69598
2008	35317	22401	14422	72140
2009	35419	23856	15357	74632
2010	36771	24941	16402	78114
2011	40192	26321	17843	84356
2012	41885	27175	18962	88022

如图 3-11 所示，1998—2012 年，各地区设有临床医学专业院校的医学类专任教师数均呈不

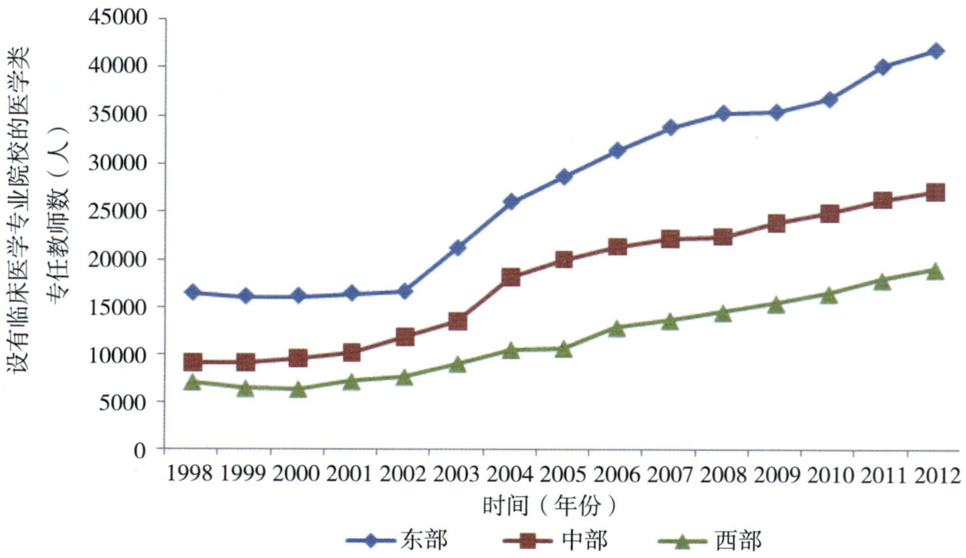

图 3-11　1998—2012 年不同地区设有临床医学专业院校的医学类专任教师数

断上升趋势。与此同时，东部与中西部地区之间、中部与西部地区之间的差距基本上呈现逐年扩大的趋势，师资力量配置在地区间的不平衡逐渐加大。

（三）医学生

1．不同地区普通高校医学类招生数 如表 3-12 所示，东部地区普通高校医学类招生数由 1998 年的 38820 人增加至 2012 年的 248167 人，增加了 5.39 倍；中部地区由 27562 人增加至 203801 人，增加了 6.39 倍；西部地区由 15756 人增加至 134569 人，增加了 7.54 倍。其中，西部地区因招生基数小而增幅最为明显，中部地区其次。在全国范围内，普通高校医学类招生数由 82138 人增加至 586537 人，增加了 6.14 倍。我国东、中、西部地区普通高校医学类招生数平均每年分别增速为 14.17%、15.36%、16.56%，全国平均增速 15.08%。

表 3-12　1998—2012 年中国不同地区普通高校医学类招生数（单位：人）

年份	东部	中部	西部	合计
1998	38820	27562	15756	82138
1999	51930	43224	21708	116862
2000	70936	58165	32081	161182
2001	85087	66204	38568	189859
2002	100929	79776	41575	222280
2003	127784	97598	51609	276991
2004	152502	110643	57777	320922
2005	171916	127884	65799	365599
2006	184503	145240	81686	411429
2007	179495	140143	78809	398447
2008	189954	149612	90981	430547
2009	209225	175439	102279	486943
2010	220230	189080	113068	522378
2011	246521	212020	131018	589559
2012	248167	203801	134569	586537
平均增速（%）	14.17	15.36	16.56	15.08
增加倍数	5.39	6.39	7.54	6.14

图 3-12 显示，1998—2012 年间，各地区普通高校医学类招生数量呈明显上升趋势，仅 2007 年和 2012 年略有下降。从历年情况看，东部地区招生规模最大，西部地区招生规模最小且与东部和中部招生规模差距有扩大之势。

表 3-13 显示，各省普通高校医学类招生数逐年增多，山东省增长较快，从 1998 年的 5758 人增长到 2012 年的 56627 人，增长了将近 10 倍。而平均增速最快的省份是河南省，平均增速为 18.70%，其次是贵州；最慢的是北京市，增幅仅为 6.72%，说明北京市普通高校医学类招生人数控制得较好。

图 3-13 显示，2012 年全国各省份中，山东省的医学类招生人数最多，达到 56627 人，最少的是西藏，为 763 人，相差近 75 倍。各省份招生人数相差较大，这与各省份医学类院校数量有较大差别有一定的关系。

如表 3-14 所示，全国普通高校临床医学专业招生数由 1998 年的 51696 人增至 2012 年的 185426 人，增加了 2.59 倍。其中，东部地区由 24459 人增至 83529 人，增加了 2.42 倍；中部地

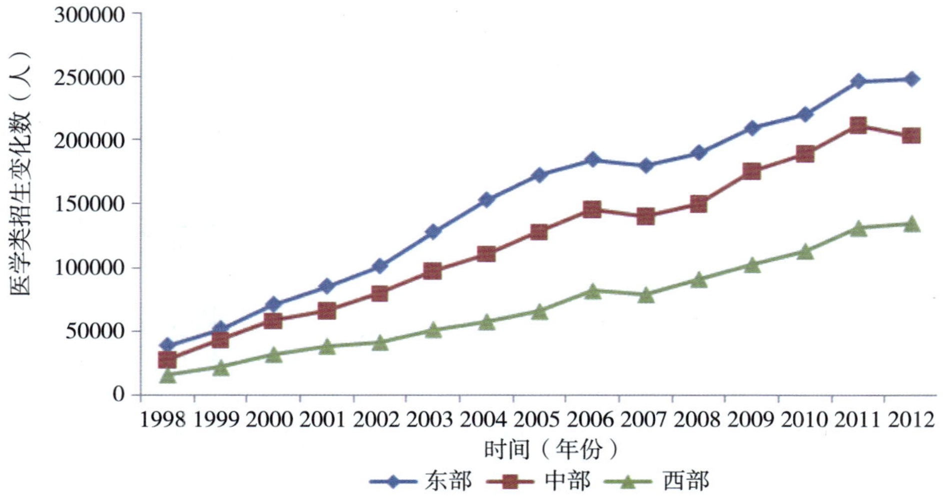

图 3-12　1998—2012 年中国不同地区普通高校医学类招生变化情况

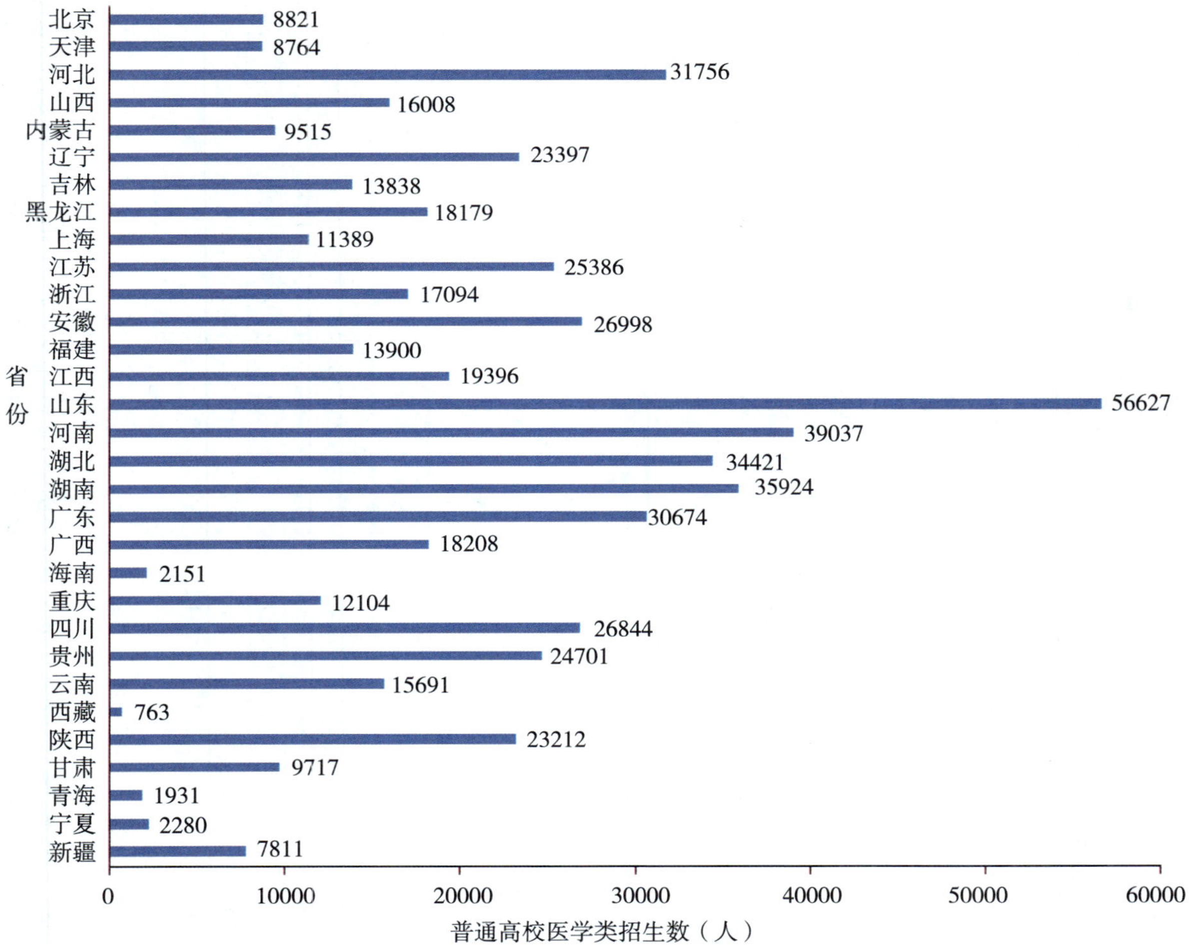

图 3-13　2012 年不同省份普通高校医学类招生数

区由 17897 人增至 60471 人，增加了 2.38 倍；西部地区由 9340 人增至 41426 人，增加了 3.44 倍。西部地区由于招生基数小而增幅最为明显，东部地区其次。

表 3-13 1998—2012 年分省份普通高校医学类招生数（单位：人）

省份	1998	1999	2000	2001	2002	2003	2004	2005	2006	2007	2008	2009	2010	2011	2012	平均增速（%）
北京	3324	3820	4354	4962	6232	6645	6983	7232	7572	7545	7336	6646	6231	7694	8821	6.72
天津	1506	1731	2614	3102	3900	4671	6322	6796	5635	5942	6377	6920	7296	8041	8764	12.46
河北	4456	6548	10120	11764	13842	17502	22039	24451	29651	26683	27418	31568	35409	37291	31756	13.99
山西	2487	4611	6150	7192	8436	10728	11599	11810	12591	11265	10433	13925	15189	13536	16008	13.22
内蒙古	1386	1635	2217	2373	2489	3135	4278	4328	5684	6480	6670	7908	9445	10462	9515	13.70
辽宁	3519	5336	7028	8435	11072	13862	16022	14857	14384	16558	17533	16265	17289	21658	23397	13.46
吉林	2989	4012	5228	5664	6261	7965	8939	11084	11029	11147	10431	12308	11909	13356	13838	10.76
黑龙江	3502	5148	6088	6880	8200	8894	10820	11312	14400	13778	13387	13439	15999	18278	18179	11.60
上海	3142	3391	4714	4766	5002	5289	5806	6707	8221	8185	8574	8842	8968	10751	11389	8.96
江苏	5462	7327	8960	10538	12130	13573	14406	16743	21807	19977	18886	21892	22597	24884	25386	10.79
浙江	2439	2925	5245	7891	11210	12614	13238	11918	15546	13927	14566	15442	15779	16983	17094	13.86
安徽	3016	4984	7071	8951	9564	12573	15385	17315	19119	19196	20552	23704	25807	30039	26998	15.73
福建	1493	2966	3609	3790	3661	4831	6214	8494	7104	8956	9876	9777	11025	12860	13900	16.04
江西	2931	4178	4859	5937	7799	9937	11453	14716	16602	14840	15759	18661	19488	21009	19396	13.43
山东	5758	7152	10044	13934	17524	25406	30306	40300	38980	39148	44172	51407	51686	56800	56627	16.46
河南	2985	5404	7988	8216	9230	9982	14882	17829	21130	22419	28002	32544	34519	41551	39037	18.70
湖北	6044	8595	12383	13399	17980	20959	21489	22691	26444	21264	22704	27683	32322	34452	34421	12.30
湖南	3734	6503	8564	10196	12460	16661	16373	21226	23969	26354	28416	33214	33904	35270	35924	16.29
广东	4904	6370	9041	9597	10038	15262	21749	23764	23834	22787	24763	27078	26139	28837	30674	13.00
广西	2616	4076	5264	5832	5630	7317	8496	9708	9922	8486	9398	11449	15910	17357	18208	13.81
海南	328	467	545	667	941	1133	1256	1176	1945	1556	1251	2004	2016	2076	2151	13.36
重庆	1167	1349	2032	2579	2623	4482	4990	5158	6806	7155	8527	9652	10525	11885	12104	16.88
四川	4147	5293	7599	8810	10109	11968	13564	17940	24118	19432	21356	21742	22412	26514	26844	13.26
贵州	1922	3738	5556	5960	6173	9576	9682	11120	12048	12288	14093	16026	18704	20704	24701	18.56
云南	1684	2040	2612	4859	3962	4388	4855	5684	6149	7239	8480	9839	12741	15755	15691	16.04
西藏	137	98	160	187	244	235	591	554	750	867	924	858	740	897	763	12.13
陕西	2209	3298	5561	6174	7551	7661	10052	9414	10869	12481	15610	19514	20403	23773	23212	16.98
甘肃	1286	1683	2894	2953	3732	4310	3179	3794	5715	4372	5894	6825	7425	8947	9717	14.43
青海	365	377	805	733	567	1198	1411	1825	2010	985	1457	1452	1653	2049	1931	11.75
宁夏	320	505	682	1015	1012	1377	1286	1352	1986	1286	1566	1729	1987	2174	2280	13.99
新疆	1180	1850	2392	3044	3262	3412	4077	4675	5662	6422	6461	6787	7077	7760	7811	13.43

表 3-14 1998—2012 年中国不同地区普通高校临床医学专业招生数（单位：人）

年份	东部	中部	西部	合计
1998	24459	17897	9340	51696
1999	31423	27355	12807	71585
2000	38424	34876	17110	90410
2001	43889	36646	20436	100971
2002	47941	41443	21042	110426
2003	58236	44443	23827	126506
2004	65452	45441	24686	135579
2005	59914	44169	22870	126953
2006	60980	45274	24675	130929
2007	62602	46857	27104	136563
2008	65701	47735	30287	143723
2009	69349	53571	33084	156004
2010	68938	55619	35599	160156
2011	79410	60565	38409	178384
2012	83529	60471	41426	185426

图 3-14 显示，1998—2012 年总体上全国普通高校临床医学专业招生数呈显著上升趋势，2005 年之前加速上升，2005 年略有下降，2005 年之后上升速度略有放缓。东部地区扩招最为明显，其次是中部地区，西部地区扩招规模相对最小。

如表 3-15 所示，2012 年普通高校医学类招生数中，东部、中部、西部地区医学类招生人数分别为 248167 人、203801 人、134569 人，占全国总数的比例分别为 42.31%、34.75%、22.94%。就招生数量和构成比例而言，东部地区均最高，西部地区均最低，因此全国医学类招生数量主要集中在东部地区。

就全国不同学历层次医学类招生数所占比例而言，专科所占比例最高，为 50.18%，本科、硕士和博士所占比例分别为 38.92%、9.45% 和 1.46%。在东部、中部、西部地区医学类招生构成中，专科生所占比例人数分别为 44.46%、54.60% 和 54.01%；本科生所占比例分别为 40.51%、

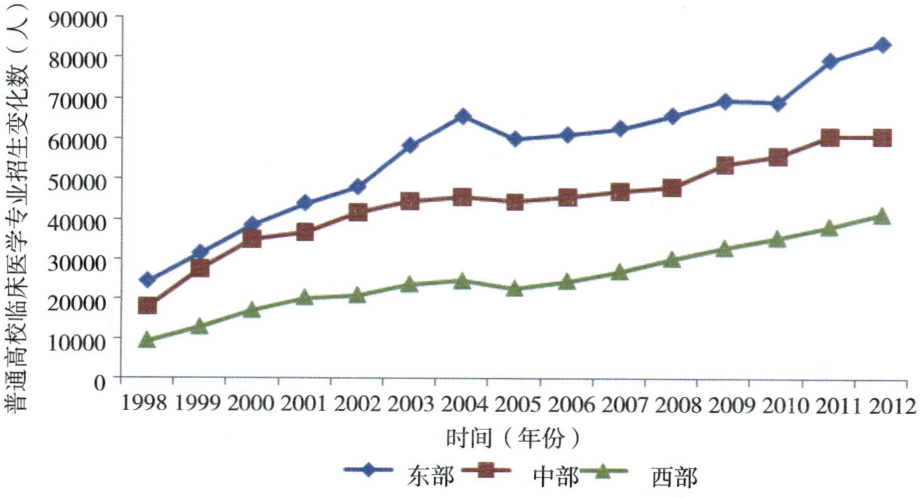

图 3-14 1998—2012 年中国不同地区普通高校临床医学专业招生变化情况

37.70% 和 37.84%；硕博研究生所占比例分别为 15.03%、7.69%、8.15%。

概括而言，东部地区医学类招生规模最大，学历层次水平也最高。中西部地区招生规模较小，并且有一半以上为专科层次。招生培养后的医疗卫生人才首选就业地点一般倾向于东部地区，造成人才培养、储备和集中的“马太效应”。西部地区医学类招生总体水平较低，可能会造成医疗卫生人才储备量和供应量的相对匮乏。

表 3-15　2012 年中国不同地区及学历普通高校医学类招生数

学历	东部		中部		西部		全国	
	人数（人）	构成比（%）	人数（人）	构成比（%）	人数（人）	构成比（%）	人数（人）	构成比（%）
专科	110347	44.46	111279	54.60	72676	54.01	294302	50.18
本科	100534	40.51	76838	37.70	50922	37.84	228294	38.92
硕士	31463	12.68	13924	6.83	10015	7.44	55402	9.45
博士	5823	2.35	1760	0.86	956	0.71	8539	1.46
合计	248167	100.00	203801	100.00	134569	100.00	586537	100.00

图 3-15 显示，在 2012 年的普通高校医学类招生数中，专科生所占比例在不同地区均最高，其中在中部和西部地区已超过一半。与此同时，东部地区硕士与博士研究生所占比例明显高于中部和西部地区。

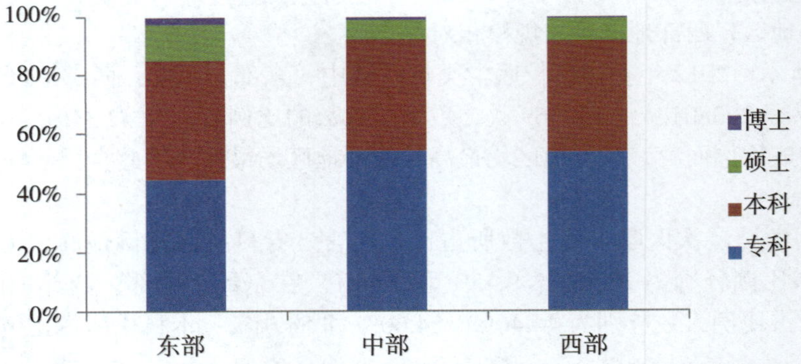

图 3-15　2012 年中国不同地区及学历的普通高校医学类招生比例

如表 3-16 所示，2012 年全国普通高校临床医学专业招生数中，普通高校临床医学专业专科学历在东部招生最多，为 16078 人（占 38.11%），在中部地区招生最少，为 11505 人（占 27.27%），东部地区专科招生数是中部地区的 1.40 倍；本科学历在东部地区招生最多，为 40791 人（占 39.32%），在中部地区招生最少，为 26768 人（占 25.80%），东部地区本科临床医学专业招生数分别是中部、西部地区的 1.52 倍和 1.13 倍；硕士学历在东部地区招生最多，为 19062 人（占 54.69%），在中部地区招生最少，为 7054 人（占 20.24%），东部地区硕士临床医学专业招生数分别是中部、西部地区的 2.70 倍和 2.18 倍；博士学历在东部地区招生最多，为 3023 人（占 65.24%），在中部地区招生最少，为 674 人（占 14.54%），东部地区博士临床医学专业招生数分别是中部、西部地区的 4.49 倍和 3.23 倍。东部地区普通高校临床医学专业招生人数最多，为 78954 人（占 42.58%），中部地区最少，为 46001 人（占 24.81%）。总体上，在普通高校各学历层次临床医学专业招生数中，东部地区均高于中、西部地区，尤其硕士和博士学历层次东部地区明显高于中、西部地区。

表 3-16 2012 年中国不同地区及学历普通高校临床医学专业招生数

学历	东部		中部		西部		全国	
	人数	构成比（%）	人数	构成比（%）	人数	构成比（%）	人数	构成比（%）
专科	16078	38.11	11505	27.27	14604	34.62	42187	100.00
本科	40791	39.32	26768	25.80	36193	34.88	103752	100.00
硕士	19062	54.69	7054	20.24	8737	25.07	34853	100.00
博士	3023	65.24	674	14.54	937	20.22	4634	100.00
合计	78954	42.58	46001	24.81	60471	32.61	185426	100.00

2012 年全国普通高校临床医学专业招生数从东部地区向西部地区呈现高学历层次所占比例依次降低的趋势，高学历层次的招生生源主要集中在东部地区，而西部地区高学历层次生源相对缺乏。

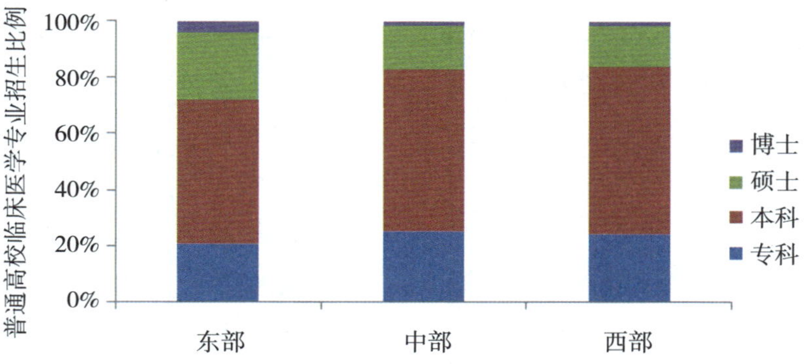

图 3-16 2012 年中国不同地区及学历的普通高校临床医学专业招生比例

2．全国不同地区普通高校医学类在校生数 如表 3-17 所示，1998—2012 年，全国普通高校医学类在校生数由 301866 人增至 2103652 人，增长率为 596.88%；东部地区普通高校医学类在校生数由 145567 人增至 898077 人，增长率为 516.95%；中部地区普通高校医学类在校生数由 97559 人增至 739819 人，增长率为 658.33%；西部地区普通高校医学类在校生数由 58740 人增至 465756 人，增长率为 692.91%。西部地区增长率最高，东部地区增长率最低。1998 年，普通高校医学类在校生数东部地区是西部地区的 1.49 倍，中部地区是西部地区的 1.66 倍。2012 年，普通高校医学类在校生数东部地区是西部地区的 1.93 倍，中部地区是西部地区的 1.59 倍。东、西部地区间的差距逐渐变大，中、西部地区间的差距逐渐变小。

图 3-17 显示，1998—2012 年间，各地区普通高校医学类在校生数呈逐年快速上升趋势。从历年情况看，东部地区医学类在校生数最多，西部地区最少。此外，东部和中部地区医学类在校生数量增长速度比西部地区快，并且与西部地区的差距有扩大之势。

表 3-17 1998—2012 年中国不同地区普通高校医学类在校生数（单位：人）

年份	东部	中部	西部	全国
1998	145567	97559	58740	301866
1999	164758	118760	67305	350823
2000	206446	156599	87399	450444
2001	255152	199214	111780	566146
2002	313179	247521	133651	694351
2003	388256	310710	164949	863915
2004	473643	368302	192791	1034736
2005	552812	424937	222355	1200104
2006	624732	470453	257268	1352453
2007	674769	517459	290083	1482311
2008	713459	576843	326509	1616811
2009	754720	628093	361123	1743936
2010	787444	652309	385337	1825090
2011	855052	711637	421294	1987983
2012	898077	739819	465756	2103652

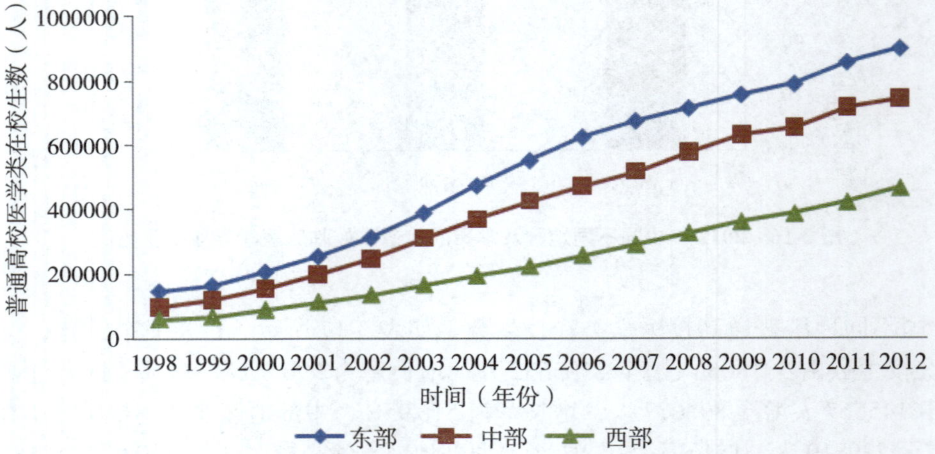

图 3-17 1998—2012 年中国不同地区普通高校医学类在校生数

如表 3-18 所示，各省普通高校医学类在校生数逐年增加，平均增速最快的为河南省，达到 18.22%，最慢的是北京市，为 5.91%，平均增速低于 10% 的省份还有上海。

图 3-18 显示，2012 年山东省是全国各省份中医学类在校生人数最多的省份，达到 196500 人，西藏最少，为 3186 人。各省由于医学类院校数差距较大，因此医学类在校生数也存在较大差别。

如表 3-19 所示，1998—2012 年，全国普通高校医学类在校生数由 198033 人增至 731825 人，增加了 2.70 倍。其中，东部地区由 96611 人增至 323434 人，增加了 2.35 倍；中部地区由 65148 人增至 249294 人，增加了 2.83 倍；西部地区由 36274 人增至 159097 人，增加了 3.39 倍。由此可见，西部地区增幅最高，东部地区增幅最低。1998 年，东部地区医学类在校生数是西部地区的 1.48 倍，中部地区医学类在校生数是西部地区的 1.80 倍。2012 年，东部地区医学类在校生数

表 3-18 1998—2012 年中国不同省份普通高校医学类在校生数（单位：人）

省份	1998	1999	2000	2001	2002	2003	2004	2005	2006	2007	2008	2009	2010	2011	2012	平均增速（%）
北京	12549	13123	14349	15881	18609	20963	23741	25011	25936	26508	26956	24303	23638	27892	29703	5.91
天津	5606	6038	7586	9695	12048	14002	17683	20809	21965	23165	23866	24591	25749	28862	30527	11.96
河北	16779	19330	26360	33026	41973	53250	66658	78600	92484	100655	107012	114619	117857	125702	129939	14.62
山西	8527	11119	15141	20369	24732	33952	39520	44282	46330	49430	50364	50708	51195	52067	55208	13.26
内蒙古	5184	5547	6536	7774	9042	10822	13341	15286	18134	23647	26626	29574	31744	34350	37498	14.10
辽宁	14279	16472	20507	25535	32691	41506	50852	53509	55544	59407	63891	63717	65905	75091	81924	12.35
吉林	11107	12371	14977	17943	20905	24832	27757	32147	35303	38164	39843	42121	42375	47201	49287	10.44
黑龙江	13193	15508	18783	23006	27012	32323	38462	44375	49896	54534	58447	58674	59726	64182	67575	11.51
上海	12400	12991	14779	16265	18197	18526	19600	21766	25271	27510	29030	28937	29604	33668	35737	7.31
江苏	21224	24331	29235	34467	41230	50326	55594	62474	72178	80492	86217	94331	96701	101548	104440	11.21
浙江	8990	9736	13299	20045	28548	36218	44291	45692	50453	53014	54555	55282	56324	60022	62243	13.77
安徽	10397	13193	18552	24635	31263	39351	47361	56564	62241	68321	77939	85037	90103	98294	102278	16.46
福建	5536	7374	9793	11798	12874	15132	17988	23124	26427	31385	34205	37918	40126	42384	46662	15.27
江西	10239	11828	14142	17503	22336	28884	36049	46135	53692	59380	63583	65848	66426	70690	73671	14.06
山东	21207	23410	29617	37321	49727	68483	87810	112853	131860	143791	155661	171446	178385	186112	196500	16.00
河南	11357	13615	18920	24686	31255	35351	42727	56277	65746	75961	99892	118698	122768	131452	139898	18.22
湖北	20317	24817	33776	42048	54097	67054	77726	79696	83608	88453	93979	103067	105600	111009	119590	12.54
湖南	12689	16556	22579	29269	36114	49164	59006	65624	73750	83384	92917	104046	114290	124381	132312	16.92
广东	17105	19943	25421	31042	34714	43188	57375	72659	82412	87507	89271	94662	99171	107382	111434	13.31
广西	9134	11347	14925	18560	20417	24123	28020	32374	34425	35637	37590	38872	47452	55262	61149	13.51
海南	1082	1198	1418	1919	2547	3234	4420	4367	5944	6031	5639	6250	6749	7366	7819	14.09
重庆	4358	4666	5568	7006	7994	11271	13745	15411	18189	21720	26734	30833	34766	37604	41650	16.24
四川	14288	16565	21671	26759	32031	38979	47190	57570	72829	80448	88400	91007	87650	90970	98330	13.72
贵州	7322	9251	13254	17465	20141	27092	31929	36087	38721	44360	49441	53920	59818	66890	76350	16.92
云南	6117	6977	8357	11828	13335	15704	17117	19613	21692	25537	29455	33701	38630	45498	52616	15.43
西藏	409	418	457	495	628	692	1151	1573	2128	2782	3392	3399	3208	3503	3186	14.67
陕西	7816	9430	13735	17369	21950	25491	29386	33665	36989	39206	45146	57881	66526	72439	80809	16.85
甘肃	4804	5230	7001	8796	11426	14000	14567	16090	18384	18848	20091	21354	23199	26280	30237	13.05
青海	1081	1230	1810	2336	2634	3477	4479	5185	5636	5512	5544	5141	5686	6274	6811	13.06
宁夏	1286	1481	1865	2631	3348	4365	4913	5625	6213	6409	6504	6377	6538	7264	7901	12.87
新疆	6253	6752	7622	9449	11383	13224	15177	16337	18534	21860	25304	28016	27628	29935	30368	11.11

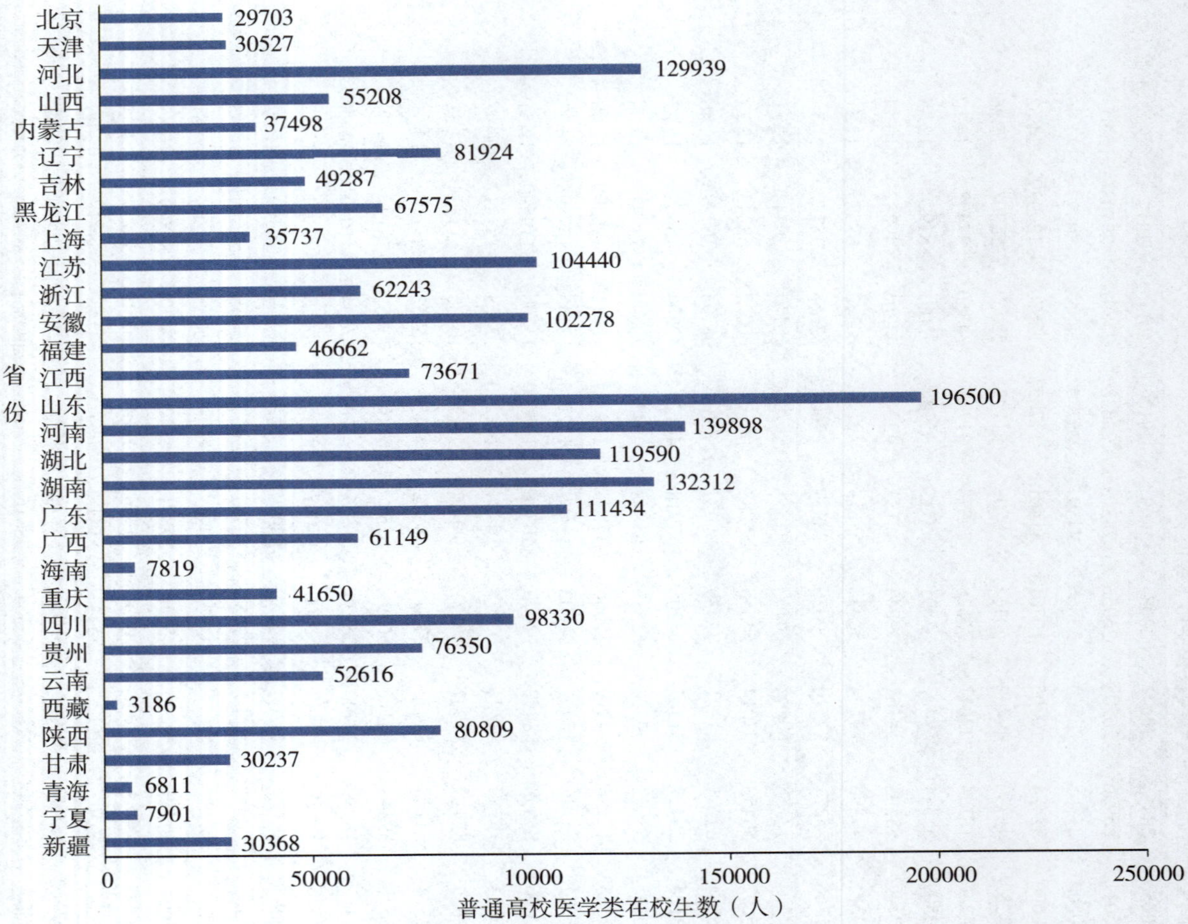

图 3-18　2012 年中国不同省份普通高校医学类在校生数

是西部地区的 2.03 倍，中部地区医学类在校生数是西部地区的 1.57 倍。因此，东、西部地区间的差距相对变大，中、西部地区间的差距相对缩小。

表 3-19　1998—2012 年中国不同地区普通高校临床医学专业在校生数（单位：人）

年份	东部	中部	西部	全国
1998	96611	65148	36274	198033
1999	106161	79388	41407	226956
2000	124160	100754	50927	275841
2001	146100	122629	63593	332322
2002	169370	145771	73674	388815
2003	199547	167306	85765	452618
2004	230586	179118	94614	504318
2005	234577	175980	96088	506645
2006	249205	179800	102322	531327
2007	258067	187135	108127	553329
2008	265740	200198	114889	580827
2009	264674	209528	123484	597686
2010	272359	215209	131762	619330

续表

年份	东部	中部	西部	全国
2011	307476	239812	146572	693860
2012	323434	249294	159097	731825

图 3-19 显示，1998—2012 年间，各地区普通高校临床医学专业在校生数呈明显上升趋势。从历年情况看，东部地区临床医学专业在校生数最多，西部地区的最少。此外，东部与中部地区临床医学专业在校生数趋于接近，而这两个地区与西部地区之间的差距有扩大之势。

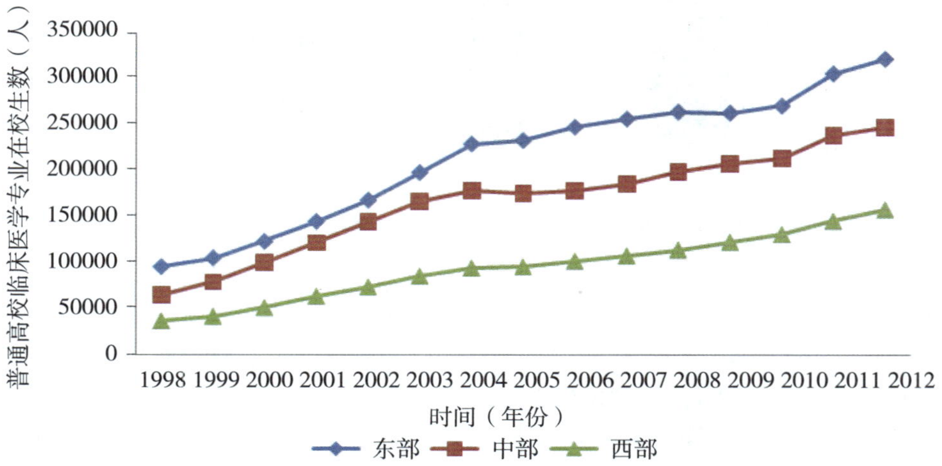

图 3-19 1998—2012 年中国不同地区普通高校临床医学专业在校生数

如表 3-20 所示，2012 年全国普通高校医学类在校生东部地区最多，东部地区专科医学类在校生数为 345702 人（占 38.49%），本科医学类在校生数为 443210 人（占 49.35%），硕士医学类在校生数为 89130 人（占 9.92%），博士医学类在校生数为 20035 人（占 2.23%）；中部地区专科医学类在校生数为 343830 人（占 46.47%），本科医学类在校生数为 350327 人（占 47.35%），硕士医学类在校生数为 38979 人（占 5.27%），博士医学类在校生数为 6683 人（占 0.90%）；西部地区专科医学类在校生数为 221677 人（占 47.60%），本科医学类在校生数为 212873 人（占 45.70%），硕士医学类在校生数为 28097 人（占 6.03%），博士医学类在校生数为 3109 人（占 0.67%）。从 2012 年全国看，专科医学类在校生数为 911209 人（占 43.32%），本科医学类在校生数为 1006410 人（占 47.84%），硕士医学类在校生数为 156206 人（占 7.43%），博士医学类在校生数为 29827 人（占 1.42%）。东部地区研究生学历层次在校生数所占比重高于中部和西部地区。

表 3-20 2012 年中国不同地区及学历普通高校医学类在校生数

学历	东部		中部		西部		全国	
	数量（人）	构成比（%）	数量（人）	构成比（%）	数量（人）	构成比（%）	数量（人）	构成比（%）
专科	345702	38.49	343830	46.47	221677	47.60	911209	43.32
本科	443210	49.35	350327	47.35	212873	45.70	1006410	47.84
硕士	89130	9.92	38979	5.27	28097	6.03	156206	7.43
博士	20035	2.23	6683	0.90	3109	0.67	29827	1.42
合计	898077	100.00	739819	100.00	465756	100.00	2103652	100.00

如图 3-20 所示，医学类专科在校生数占不同学历层次在校生数的比例在西部最大，中部次之，东部最小；医学类硕士和博士在校生数占不同学历层次在校生数的比例在西部最小，东部最大。

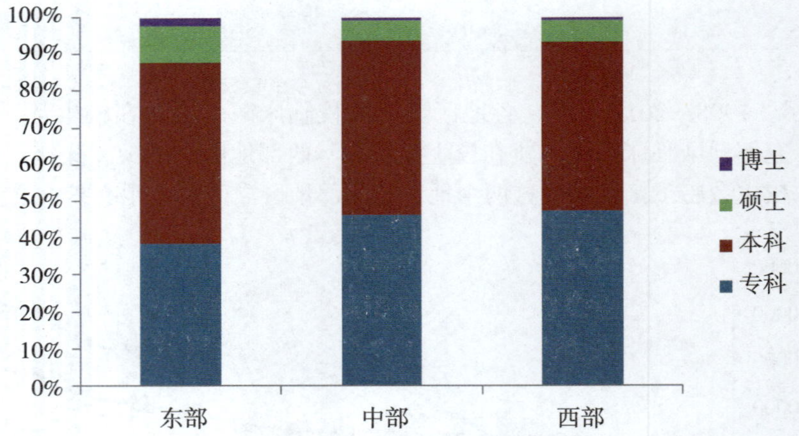

图 3-20　2012 年中国不同地区及学历普通高校医学类在校生比例

如表 3-21 所示，2012 年东部地区临床医学专业在校生数中，专科 50021 人（占 15.47%），本科 207156 人（占 64.05%），硕士 55524 人（占 17.17%），博士 10733 人（占 3.32%）；中部地区专科在校生数为 46682 人（占 18.73%），本科 175299 人（占 70.32%），硕士 23686 人（占 9.50%），博士 3627 人（占 1.45%）；西部地区专科在校生数为 32909 人（占 20.68%），本科 107072 人（占 67.30%），硕士 17120 人（占 10.76%），博士 1996 人（占 1.25%）。

表 3-21　2012 年中国不同地区及学历普通高校临床医学专业在校生数

学历	东部		中部		西部		合计	
	数量（人）	构成比（%）	数量（人）	构成比（%）	数量（人）	构成比（%）	数量（人）	构成比（%）
专科	50021	15.47	46682	18.73	32909	20.68	129612	17.71
本科	207156	64.05	175299	70.32	107072	67.30	489527	66.89
硕士	55524	17.17	23686	9.50	17120	10.76	96330	13.16
博士	10733	3.32	3627	1.45	1996	1.25	16356	2.23
合计	323434	100.00	249294	100.00	159097	100.00	731825	100.00

如图 3-21 所示，临床医学专业专科学历在校生数占全部学历层次的普通高校临床医学专业在校生数的比例在西部最大、东部最小；临床医学专业硕士和博士学历在校生数占全部学历层次的普通高校临床医学专业在校生数的比例在西部最小、东部最大；东部地区普通高校研究生学历临床医学专业在校生数所占比例均明显较高，西部地区普通高校研究生学历临床医学专业在校生数所占比重明显较低，说明东部地区培养的医学生质量较高，临床医学专业肩负着治病救人的重要职责，体现临床医学专业的精英化医学教育。

4．中国不同地区医学类毕业生数　如表 3-22 所示，1998—2012 年，东部地区普通高校医学类毕业生数由 31482 人增至 221691 人，中部地区由 21727 人增至 181777 人，西部地区由 12707 人增至 104195 人。就平均增长速度而言，西部地区增长率最高，东部地区增长率最低。1998 年，中国不同地区的普通高校医学类毕业生数东部地区是西部地区的 2.48 倍，中部地区是西部地区的 1.71 倍。2012 年，中国不同地区的普通高校医学类毕业生数东部地区是西部地区的 2.13 倍，中

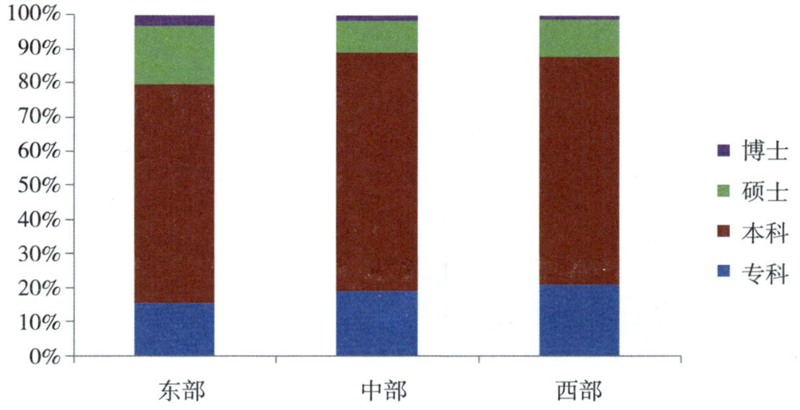

图 3-21　2012 年中国不同地区及学历普通高校临床医学专业在校生比例

部地区是西部地区的 2.13 倍。东、西部地区间的差距逐渐变小，中西部地区间的差距逐渐变大。

表 3-22　1998—2012 年中国不同地区普通高校医学类毕业生数（单位：人）

年份	东部	中部	西部	全国
1998	31482	21727	12707	65916
1999	31700	22055	13008	66763
2000	31278	21141	13263	65682
2001	33262	22878	13119	69259
2002	40864	30201	15761	86826
2003	56989	42903	21024	120916
2004	76317	60919	29838	167074
2005	93492	83073	39612	216177
2006	116912	103881	50506	271299
2007	144249	116213	62686	323148
2008	178724	139373	77120	395217
2009	182212	150374	81474	414060
2010	199788	173777	95833	469398
2011	213576	182205	98079	493860
2012	221691	181777	104195	507663

如图 3-22 所示，1998—2012 年，普通高校医学类毕业生数在西部地区增加较慢，在东部地区和中部地区增加较快，各地区间差距越来越大。

表 3-23 所示，中国各省份普通高校医学类毕业生数逐年增加，河南省普通高校医学类毕业生数从 2809 增长到 37981 人，平均增速最快，达到 18.91%；平均增速最慢的为北京市（6.91%），其次为上海市（8.87%）。

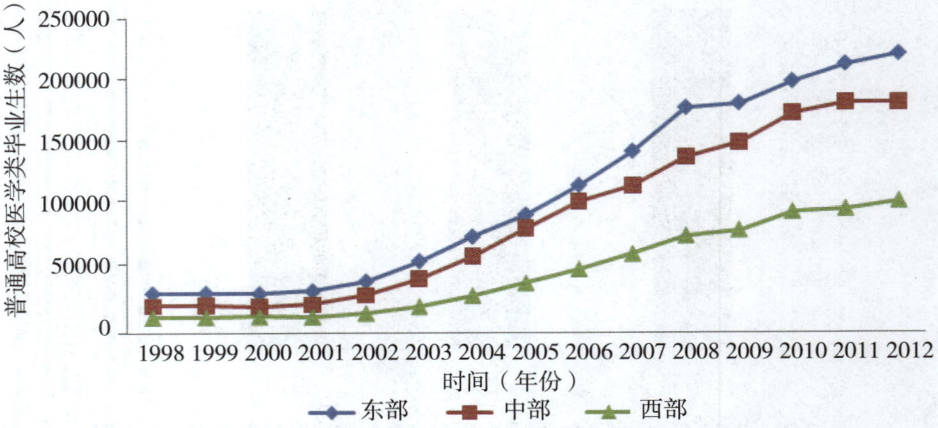

图 3-22　1998—2012 年中国不同地区普通高校医学类毕业生数

表 3-23　1998—2012 年中国不同省份普通高校医学类毕业生数（单位：人）

省份	1998	1999	2000	2001	2002	2003	2004	2005	2006	2007	2008	2009	2010	2011	2012	平均增速（%）
北京	2850	3111	3091	3029	3264	3609	4175	5140	5730	6400	6514	6277	6051	7106	7768	6.91
天津	1285	1294	1152	1025	1449	2392	2843	3493	4214	4975	6283	5824	6346	6104	7140	12.11
河北	3981	3943	3592	3675	4324	7615	11145	13111	19335	22699	31911	31986	33107	31660	31710	14.84
山西	1917	1998	1942	2024	2703	3058	5692	8954	11107	11397	13994	15947	14601	13394	13080	13.66
内蒙古	1408	1345	1309	1064	1123	1440	1758	2106	2646	4123	6197	6616	8647	8023	8167	12.43
辽宁	3301	3116	2937	3241	3611	4573	6970	10150	11483	12507	13931	13264	15095	17407	17115	11.60
吉林	2628	2732	2552	2706	2985	4052	5501	6929	8292	9035	9468	9566	11421	10090	11738	10.49
黑龙江	2516	2832	2929	2937	3732	4548	5998	7207	9204	11751	13146	15168	16020	15866	15449	12.86
上海	2538	2676	2655	2994	3195	4466	4290	4692	4204	6041	7344	7034	7400	8606	9076	8.87
江苏	4238	4137	4410	4933	5716	6561	10329	10849	11985	15477	18645	21434	26013	26721	27318	13.23
浙江	2031	2021	1883	1902	2507	5052	6791	8953	10658	12630	14179	14396	14567	14416	15473	14.50
安徽	2043	2157	1685	1826	2840	4743	7088	9091	14177	16978	17880	19705	23395	22461	25458	18.31
福建	1094	1125	1222	1371	2622	2943	3591	3624	4072	5064	8038	7878	8923	10978	10716	16.43
江西	2844	2562	2441	2643	2879	3306	4861	7176	9529	12609	16977	16876	20406	17150	18453	13.28
山东	4564	4858	4766	4754	5427	8869	13263	16895	21637	31780	40357	42057	49050	52673	54249	17.94
河南	2809	3111	2666	2670	3881	6155	8277	8875	11122	13183	19917	25275	35466	36695	37981	18.96
湖北	4511	4084	3789	4566	6416	10235	12795	20231	24644	24591	26871	26636	27454	32846	25695	12.30
湖南	2525	2590	3175	3572	4777	6806	10710	14610	15808	16718	21123	21227	25089	27964	33923	18.91
广东	3355	3387	3615	4119	5346	6874	7950	10478	15149	16316	20717	21121	20914	24128	26452	14.76
广西	1911	1814	1700	1991	3137	3708	4569	5274	7375	9014	9027	9589	10795	10747	12725	13.47
海南	368	318	283	233	308	344	408	899	1078	1439	1819	1368	1566	1617	1949	11.75
重庆	1048	1038	1069	1002	1135	1696	2256	2662	4065	4628	4553	6138	6990	8369	9654	15.96
四川	2964	2881	2959	3135	3665	4752	6061	8804	12707	18698	23972	22675	27842	23157	23140	14.68
贵州	1446	1608	1640	1766	1949	2542	4358	6593	8355	8288	10863	11651	13282	14388	16024	17.39
云南	1226	1169	1218	1276	1333	1924	3310	3003	3892	4467	5840	6916	8015	9483	9378	14.53
西藏	129	89	77	81	103	59	131	164	171	194	394	948	958	909	778	12.73

续表

省份	1998	1999	2000	2001	2002	2003	2004	2005	2006	2007	2008	2009	2010	2011	2012	平均增速（%）
陕西	1621	1653	2015	1977	2760	4228	6242	7417	7392	10744	11620	11493	14332	17781	21189	18.69
甘肃	1063	1214	1122	1097	1408	1960	2321	3434	4569	4762	5538	6454	5475	6032	5702	11.85
青海	217	223	218	204	263	339	403	1073	1576	1597	1689	1861	1209	1666	1490	13.71
宁夏	342	312	288	246	288	373	681	963	1380	1569	1766	1767	1747	1586	1602	10.84
新疆	1258	1487	1393	1271	1738	1717	2319	3397	3753	3620	4731	4965	7402	6615	7071	12.20

如表 3-24 所示，1998—2012 年东部地区普通高校临床医学专业毕业生数由 21383 人增至 72316 人，增长率为 238.19%；中部地区普通高校临床医学专业毕业生数由 14268 人增至 55189 人，增长率为 286.80%；西部地区普通高校临床医学专业毕业生数由 7690 人增至 31758 人，增长率为 312.98%。西部地区增长率最高，东部地区增长率最低，全国总体上普通高校临床医学专业毕业生数由 43341 人增至 159263 人，增长率为 267.46%。1998 年，普通高校临床医学专业毕业生数东部地区是西部地区的 2.78 倍，中部地区是西部地区的 1.86 倍。2012 年，普通高校临床医学专业毕业生数东部地区是西部地区的 2.28 倍，中部地区是西部地区的 1.74 倍。东西部地区间的差距相对逐渐变小，中西部地区间的差距相对逐渐变大。

图 2-23 显示，2012 年，山东省是全国各省份普通高校医学类毕业生数最多的省份，高达 54249 人。西藏最少，2012 年仅有 778 位医学类毕业生。

表 3-24　1998—2012 年中国不同地区普通高校临床医学专业毕业生数（单位：人）

年份	东部	中部	西部	合计
1998	21383	14268	7690	43341
1999	21194	14962	8136	44292
2000	20592	14561	8240	43393
2001	20893	15204	7944	44041
2002	24031	19218	9260	52509
2003	30391	26068	11725	68184
2004	39679	34862	15444	89985
2005	42070	40853	18197	101120
2006	49039	43270	20790	113099
2007	54875	43342	23553	121770
2008	61536	45870	26496	133902
2009	59520	45098	26027	130645
2010	60305	49207	26845	136357
2011	68096	51507	28917	148520
2012	72316	55189	31758	159263

如图 3-24 所示，1998—2012 年全国普通高校医学类在校生数呈现出较快的增长趋势，2004—2008 年增速最快，2004 年以后东部地区增长较快，西部地区增长较平稳，不同地区间差距逐渐变大。

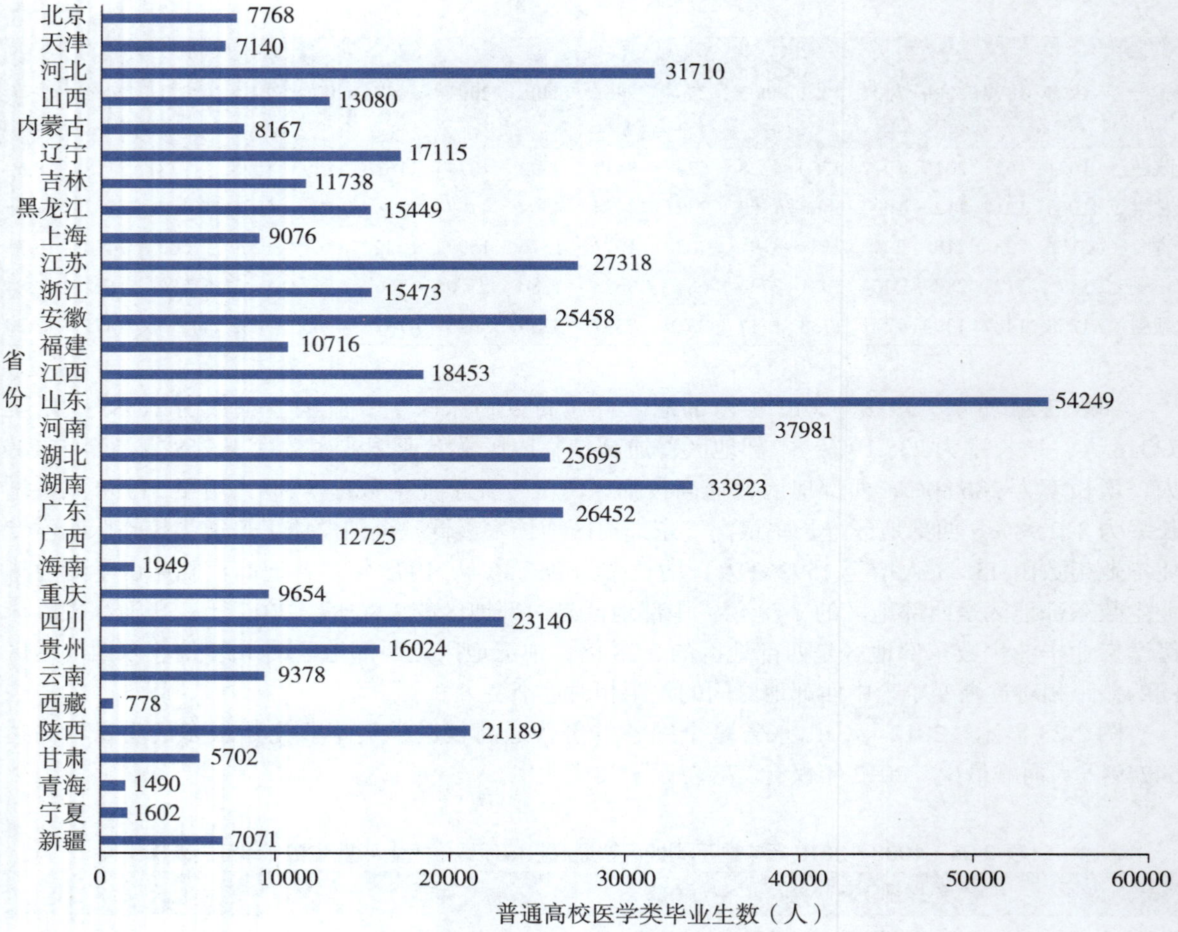

图 3-23　2012 年中国不同省份普通高校医学类毕业生数

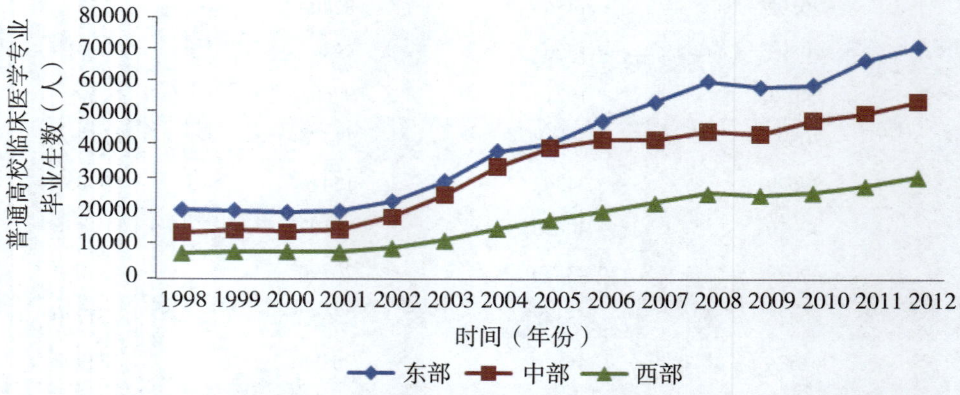

图 3-24　1998—2012 年分地区普通高校临床医学专业毕业生数

表 3-25 显示，普通高校临床医学专业每十万人口毕业生数在各省变化情况不同，每年的变化情况不同，整体趋势是逐年增多。

图 3-25 所示，2012 年山东省是全国临床医学专业毕业生最多的省份，达到 17562 人，结合图 3-25 山东省每十万人口临床医学专业毕业生数也最多，达到 18.13 人。而毕业生最少的是西藏，为 222 人，但由于其人口数较少，因此每十万人口临床医学专业毕业生数达到 7.21，而内蒙古 2012 年的毕业生为 1768 人，但其每十万人口的毕业生仅为 7.10 人，为各省最低。

表 3-25　1998—2012 年中国不同省份普通高校临床医学专业每十万人口毕业生数（单位：人）

省份	1998	1999	2000	2001	2002	2003	2004	2005	2006	2007	2008	2009	2010	2011	2012
北京	11.24	11.01	10.02	10.39	9.74	10.65	11.00	9.19	10.81	11.00	10.90	7.96	7.69	12.10	13.38
天津	9.55	6.82	7.50	6.15	7.91	9.51	14.36	12.62	13.83	14.14	15.01	16.24	15.30	13.45	15.46
河北	4.36	4.41	3.80	3.78	4.64	7.47	10.43	10.91	15.14	15.49	16.53	14.22	12.99	13.70	13.95
山西	4.37	4.36	4.32	4.15	5.41	6.41	10.53	14.77	16.36	15.22	17.49	16.63	15.38	13.06	12.07
内蒙古	3.59	3.17	3.39	2.86	3.24	3.45	4.36	4.47	5.04	6.61	8.00	8.15	7.73	6.42	7.10
辽宁	4.71	4.53	4.53	4.24	4.46	5.48	8.54	9.50	10.57	11.05	12.16	11.46	12.14	15.10	15.99
吉林	5.95	7.15	6.77	6.16	5.74	7.96	9.95	9.47	9.44	9.92	9.38	8.01	10.41	10.76	12.28
黑龙江	4.52	4.85	5.48	5.54	6.33	6.67	8.87	9.88	10.77	12.58	13.15	13.74	13.25	14.01	16.81
上海	12.01	12.08	10.97	11.60	10.50	11.51	11.67	12.16	9.05	11.94	12.95	8.66	7.72	11.17	12.26
江苏	4.35	4.20	4.05	4.39	4.53	4.99	6.82	6.70	6.31	7.63	7.73	8.09	8.87	9.55	10.35
浙江	3.38	3.28	2.91	2.79	3.35	4.83	5.65	5.79	5.43	6.50	7.44	6.96	7.45	8.74	8.90
安徽	2.26	2.29	1.99	1.98	2.67	4.17	5.96	5.67	6.95	7.36	6.91	7.68	8.79	8.47	9.47
福建	2.31	2.33	2.37	2.26	3.95	4.03	4.14	3.08	3.39	4.18	5.47	6.03	5.93	8.24	9.46
江西	4.84	4.19	4.34	4.85	4.67	5.30	7.39	9.90	9.99	9.73	11.15	9.65	11.52	12.19	12.23
山东	3.62	3.80	3.61	3.64	3.86	5.89	8.03	9.52	10.18	13.13	15.92	16.96	17.63	17.94	18.13
河南	1.93	2.16	1.62	1.78	2.38	3.47	3.77	3.90	4.30	5.38	7.40	8.95	12.15	11.97	12.84
湖北	4.65	4.48	4.20	5.24	7.60	11.18	13.72	18.19	18.28	17.40	14.95	13.13	12.59	13.23	12.89
湖南	2.56	2.81	3.36	3.33	4.88	6.99	10.03	12.28	12.67	11.10	12.31	10.80	10.30	13.72	15.52
广东	2.98	2.97	2.61	2.84	3.35	3.92	4.65	5.38	7.21	6.62	7.27	6.79	6.06	7.60	8.08
广西	2.75	2.49	2.37	2.64	4.21	3.65	4.52	4.78	7.44	6.91	6.89	6.66	6.56	7.07	7.87
海南	4.89	3.81	3.33	2.93	3.06	3.13	4.68	6.90	7.37	9.07	10.54	8.97	10.25	8.65	9.45
重庆	2.53	2.61	2.74	2.89	3.24	4.19	4.56	3.67	4.60	5.56	6.03	7.80	8.55	9.95	11.38
四川	1.89	1.79	1.75	2.00	2.52	3.25	4.01	5.47	6.30	7.91	8.67	7.81	7.72	8.61	9.40
贵州	2.49	2.92	2.80	2.61	2.95	3.47	5.53	7.35	8.52	9.21	12.21	11.61	12.89	11.39	14.35
云南	1.85	1.89	1.73	1.87	1.98	2.55	4.43	3.28	4.07	5.08	6.11	6.70	7.58	8.89	7.94
西藏	1.11	1.37	2.09	2.35	2.28	1.95	1.49	3.75	2.74	1.14	3.63	9.32	4.87	9.14	7.21
陕西	2.84	2.93	3.57	3.37	3.93	6.17	8.38	8.56	8.24	10.39	9.00	7.28	9.72	10.46	11.50
甘肃	2.12	2.28	2.32	2.06	2.64	4.05	3.91	6.94	8.65	8.32	10.27	10.66	8.03	8.16	7.79
青海	3.72	3.80	3.06	3.33	1.68	2.90	1.87	6.81	11.55	6.68	9.68	10.25	7.05	10.23	7.85
宁夏	4.83	5.17	4.62	3.82	4.35	4.21	7.52	8.05	11.46	9.74	11.42	10.40	10.81	10.83	9.98
新疆	4.10	4.92	4.49	4.41	5.42	4.54	5.64	7.60	7.37	6.42	6.08	6.05	6.26	8.75	12.13

如表 3-26 所示，2012 年东部地区普通高校临床医学专业专科在校生数为 107516 人（占 48.50%），本科 81747 人（占 36.87%），硕士 27151 人（占 12.25%），博士 5277 人（占 2.38%）；中部地区专科在校生数为 106388 人（占 58.53%），本科 61352 人（占 33.75%），硕士 12546 人（占 6.90%），博士 1491 人（占 0.82%）；西部地区专科在校生数为 60422 人（占 57.99%），本科 34986 人（占 33.58%），硕士 7967 人（占 7.65%），博士 820 人（占 0.79%）。

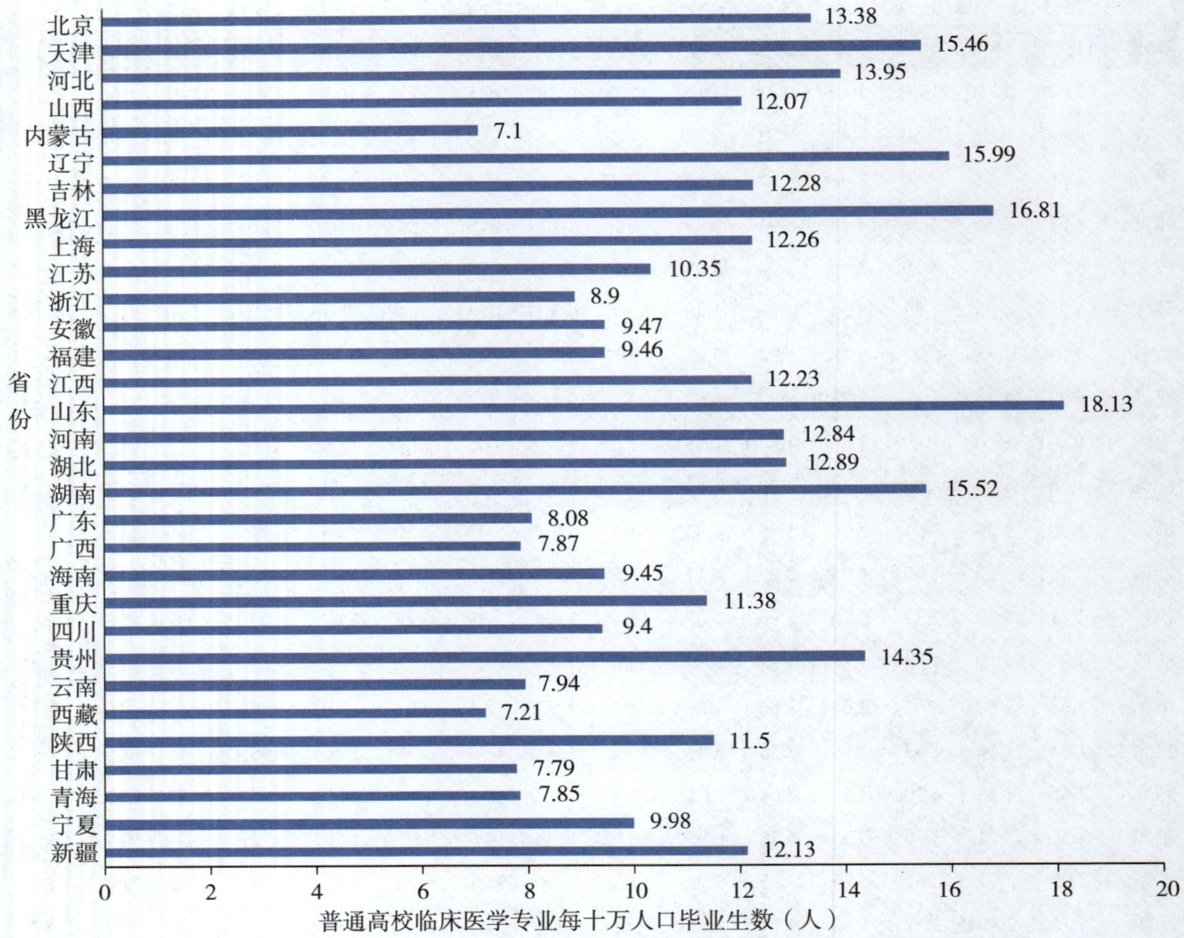

图 3-25 2012 年中国不同省份普通高校临床医学专业每十万人口毕业生数

表 3-26 2012 年分地区及学历普通高校医学类毕业生数（单位：人）

学历	东部		中部		西部		全国	
	数量（人）	构成比（%）	数量（人）	构成比（%）	数量（人）	构成比（%）	数量（人）	构成比（%）
专科	107516	48.50	106388	58.53	60422	57.99	274326	54.04
本科	81747	36.87	61352	33.75	34986	33.58	178085	35.08
硕士	27151	12.25	12546	6.90	7967	7.65	47664	9.39
博士	5277	2.38	1491	0.82	820	0.79	7588	1.49
合计	221691	100.00	181777	100.00	104195	100.00	507663	100.00

如图 3-26 所示，2012 年专科学历普通高校医学类毕业生数占全部学历层次的普通高校医学类毕业生数的比例在西部最大、东部最小；硕士学历普通高校医学类毕业生数占全部学历层次的普通高校医学类毕业生数的比例在中部最小、东部最大；博士学历普通高校医学类毕业生数占全部学历层次的普通高校医学类毕业生数的比例在西部最小、东部最大；东部地区普通高校研究生学历层次医学类毕业生数所占比例均明显较高，西部地区普通高校研究生学历层次医学类毕业生数所占比例明显较低。

如表 3-27 所示，2012 年东部地区专科学历普通高校临床医学专业毕业生数为 16422 人（占 22.71%），本科 36144 人（占 49.98%），硕士 16803 人（占 23.24%），博士 2947 人（占 4.08%）；

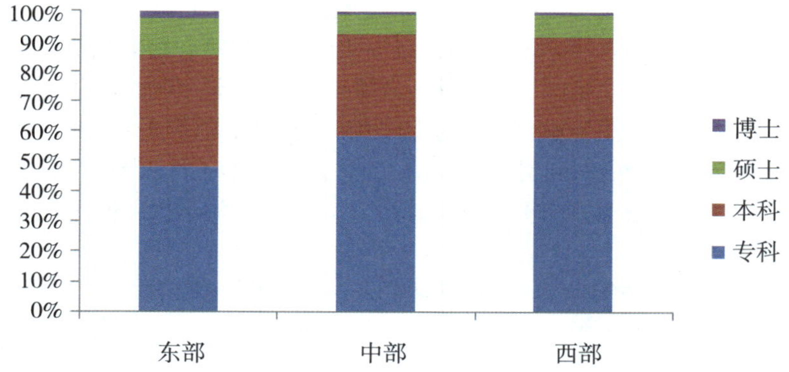

图 3-26　2012 年中国不同地区及学历普通高校医学类比例

中部地区专科学历普通高校临床医学专业毕业生数为 16957 人（占 30.73%），本科 29271 人（占 53.04%），硕士 8033 人（占 14.56%），博士 928 人（占 1.68%）；西部地区专科毕业生数为 9192 人（占 28.94%），本科 17468 人（占 55.00%），硕士 4577 人（占 14.41%），博士 521 人（占 1.64%）。

如图 3-27 所示，2012 年普通高校临床医学专业毕业生中，专科学历毕业生所占比例在中部最大、东部地区最小，本科学历毕业生所占比例在不同地区相近，硕士学历毕业生所占比重在中西部地区较小、东部地区最大，博士学历毕业生所占比例在中西部地区较小、东部地区最大。

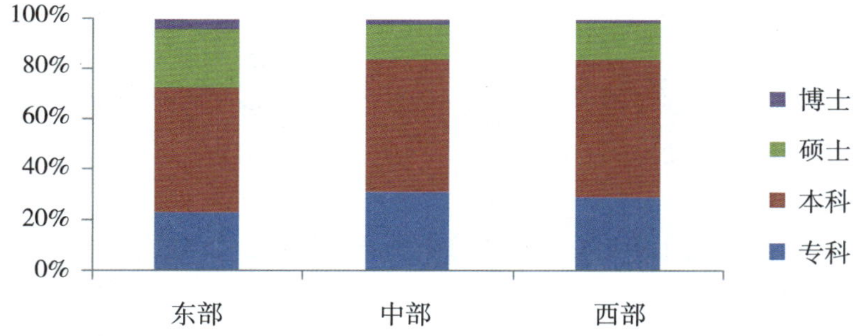

图 3-27　2012 年分地区及学历普通高校临床医学专业毕业比例

表 3-27　2012 年中国不同地区及学历普通高校临床医学专业毕业生数

学历	东部		中部		西部		全国	
	数量（人）	构成比（%）	数量（人）	构成比（%）	数量（人）	构成比（%）	数量（人）	构成比（%）
专科	16422	22.71	16957	30.73	9192	28.94	42571	26.73
本科	36144	49.98	29271	53.04	17468	55.00	82883	52.04
硕士	16803	23.24	8033	14.56	4577	14.41	29413	18.47
博士	2947	4.08	928	1.68	521	1.64	4396	2.76
合计	72316	100.00	55189	100.00	31758	100.00	159263	100.00

（四）中国不同地区生师比情况

如表 3-28 所示，1998—2012 年，全国医学类生师比由 7.9 增至 20.0，增加了 1.53 倍；东部地区由 7.5：1 增至 18.3：1，增加了 1.44 倍；中部地区由 8.9：1 增至 21.4：1，增加了 1.41 倍；西部地区由 7.4：1 增至 21.6：1，增加了 1.92 倍。因此，西部地区增幅最高，中部地区最低。在不同地区，生师比差别基本上逐年增加，东部地区略低于中西部，但都未达到国家要求 16.0：1 的标准。教育部关于印发《普通高等学校基本办学条件指标（试行）》的通知（〔2004〕2）号文件中规定的基本办学条件合格指标中医药类院校是 16：1，基本办学条件限制招生指标中医药类院校是 22：1。研究表明，医学院校的生师比应该要远远小于其他类别的学校，但实际情况却正好相反。

表 3-28　1998—2012 年中国不同地区医学类生师比

年份	东部	中部	西部	合计
1998	7.5	8.9	7.4	7.9
1999	9.1	11.1	8.8	9.7
2000	11.1	13.8	11.3	12.0
2001	13.4	16.6	13.8	14.5
2002	15.8	18.2	15.0	16.4
2003	16.0	19.6	15.7	17.1
2004	16.3	17.9	15.6	16.6
2005	17.1	18.7	17.1	17.6
2006	17.8	19.2	16.7	18.0
2007	17.6	19.8	17.9	18.4
2008	17.4	21.6	18.8	19.0
2009	17.8	22.2	19.7	19.6
2010	17.9	21.7	19.8	19.5
2011	18.4	21.8	20.5	19.9
2012	18.3	21.4	21.6	20.0

如图 3-28 所示，中国不同地区医学类院校生师比在 1998—2012 年均呈上升趋势。就不同地区之间的比较而言，2007 年以后生师比从高到低依次为中部、西部和东部地区。此外，东部、中部和西部地区医学类院校生师比分别在 2003 年、2001 年和 2005 年超过了教育部规定的相关标准。

表 3-29 显示，大部分省份生师比呈现上升趋势，办学条件逐年恶化，这与历年来院校连续

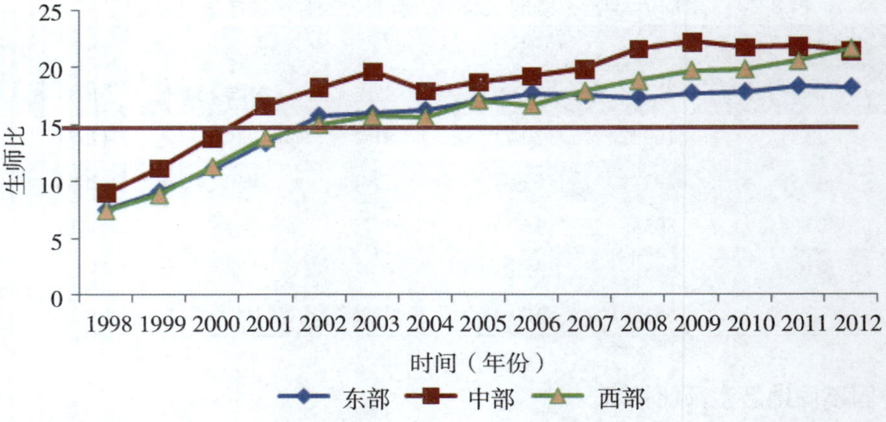

图 3-28　1998—2012 年不同地区医学类院校生师比

扩招但教师数量增加较慢有很大关系。从平均增速来看，西藏为平均增速最快的省份，达到了12.99%，陕西和北京增速也较快；广东省平均增速最低，为2.60%。

表 3-29 1998—2012 年中国不同省份医学类生师比

省份	1998	1999	2000	2001	2002	2003	2004	2005	2006	2007	2008	2009	2010	2011	2012	平均增速（%）
北京	2.16	2.68	3.22	4.43	10.60	11.67	9.08	9.84	13.43	12.12	11.44	10.03	9.28	10.02	9.66	10.50
天津	9.07	11.19	12.80	16.22	14.63	16.56	12.97	13.40	11.55	14.33	13.97	18.58	13.87	14.95	14.82	3.33
河北	11.71	13.68	17.79	18.12	22.48	18.46	18.80	21.26	21.56	21.75	20.76	20.14	19.89	20.81	19.79	3.56
山西	9.67	11.94	14.89	17.50	17.97	21.24	18.75	18.87	18.59	17.38	18.34	18.07	18.64	19.49	21.25	5.39
内蒙古	6.78	7.51	10.68	9.83	15.31	14.74	14.91	12.85	10.64	16.46	17.75	16.96	15.65	17.33	17.81	6.65
辽宁	9.04	10.45	13.24	17.32	18.40	16.83	17.15	21.02	20.47	19.80	18.71	18.48	18.42	19.43	19.80	5.37
吉林	6.20	9.90	12.69	15.06	17.82	20.35	18.54	15.27	16.04	17.17	19.28	21.13	20.80	20.62	19.79	8.04
黑龙江	9.30	10.88	13.69	16.24	14.92	15.87	15.98	24.30	18.81	20.96	20.76	20.38	19.40	20.70	21.78	5.84
上海	10.11	11.38	15.47	16.90	16.64	10.82	15.09	16.65	17.41	16.80	15.17	14.68	14.18	14.47	16.16	3.17
江苏	8.50	11.41	13.87	15.35	16.96	16.60	17.52	16.43	18.88	18.07	18.47	19.32	19.32	19.30	19.39	5.65
浙江	9.37	9.76	10.31	12.62	15.50	16.80	17.18	17.62	17.22	18.13	18.64	18.70	18.83	19.55	18.82	4.75
安徽	12.13	14.20	16.83	16.98	18.93	20.84	20.93	22.14	24.19	23.03	24.27	24.86	23.62	24.47	23.15	4.40
福建	9.37	13.92	15.33	15.53	16.05	14.18	15.56	15.97	16.36	14.69	14.78	14.93	16.44	16.40	15.80	3.55
江西	9.17	11.28	13.76	16.93	20.23	23.72	17.75	17.81	26.45	23.17	24.02	24.22	23.04	22.80	23.53	6.49
山东	9.80	10.79	10.84	13.26	15.61	18.73	22.30	23.12	22.94	23.04	22.19	23.21	24.29	23.03	23.19	5.91
河南	8.21	9.52	14.46	17.08	19.59	16.35	14.93	16.82	17.01	19.28	22.48	22.50	22.27	21.04	22.09	6.82
湖北	8.79	10.29	12.88	16.68	19.34	18.76	16.31	17.12	16.20	18.14	19.39	21.22	19.55	18.37	19.14	5.32
湖南	10.90	13.15	13.09	16.20	17.08	21.85	22.00	19.40	20.51	19.97	23.27	23.99	24.78	22.80	22.27	4.88
广东	10.42	11.93	14.90	16.33	11.27	11.33	12.35	12.86	13.50	12.82	13.27	14.53	14.00	13.43	15.32	2.60
广西	11.94	13.61	17.72	19.22	20.36	19.35	17.00	17.80	16.49	15.78	16.32	15.57	17.04	19.89	18.73	3.05
海南	12.30	12.35	14.77	16.83	16.37	18.91	23.39	18.99	23.97	21.24	19.25	19.78	21.02	23.02	21.96	3.94
重庆	8.33	8.12	10.13	11.62	11.67	13.52	16.63	19.23	12.60	14.31	17.85	20.03	21.99	23.46	24.22	7.37
四川	9.60	10.18	12.62	16.53	18.16	17.68	17.27	18.09	19.71	21.31	24.73	23.06	21.02	20.71	21.20	5.42
贵州	7.79	9.99	13.16	15.12	12.03	15.22	14.23	18.29	19.65	17.94	19.19	20.79	22.07	20.50	22.36	7.28
云南	8.06	8.94	11.17	16.05	17.71	17.70	16.17	14.43	14.12	14.68	15.13	16.45	19.01	19.19	20.03	6.26
西藏	3.42	4.14	6.36	6.43	6.02	6.65	8.92	13.65	13.70	17.88	17.41	19.95	18.70	23.20	21.38	12.99
陕西	5.17	6.34	8.22	10.50	12.32	11.70	10.93	14.41	13.58	15.64	14.31	17.13	18.70	21.86	23.72	10.69
甘肃	8.99	9.57	12.49	19.32	26.33	23.73	23.49	26.10	26.57	23.82	21.72	23.26	23.79	26.20	27.18	7.65
青海	7.51	7.83	11.83	14.51	14.90	16.88	21.23	22.74	23.78	10.83	20.61	18.10	14.96	15.69	16.94	5.58
宁夏	8.52	9.74	11.37	15.73	20.54	16.98	17.18	18.32	18.01	17.27	18.02	17.96	11.68	12.68	13.89	3.31
新疆	6.19	11.11	14.46	15.37	13.58	16.08	17.45	17.05	19.95	18.68	21.00	21.16	20.72	18.86	18.58	7.61

图 3-29 显示，2012 年，全国仅有少部分省市达到国家对医药院校生师比为 16：1 的要求，多数省市已超过最高限制，办学条件较差。其中甘肃省生师比达到 27.18：1，说明其教师数量严重不足；其他部分省市生师比也相对较高。相比之下，北京市的生师比仅为 9.66：1，办学条件较好。

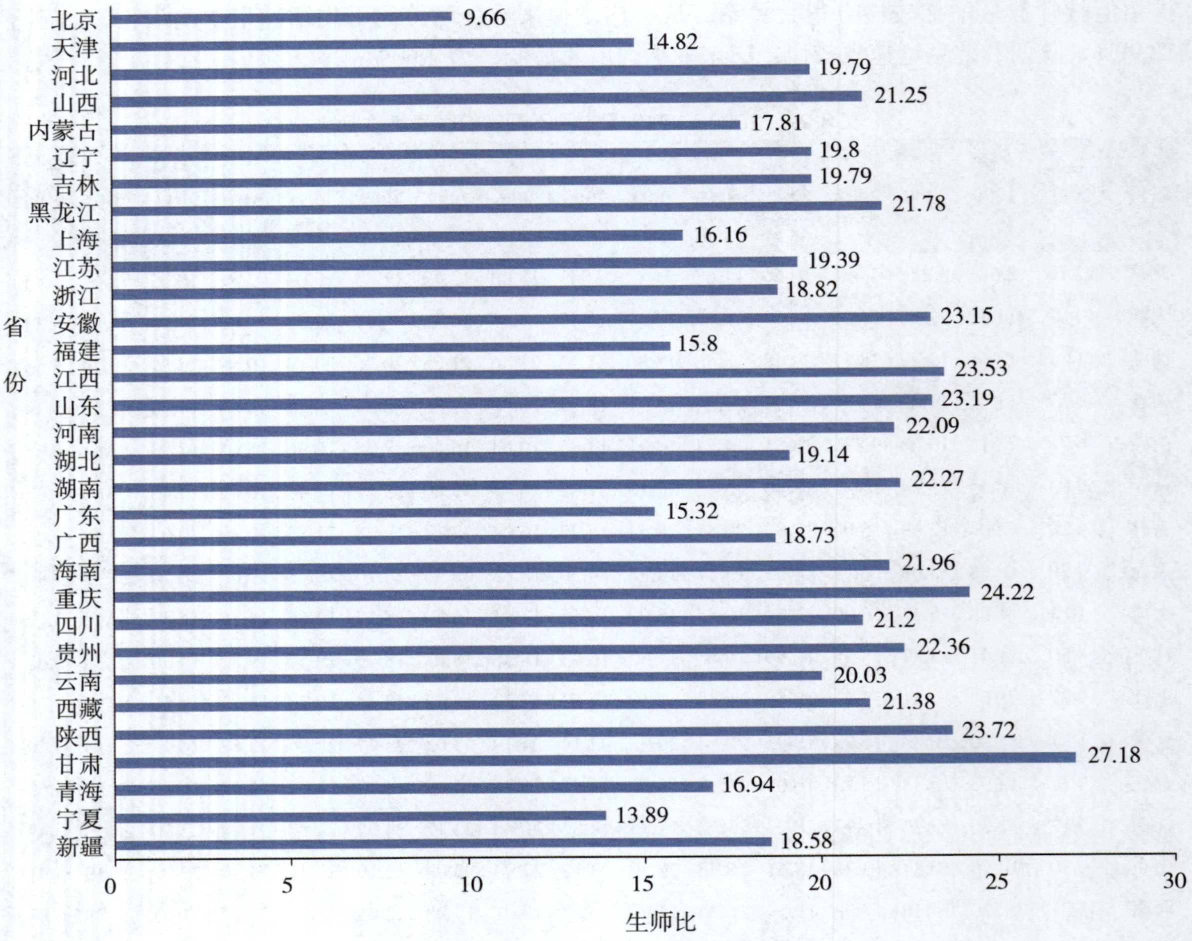

图 3-29 2012 年中国不同省份医学类生师比

三、专业分布

（一）医学类院校

如图 3-30、表 3-30 所示，专科教育中，举办最多的是护理学专科教育，普通高校数为 337

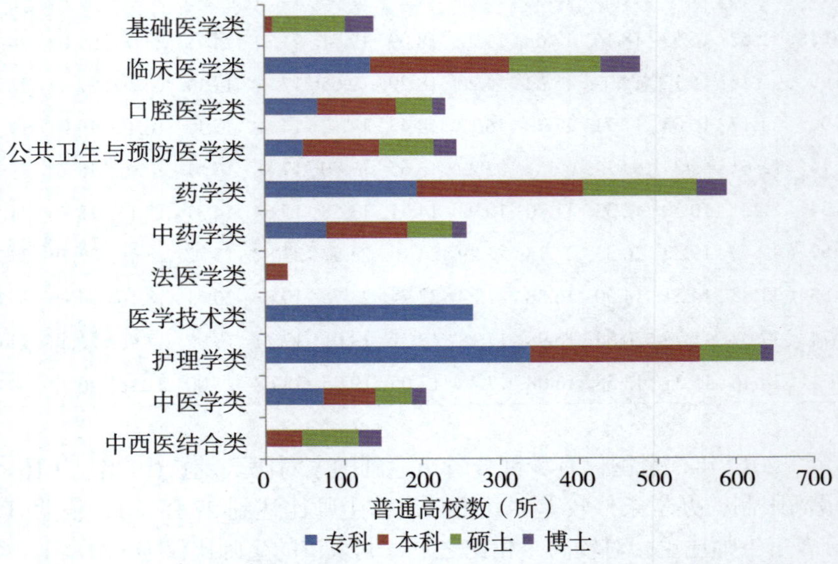

图 3-30 2012 年不同学历层次举办各医学类专业的普通高校数

所，举办医学技术类、药学类、临床医学类专科教育的普通高校数量较多，均超过 100 所，举办公共卫生与预防医学类专科教育的普通高校数量较少；本科教育中，举办护理学和药学类本科教育的普通高校数量最多，均超过 200 所，举办基础医学类、法医学类和中西医结合类本科教育的普通高校数量相对较少；硕士教育中，举办药学类和临床医学类硕士教育的普通高校数量较多，超过 100 所，举办口腔医学类和中药学类硕士教育的普通高校数量相对较少；博士教育中，举办药学类、临床医学类和基础医学类博士教育的普通高校数量较多，均超过 35 所，举办口腔医学类、中药学类和护理学类的博士教育的普通高校数量较少，均不到 20 所。

表 3-30　2012 年举办各医学类专业的普通高校数（单位：所）

	专科	本科	硕士	博士	合计
基础医学	0	11	92	37	140
临床医学	135	178	116	51	480
口腔医学	68	100	47	17	232
公共卫生与预防医学	49	97	70	29	245
药学	194	211	145	39	589
中药学	79	103	57	18	257
法医学	0	29	0	0	29
医学技术	265	-	0	0	265
护理学	337	217	77	16	647
中医学	74	67	46	18	205
中西医结合	0	47	72	29	148

说明：此表根据医学类招生数据计算

如图 3-31 所示，医学门类不同专业类的学历构成差别很大，其中医学技术类由于专业代码属于临床医学门类下，其本科层次专业代码无法进行区分，所以医学技术类只统计了专科学历层次的院校数量。法医学类只统计了本科层次的院校数量。除这两个专业外，专科学历层次占比最多的是护理学类，本科学历层次的占比在各专业中相当。

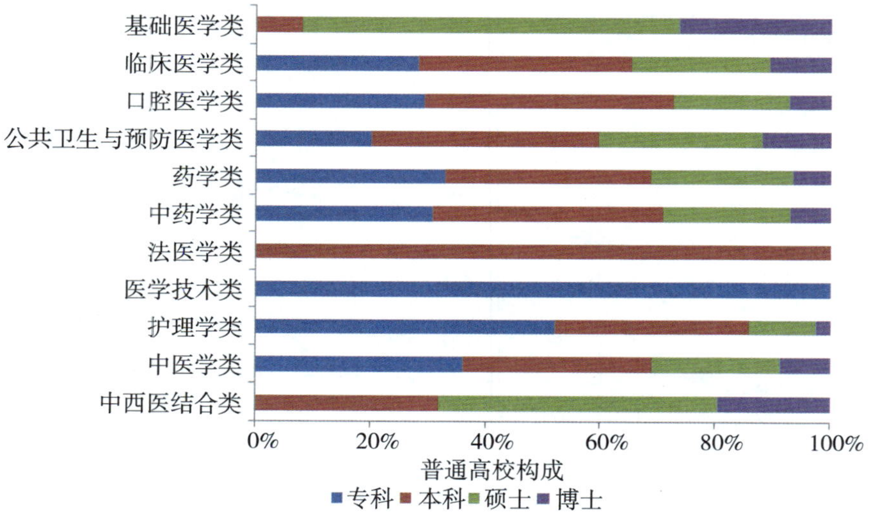

图 3-31　2012 年中国分学历层次举办各医学类专业的普通高校构成（%）

（二）医学生

1．招生数　如表 3-31 所示，1998—2012 年，临床医学招生人数由 51873 人增至 185426 人，增长率为 257.46%；护理学招生人数由 4099 人增至 196952 人，增长 47.05 倍；药学类普通高校医学类招生人数由 5343 人增至 53160 人，增长 8.95 倍；公共卫生与预防医学招生人数由 4854 人增至 13048 人，增长 1.69 倍。护理学招生人数增长率最高，公共卫生与预防医学招生数的增长率相对较低。

表 3-31　1998—2012 年分专业普通高校各医学类专业招生数（单位：人）

年份	基础医学	临床医学	口腔医学	公共卫生与预防医学	药学	中药学	法医学	医学技术	护理学	中医学	中西医结合
1998	1467	51873	1332	4854	5343	1875	401	–	4099	10403	270
1999	1558	71771	2113	6221	7843	2495	454	–	8160	15810	377
2000	2593	90638	3702	9138	10116	3892	612	–	18814	21304	609
2001	2581	101268	5550	5052	17049	4714	780	–	28629	21026	3381
2002	3303	112356	8462	5462	20808	6047	855	–	37126	22795	6815
2003	3863	128687	9572	5912	28027	8529	1282	–	59146	23904	10120
2004	3377	138480	12274	7808	33705	11371	1260	–	76290	26269	12480
2005	3139	127597	10765	8061	36608	13878	1308	24635	97894	25089	17269
2006	2922	131130	12975	9158	40338	13580	1219	25348	127501	26937	20522
2007	3118	136889	13023	9572	40560	12666	1375	24379	117688	28433	11062
2008	3159	143902	13600	11157	42290	13882	1302	28501	131357	30738	10847
2009	3384	156097	16823	11743	47038	14245	1287	33626	156892	35078	10823
2010	3419	160012	17492	12079	50432	14974	1318	37494	176554	38448	10012
2011	3805	177707	19262	12374	50777	17191	1293	42739	210693	38411	9391
2012	3934	185426	21065	13048	53160	17343	1169	46537	196952	38387	9478

如图 3-32 所示，从 1998—2012 年普通高校各医学类专业招生情况看，护理学专业是我国蓬

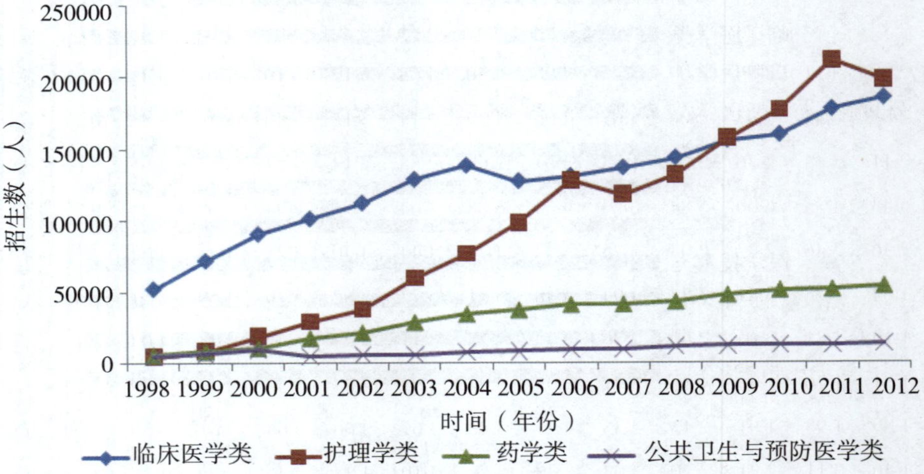

图 3-32　1998—2012 年普通高校相关医学类专业招生数

勃发展的医学门类，占据了我国医学门类发展的最优势地位。随着护理学人才培养规模的扩大，未来将在应对老龄化和基层医疗服务上发挥重大作用，将会发挥家庭护理和应对慢性非传染性疾病的主力军作用。临床医学类为我国医学门类最重要的方面。药学类专业年招生人数平稳增加。1998—2002 年公共卫生与预防医学类年招生人数先增加后下降，2003 年之后公共卫生与预防医学类普通高校医学类年招生人数平稳缓慢增加。

如表 3-32 所示，2012 年，基础医学类不同学历全国普通高校的招生人数中，以硕士和博士为主（分别占该专业总招生数的 67.87% 和 24.58%）；临床医学类不同学历全国普通高校的招生人数中，以本科层次招生为主（占比 55.95%），其次是专科（占比 22.75%）；2012 年全国普通高校护理学、口腔医学类、医学技术类专业均以招专科生为主；而公共卫生与预防医学类、中医学类、药学类、中药学类、中西医结合类、法医学类专业均以本科招生为主。

表 3-32 2012 年普通高校分专业及学历医学类招生数（单位：人）

	专科	本科	硕士	博士	合计
基础医学	0	297	2670	967	3934
临床医学	42187	103752	34853	4634	185426
口腔医学	11804	6791	2130	340	21065
公共卫生与预防医学	1509	9014	2191	334	13048
中医学	11783	23153	2783	668	38387
药学	18832	26552	6790	986	53160
中药学	5793	9180	2113	257	17343
中西医结合	0	8305	861	312	9478
法医学	0	1169	0	0	1169
医学技术	46536	–	1	0	46537
护理学	155858	40081	975	38	196952

如图 3-33 所示，从 2012 年全国普通高校分专业及学历医学类招生绝对数来看，临床医学、口腔医学、药学类等西医学科比中医学、中药学、中西医结合类等中医学科的发展规模要好很多。

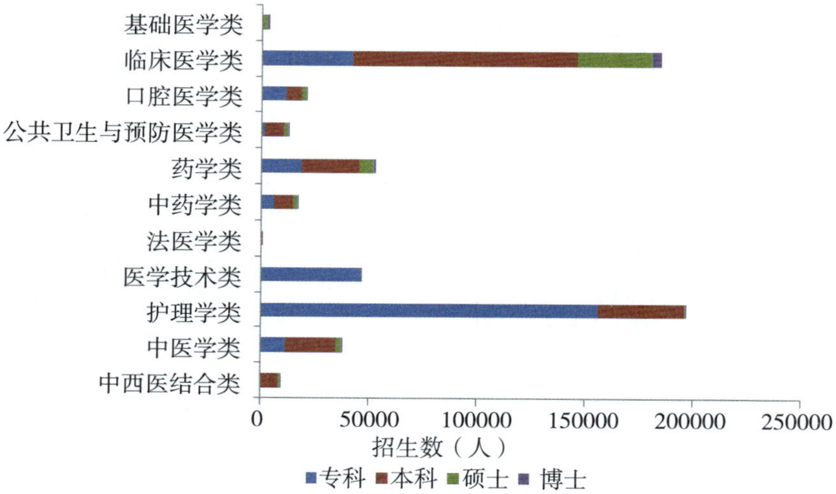

图 3-33 2012 年普通高校分专业及学历医学类招生数

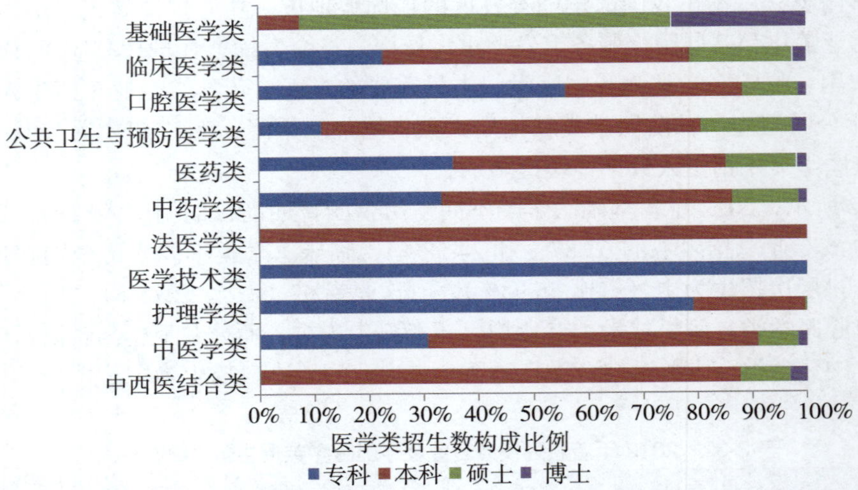

图 3-34　2012 年普通高校分专业及学历医学类招生数构成

我国医学的主体是临床医学类和护理学类的人才，而从我国疾病谱结构看，我国未来需要的巨大医疗人才应当还包括公共卫生与预防医学类人才，以应对疾病预防等工作。就高学历硕士和博士招生人数来看，我国中西医结合和中医学类招生比例相比临床医学、口腔医学等差距甚远。而护理学专科层次招收 155858 人，达到 79.14%，整体专业结构学历层次偏低会降低护理学专业的水平。

如图 3-34 所示，2012 年全国普通高校不同专业招生的学历层次构成差异较大。从专科层次来看，所有专业中护理学类的专科学历招生数占比最高，约占该专业 2012 年总招生数的 80%，其次是口腔医学类，专科类招生占比约占该专业总招生数的 56%。其中由于本研究中医学技术专业本科统计数据缺失（包涵在临床医学专业中），故该专业专科招生数占比将近 100%；从本科层次来看，所有专业中，法医学类的本科招生比例最高，约占该专业招生总数的 100%。其次是中西医结合类、公共卫生与预防医学类；硕士层次方面，基础医学类的硕士招生比例最高，约占该专业 2012 年总招生数的 70%，除法医学类、医学技术类、护理学类的硕士招生占比接近为 0 以外，其余专业的硕士招生占比在 5% ～ 20% 之间浮动；博士层次方面，基础医学类的博士招生数占该专业 2012 年总招生数 20% 以上，其余专业博士招生数占比均较低。

2．在校生数　如表 3-33 所示，1998—2012 年，临床医学在校生人数由 198471 人增至 731825 人，增长 2.69 倍；护理学在校人数由 9386 人增至 660127 人，增长 69.33 倍；药学在校人数由 17017 人增至 180261 人，增长 9.59 倍；公共卫生与预防医学在校人数由 18739 人增至 50949 人，增长 1.72 倍。护理学在校人数增长率较高，公共卫生与预防医学在校生人数相对增长率较低。

表 3-33　1998—2012 年分专业普通高校医学类在校生数（单位：人）

年份	基础医学	临床医学	护理学	口腔医学	公共卫生与预防医学	药学	中药学	法医学	医学技术	中医学	中西医结合
1998	4297	198471	9386	5957	18739	17017	6805	1447	–	38065	684
1999	3668	227288	15698	6709	20808	20122	7766	1688	–	45905	891
2000	5666	276294	33745	9582	26237	25539	10127	2208	–	60160	1355
2001	6197	332789	61665	15348	18167	41266	14220	2744	–	65683	8160
2002	7946	393892	86634	21306	20419	54181	16966	2738	–	76845	18061

续表

年份	基础医学	临床医学	护理学	口腔医学	公共卫生与预防医学	药学	中药学	法医学	医学技术	中医学	中西医结合
2003	10594	457617	135054	27899	21801	73347	22908	3425	–	89548	26191
2004	11309	511162	192776	35863	26413	92866	30699	4095	–	102223	33468
2005	9576	510293	263434	34243	28481	100610	40344	4922	58221	103118	50510
2006	9677	533088	330695	42098	32518	121121	43537	5017	67956	107736	60771
2007	10025	554041	399665	47148	34972	135934	46852	5463	73620	113066	62229
2008	10359	581333	469900	51929	39906	144902	49906	5658	83681	120361	59475
2009	10954	597996	542762	57850	43040	157546	51256	5717	96075	128030	53020
2010	11114	619326	572450	60287	45662	166902	52173	5948	105625	137687	47912
2011	11833	691828	612201	65728	47500	170460	58563	5954	117495	144403	45609
2012	12482	731825	660127	72497	50949	180261	59944	5374	130272	154036	45815

如图 3-35 所示，1998—2012 年分专业普通高校医学类在校生数，增速最快的是护理学类，临床医学类在校生规模最大，且增速较快，药学类增速也比较明显，公共卫生与预防医学类在校生数基本不变且稍有增加。

如表 3-34 所示，从 2012 年全国普通高校分专业及学历医学类在校生人数来看，基础医学类不同学历全国普通高校的在校人数中，专科层次在校人数为 0 人（0.00%），本科层次在校人数为 1484 人（11.89%），硕士在校人数为 7521 人（60.25%），博士在校人数为 3477 人（27.86%）；临床医学类不同学历全国普通高校的在校人数中，专科层次在校人数为 129612 人（17.71%），本科层次在校人数为 489527 人（66.89%），硕士在校人数为 96330 人（13.16%），博士在校人数为 16356 人（2.23%）；口腔医学类不同学历全国普通高校的在校人数中，专科层次在校人数为 33785 人（46.60%），本科层次在校人数为 31466 人（43.40%），硕士在校人数为 5944 人（8.20%），博士在校人数为 1302 人（1.80%）；公共卫生与预防医学类不同学历全国普通高校的在校人数中，专科层次在校人数为 4277 人（8.39%），本科层次在校人数为 39362 人（77.26%），硕士在校人数为 6144 人（8.20%），博士在校人数为 1166 人（2.29%）；中医学类不同学历全国

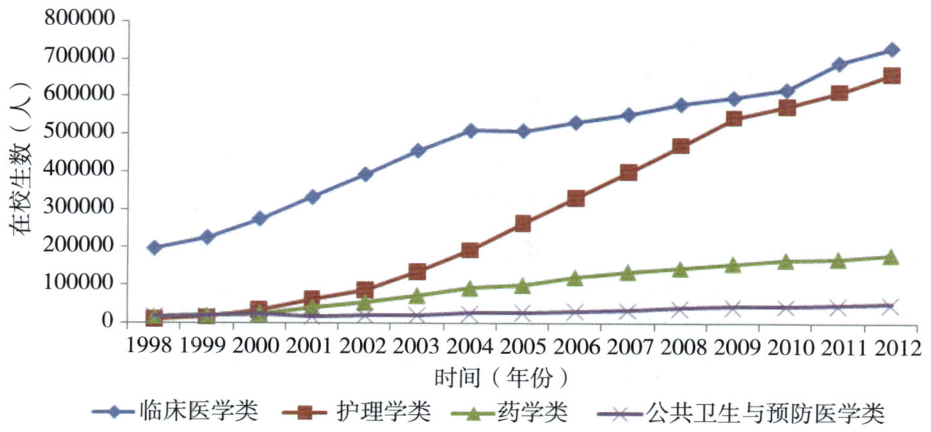

图 3-35 1998—2012 年分专业普通高校医学类在校生数

普通高校的在校人数中，专科层次在校人数为37512人（24.35%），本科层次在校人数为104617人（67.92%），硕士在校人数为9678人（6.28%），博士在校人数为2229人（1.45%）；药学类不同学历全国普通高校的在校人数中，专科层次在校人数为57150人（31.70%），本科层次在校人数为100278人（55.63%），硕士在校人数为19416人（10.77%），博士在校人数为3417人（1.90%）；中药学类不同学历全国普通高校的在校人数中，专科层次在校人数为16739人（27.92%），本科层次在校人数为36496人（60.88%），硕士在校人数为5944人（9.92%），博士在校人数为765人（1.28%）；中西医结合类不同学历全国普通高校的在校人数中，专科层次在校人数为0人（0.00%），本科层次在校人数为42146人（91.99%），硕士在校人数为2651人（5.79%），博士在校人数为1018人（2.22%）；法医学类不同学历全国普通高校的在校人数中，本科层次在校人数为5374人；医学技术类不同学历全国普通高校的在校人数中，专科层次在校人数为130272人（100.00%）；护理学不同学历全国普通高校的在校人数中，专科层次在校人数为501862人（76.03%），本科层次在校人数为155660人（23.58%），硕士在校人数为2511人（0.38%），博士在校人数为94人（0.01%）。

表3-34　2012年分专业及学历普通高校在校生数（单位：人）

	专科	本科	硕士	博士	合计
基础医学	0	1484	7521	3477	12482
临床医学	129612	489527	96330	16356	731825
口腔医学	33785	31466	5944	1302	72497
公共卫生与预防医学	4277	39362	6144	1166	50949
药学	57150	100278	19416	3417	180261
中药学	16739	36496	5944	765	59944
法医学	0	5374	0	0	5374
医学技术	130272	–	–	–	130272
护理学	501862	155660	2511	94	660127
中医学	37512	104617	9678	2229	154036
中西医结合	0	42146	2651	1018	45815

注：“–”表示数据缺失。

如图3-36所示，从2012年全国普通高校分专业及学历医学类在校生人数来看，临床医学和护理学两大主流专业，临床医学类以本科为主，护理学以专科为主，除医学技术外其他医学类专业也主要以本科学历为主，基础医学和法医学在校生人数较少。

如图3-37所示，从2012年全国普通高校分专业及学历医学类在校生人数构成来看，专科在校生数在医学技术、护理学、口腔医学和药学所占比例较高，本科在校生数在中西医、法医、临床医学、公共卫生与预防医学、中医学所占比例较高，硕士和博士在校生数在基础医学所占比例较高。

3．毕业生数　如表3-35所示，1998—2012年，临床医学毕业生人数由66227人增至507663人，增长6.67倍；护理学毕业生人数由1534人增至182457人，增长117.94倍；药学毕业生人数由4113人增至45760人，增长10.13倍；公共卫生与预防医学毕业生人数由4209人增至9268人，增长1.20倍。护理学类毕业人数增长率较高，公共卫生与预防医学类相对增长率较低。

如图3-38所示，1998—2012年分专业普通高校医学类毕业生数，增速最快的是护理学类，临床医学类，毕业生规模最大，且增速比快，药学类增速也比较明显，公共卫生与预防医学类毕业生数基本不变，稍有增加。

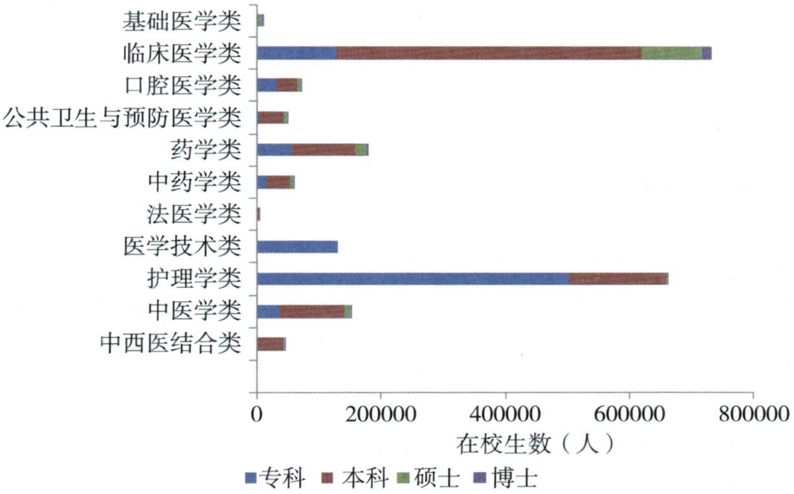

图 3-36　**2012 年分专业及学历普通高校医学类在校生数**

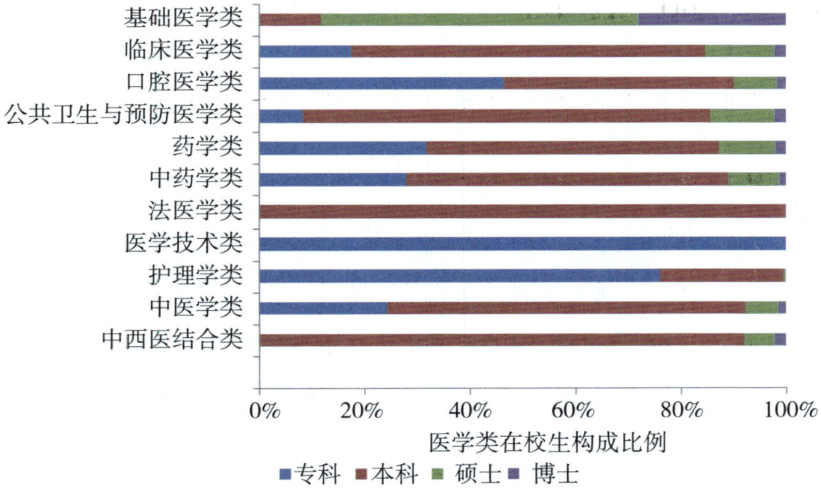

图 3-37　**2012 年中国普通高校分专业及学历医学类在校生构成**

表 3-35　1998—2012 年分专业普通高校医学类毕业生数（单位：人）

年份	基础医学	临床医学	公共卫生与预防医学	口腔医学	药学	中药学	法医学	医学技术	护理学	中医学	中西医结合
1998	998	66227	4209	1246	4113	1600	231	–	1534	7902	146
1999	836	67120	4437	1128	4349	1637	205	–	1738	7825	192
2000	875	65994	4181	1187	4074	1732	290	–	2535	7186	229
2001	874	69600	2853	1456	5049	2333	416	–	4329	7074	757
2002	1084	88177	3183	2113	7002	1991	394	–	8206	8770	1515
2003	1813	123563	3537	3686	9845	2903	465	–	16862	10637	2845
2004	2031	170315	4530	4727	13858	4204	481	–	26489	16581	4094
2005	1739	220577	4656	6243	16101	6319	496	11987	41761	18742	7013

续表

年份	基础医学	临床医学	公共卫生与预防医学	口腔医学	药学	中药学	法医学	医学技术	护理学	中医学	中西医结合
2006	2292	277946	5666	7408	22408	7635	636	15450	64183	21724	10798
2007	2609	329373	5734	9638	27036	10028	821	18348	90514	23174	13476
2008	2588	401453	6231	12359	34511	13142	1062	23986	125235	25475	16752
2009	2563	421676	7995	13951	38110	12798	1068	24492	138150	26369	17974
2010	2699	475593	9058	15588	42149	13920	994	29351	177596	28194	13499
2011	2777	493860	9090	15321	42636	15336	1117	32628	178781	29926	10968
2012	3293	507663	9268	16674	45760	15182	1050	35316	182457	30606	8779

注：– 表示数据缺失

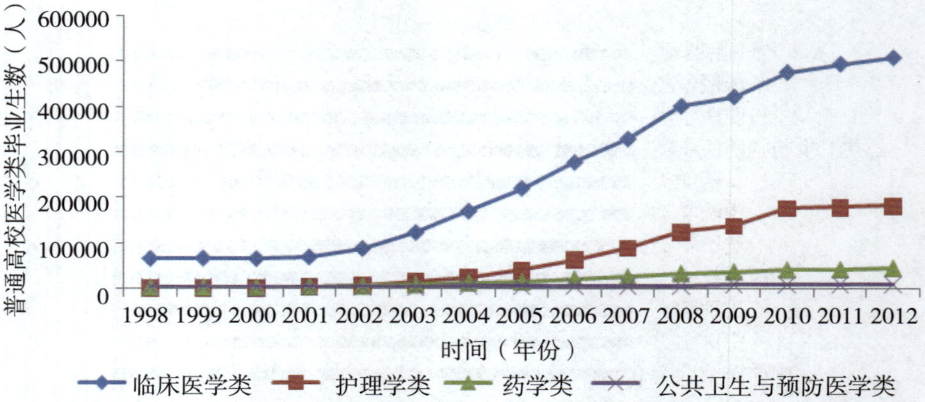

图 3-38　1998—2012 年分专业普通高校医学类毕业生数

如表 3-36 所示，从 2012 年全国普通高校分专业及学历医学类毕业生人数来看，基础医学类不同学历全国普通高校的毕业人数中，专科 0 人（0.00%），本科 286 人（8.69%），硕士 2203 人（66.90%），博士 804 人（24.42%）；临床医学类不同学历全国普通高校的毕业人数中，专科 42571 人（26.73%），本科 82883 人（52.04%），硕士 29413 人（18.47%），博士 4396 人（2.76%）；口腔医学类不同学历全国普通高校的毕业人数中，专科 9596 人（57.55%），本科 5310 人（31.85%），硕士 1540 人（9.24%），博士 228 人（1.37%）；公共卫生与预防医学类不同学历全国普通高校的毕业人数中，专科 1331 人（14.36%），本科 5848 人（63.10%），硕士 1848 人（19.94%），博士 241 人（2.60%）；中医学类不同学历全国普通高校的毕业人数中，专科 10975 人（35.86%），本科 15197 人（49.65%），硕士 3758 人（12.28%），博士 676 人（2.20%）；药学类不同学历全国普通高校的毕业人数中，专科 17191 人（37.57%），本科 22224 人（48.57%），硕士 5549 人（12.13%），博士 796 人（1.74%）；中药学类不同学历全国普通高校的毕业人数中，专科 4856 人（31.99%），本科 8695 人（57.27%），硕士 1446 人（9.52%），博士 185 人（1.22%）；中西医结合类不同学历全国普通高校的毕业人数中，专科 0 人（0.00%），本科 7331 人（83.51%），硕士 1198 人（13.65%），博士 250 人（2.85%）；法医学类不同学历全国普通高校的毕业人数中，本科 1050 人（100.00%）；医学技术类不同学历全国普通高校的毕业人数中，专科 35316 人（100.00%）；护理学专业不同学历全国普通高校的毕业人数中，专科 152490 人（83.58%），本科 29261 人（16.04%），硕士 694 人（0.38%），博士 12 人（0.01%）。

表 3-36　2012 年分专业及学历普通高校医学类毕业生数（单位：人）

	专科	本科	硕士	博士	合计
基础医学	0	286	2203	804	3293
临床医学	42571	82883	29413	4396	159263
口腔医学	9596	5310	1540	228	16674
公共卫生与预防医学	1331	5848	1848	241	9268
药学	17191	22224	5549	796	45760
中药学	4856	8695	1446	185	15182
法医学	0	1050	0	0	1050
医学技术	35316	–	–	–	35316
护理学	152490	29261	694	12	182457
中医学	10975	15197	3758	676	30606
中西医结合	0	7331	1198	250	8779

注：– 表示数据缺失

如图 3-39 所示，从 2012 年全国普通高校分专业及学历医学类毕业生人数来看，临床医学类和护理学类两大主流专业，临床医学类以本科为主，护理学类以专科为主，公卫、药学、中药学、中医学、中西医结合类专业毕业生也主要以本科学历为主，基础医学类和法医学类毕业生人数较少。

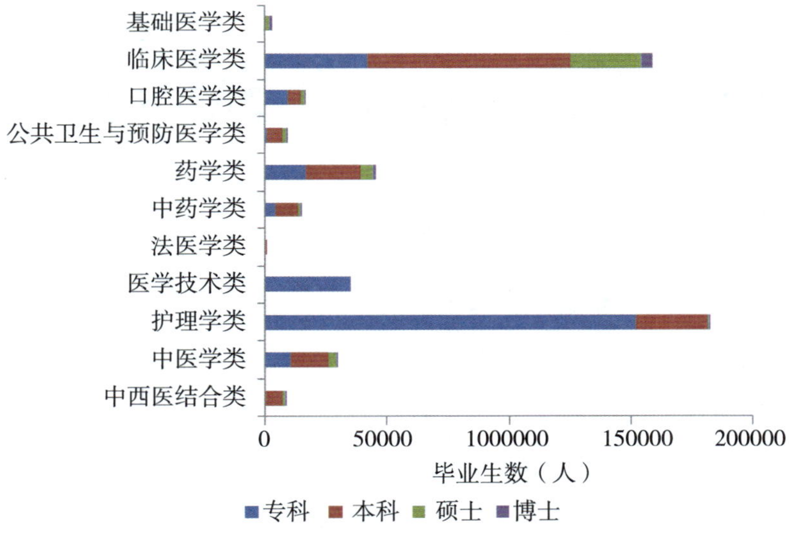

图 3-39　2012 年分专业及学历普通高校医学类毕业生数

如图 3-40 所示，从 2012 年全国普通高校分专业及学历医学类毕业生人数构成看，专科毕业生数在护理学类、口腔医学类和药学类所占比例较高，其中医学技术类毕业生人数除专科外均缺失，本科毕业生数在临床医学类、法医学类、中西医结合类、中药学类、公共卫生与预防医学类、中医学类所占比例较高，硕士和博士毕业生数在基础医学类所占比例较高。

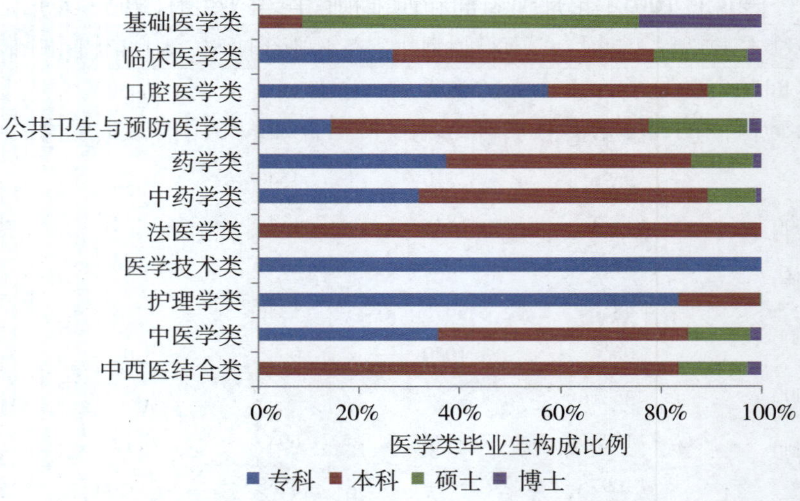

图 3-40　2012 年全国专业及学历普通高校医学类毕业生构成

四、办学主体

（一）医学院校

1．不同主体医学院校数　如表 3-37 所示，1998—2012 年总数上，教育部办医学院校数由 12 所增至 40 所，增长 2.33 倍；中央非教育部门办医学院校数由 15 所降到 7 所，降低 53%；地方教育部门办医学院校数由 81 所增至 274 所，增长 2.38 倍；地方非教育部门办医学院校数由 67 所增至 134 所，增长 1 倍；民办医学院校数由 0 所增至 129 所。

表 3-37　1998—2012 年中国不同主体医学类院校数（单位：所）

年份	教育部	中央非教育部门	地方教育部门	地方非教育部门	民办	合计
1998	12	15	81	67	0	189
1999	15	14	86	77	2	209
2000	24	6	91	135	3	264
2001	27	4	112	137	4	286
2002	28	5	51	207	20	315
2003	29	5	51	241	60	390
2004	34	7	42	282	83	452
2005	35	7	41	288	94	470
2006	35	7	33	310	98	487
2007	39	8	34	327	105	517
2008	39	8	37	325	103	515
2009	39	8	33	338	100	521
2010	39	6	35	350	104	539
2011	39	7	278	133	124	570
2012	40	7	274	134	129	590

如图 3-41 所示，1998—2012 年间，教育部所属医学院校数基本保持不变，中央非教育部门

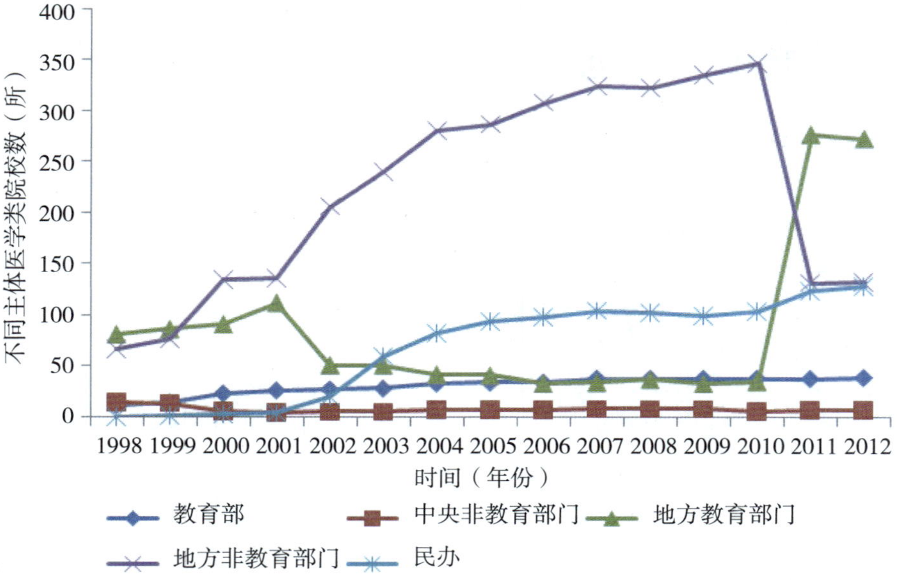

图 3-41　1998—2012 年中国不同主体医学类院校数

所属医学院校数量稍有减少，地方非教育部门所属医学院校数量在 1998—2010 年有较快增长，2011 年迅速下降。民办医学院校数量在 2001—2005 年增长迅速，之后增加缓慢。2003—2010 年间地方非教育部门所属和民办医学院校数量较多，2011—2012 年地方教育部门所属医学院校数量急剧增加。

如图 3-42 所示，我国医学院校办学主体在 2011 年前后发生重大变化，2010 年以前我国医学院校举办者主要以地方非教育部门为主并逐渐增多，地方教育部门举办者逐渐减少，民办举办者逐渐增加。2011—2012 年医学院校的举办者从地方非教育部门转移到地方教育部门，民办院校比例达 20% 左右，教育部和中央非教育部门举办医学院校数量比例为 10% 左右，70% 是以地方教育部门和非教育部门举办的医学院校为主体。

2．不同隶属关系医学类院校数　如表 3-38 所示，1998—2012 年，中央属医学院校数由 41 所增至 53 所，增长 0.29 倍；地方属医学院校数由 148 所增至 414 所，增长 1.80 倍；民办医学院校数从无到有，到 2012 年已达到 123 所。

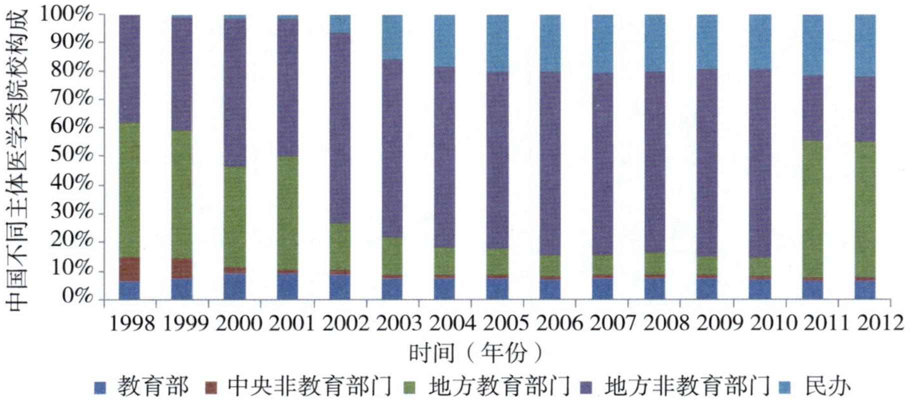

图 3-42　1998—2012 年中国不同主体医学类院校构成

表 3-38 1998—2012 年中国不同隶属关系医学类院校数（单位：所）

年份	中央属	地方属	民办	合计
1998	41	148	0	189
1999	44	163	2	209
2000	35	226	3	264
2001	33	249	4	286
2002	37	258	20	315
2003	38	292	60	390
2004	45	324	83	452
2005	47	329	94	470
2006	46	343	98	487
2007	51	361	105	517
2008	50	362	103	515
2009	50	371	100	521
2010	50	385	104	539
2011	50	400	119	570
2012	53	414	123	590

如图 3-43 所示，从 1998—2012 年不同隶属关系医学院校数量看，中央属医学院校数量基本保持不变，有小幅增加；地方属医学院校数量增加较快，从 148 所增加到 414 所。民办医学院校数量在 2001—2004 年增加较快，之后小幅增加。

如图 3-44 所示，我国医学类院校的主体是省地市属等地方院校。从发展趋势看，中央属医学类院校数量略有下降，所占比例从 20% 下降至 10% 左右。地方属医学类院校所占比例也略有下降。民办院校从 1999 年的 1% 增加至 2012 年的 20% 左右。

如表 3-39 所示，1998—2012 年间，中央属设有临床医学专业院校数由 25 所降为 24 所，地方属设有临床医学专业院校数由 108 所增至 200 所，增加了 0.85 倍。民办设有临床医学专业院校数由 1999 年的 2 所增至 44 所，增加了 21 倍。

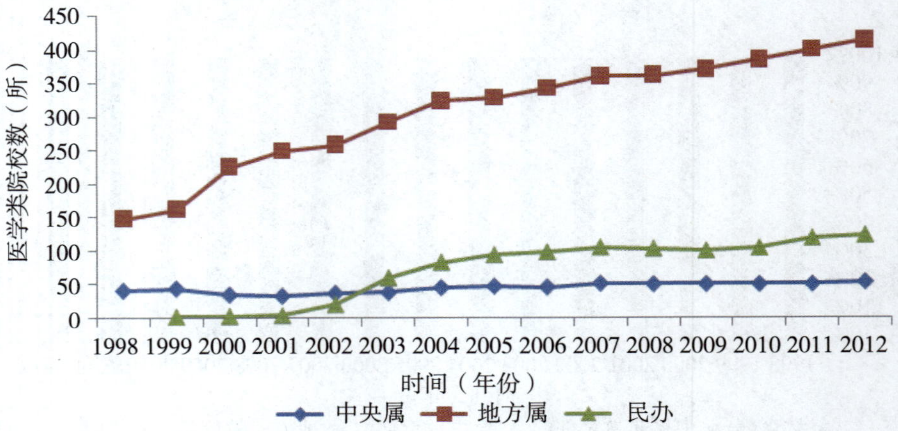

图 3-43 1998—2012 年中国不同隶属关系医学类院校数

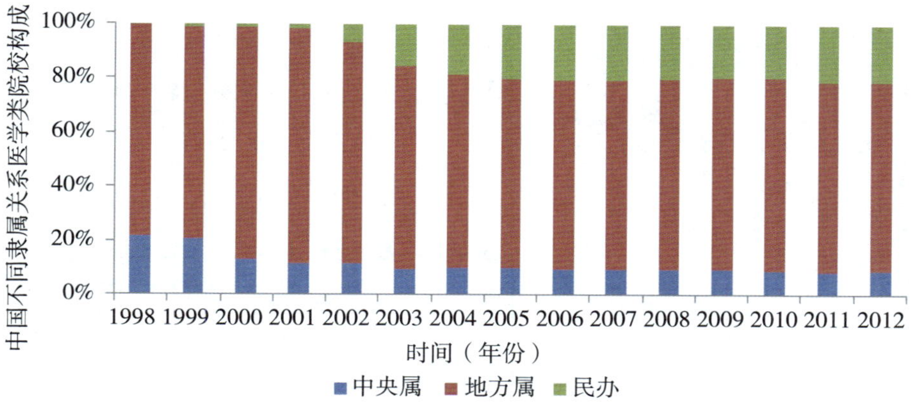

图 3-44　1998—2012 年中国不同隶属关系医学类院校构成

表 3-39　1998—2012 年中国不同隶属关系设有临床医学专业的院校数

年份	中央属		地方属		民办		合计	
	数量（所）	构成比（%）	数量（所）	构成比（%）	数量（所）	构成比（%）	数量（所）	构成比（%）
1998	25	18.8	108	81.2	–	–	133	100
1999	24	17.3	113	81.3	2	1.4	139	100
2000	19	10.8	154	87.5	3	1.7	176	100
2001	22	10.9	177	87.6	3	1.5	202	100
2002	24	11.9	166	82.2	12	5.9	202	100
2003	23	9.4	186	75.9	36	14.7	245	100
2004	23	8.2	206	73.0	53	18.8	282	100
2005	24	9.2	186	71.3	51	19.5	261	100
2006	23	8.6	189	70.8	55	20.6	267	100
2007	23	8.5	192	70.8	56	20.7	271	100
2008	23	8.5	193	71.5	54	20.0	270	100
2009	23	8.6	195	72.8	50	18.7	268	100
2010	23	8.6	196	73.1	49	18.3	268	100
2011	24	8.9	198	73.6	47	17.5	269	100
2012	24	9.0	200	74.6	44	16.4	268	100

如图 3-45 所示，从 1998—2012 年设有临床医学专业的院校数来看，中央属院校数量每年略有减少；地方属院校呈波动增长趋势，其中在 2002 年和 2005 年略有下降；民办院校从 1999 年开始设立，1999—2004 年民办院校规模呈快速增长趋势，2005—2012 年民办院校规模逐渐减少。

如图 3-46 所示，从 1998—2012 年设有临床医学专业的院校数构成情况来看，中央属设有临床医学专业的院校数所占比例保持在 10% ～ 20% 的波动范围，呈逐年缓慢下降的趋势，从 1998 年的 18.8% 下降到 2012 年的 9.0%；地方属设有临床医学专业的院校数所占比例基本不变，2004—2012 年民办院校数量所占比例保持在 15% ～ 20%。

如表 3-40 所示，在中央属医学院校中招生硕、博士的院校数比例较高，在地方属医学院校仅招收本科及专科生中学历层次院校数比例较大，在民办医学院校数量中本科学历层次院校数比

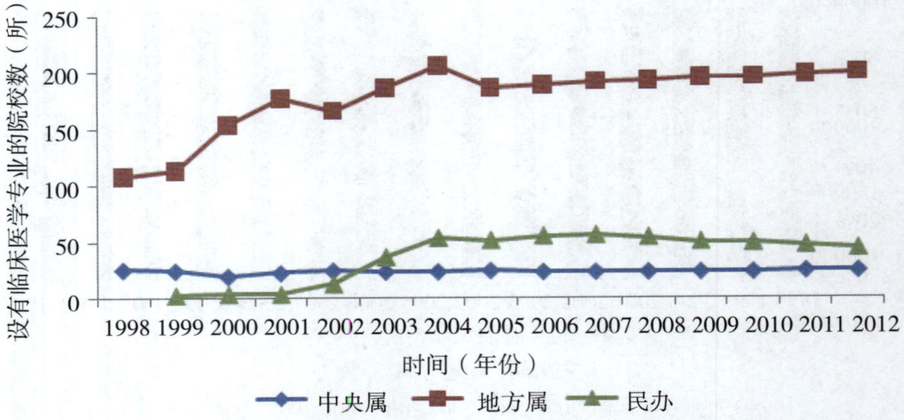

图 3-45　1998—2012 年中国不同隶属关系设有临床医学专业的院校数

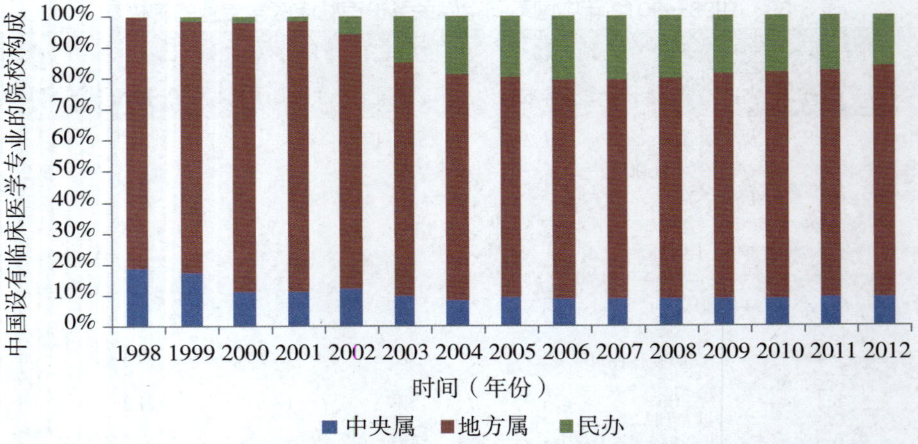

图 3-46　1998—2012 年中国设有临床医学专业的院校构成

重较大。

如图 3-47 所示，从 2012 年不同隶属关系及学历层次医学院校数来看，地方属院校数量最多，且以专科层次院校为主。中央属和民办院校数量相当，不过前者以培养硕士和博士为主，后者则限于专科和本科学生培养。

表 3-40　2012 年中国不同隶属关系与学历层次医学类院校数及构成比

学历	中央属		地方属		民办	
	数量（所）	构成比（%）	数量（所）	构成比（%）	数量（所）	构成比（%）
博士	24	20.3	49	7.1	0	0.0
硕士	50	42.4	140	20.3	0	0.0
本科	36	30.5	192	27.8	76	51.0
专科	8	6.8	310	44.9	73	49.0
合计	118	100.0	691	100.0	149	100.0

如图 3-48 所示，就硕士与博士层次在医学类院校所占比例而言，中央属院校超过 60%，地方属院校不到 30%，民办院校为 0%。此外，民办院校中专科和本科层次院校大约各占 50%。

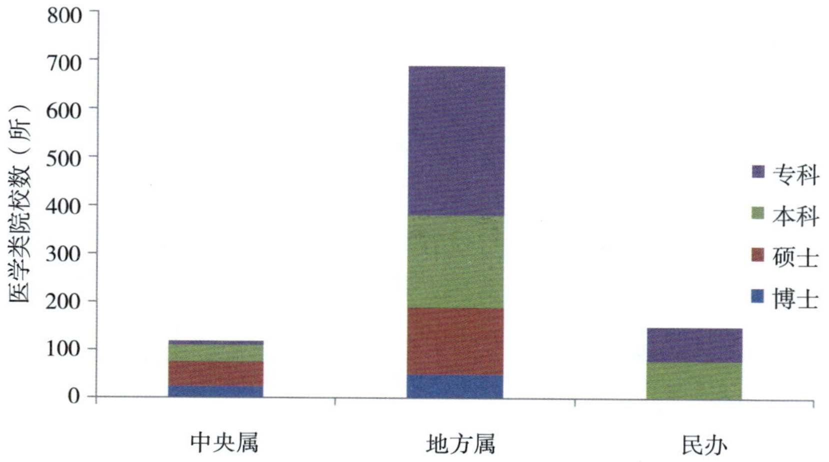

图 3-47　2012 年中国不同隶属关系及学历层次医学类院校数

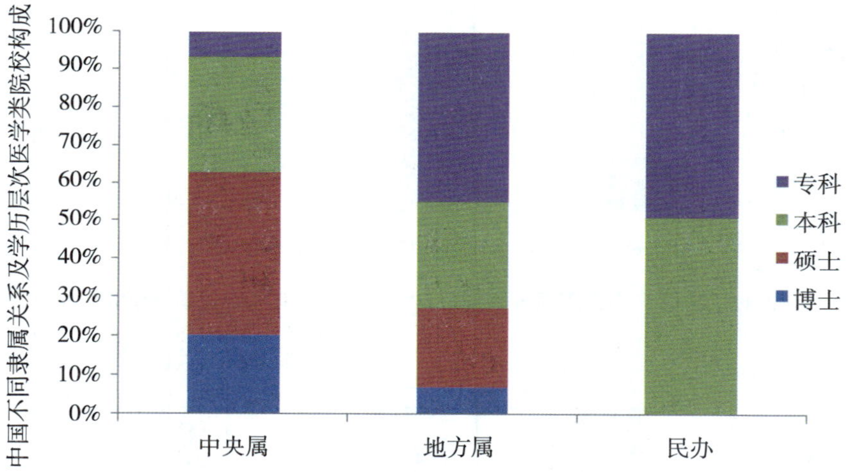

图 3-48　2012 年中国不同隶属关系及学历层次医学类院校构成

如表 3-41 所示，2012 年中央属医学类院校中，拥有招收临床医学博士和硕士研究生资格的院校分别有 21 所（占 32.3%）和 22 所（占 33.8%），仅能招收临床医学本科生的院校有 22 所（占 33.8%）；地方属医学类院校中，拥有招收临床医学博士和硕士研究生资格的院校分别有 30 所（占 8.2%）和 93 所（占 25.3%），仅能招收临床医学本科生和专科生的院校均为 122 所（各占 33.2%）；在民办医学类院校中，没有院校拥有招收临床医学博士和硕士研究生资格，仅能招收临床医学本科生和专科生的院校分别有 34 所（占 72.3%）和 13 所（占 27.7%）。

如图 3-49 所示，2012 年设有临床医学专业的院校中，中央属院校中无专科层次院校，培养本科、硕士和博士的院校大约各占三分之一。地方属院校数量庞大，但以本、专科院校为主，硕士和博士培养层次的院校偏少。民办院校中，本科院校数量多于专科院校。

表 3-41　2012 年中国不同隶属关系与学历层次设有临床医学专业的院校数及构成

学历	中央属		地方属		民办	
	数量（所）	构成比（%）	数量（所）	构成比（%）	数量（所）	构成比（%）
博士	21	32.3	30	8.2	0	0.0
硕士	22	33.8	93	25.3	0	0.0
本科	22	33.8	122	33.2	34	72.3
专科	0	0.0	122	33.2	13	27.7
合计	65	100.0	367	100.0	47	100.0

如图 3-50 所示，在设置临床医学专业院校中，中央属院校大致均分为本、硕、博三个层次；地方属院校中，博士层次的较少，仅占到 8.2%。民办院校中，本科层次占 72.3%，其余为专科层次院校。

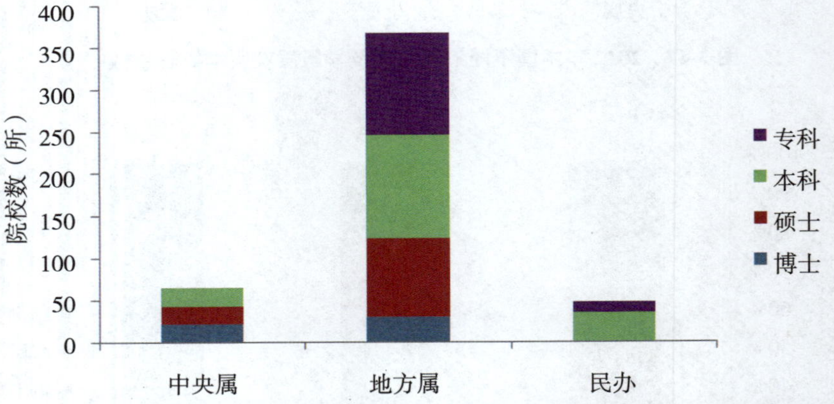

图 3-49　2012 年中国不同隶属关系与学历层次设有临床医学专业的院校数

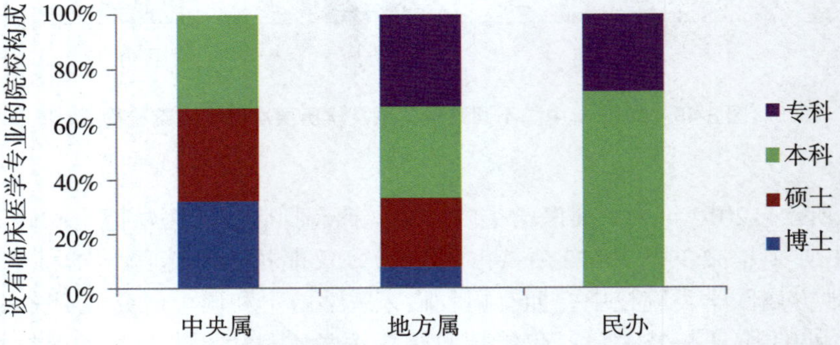

图 3-50　2012 年中国不同隶属关系与学历层次设有临床医学专业的院校构成

3．不同产权性质医学类院校数　如表 3-42 所示，2012 年设有临床医学专业的公立医学类院校中，办学类型为大学的有 92 所（占 41.1%），分校或大专班 1 所（占 0.4 %），高等职业学校 26 所（占 11.6%），高等专科学校 35 所（占 15.6 %），学院 70 所（占 31.3%）。

设有临床医学专业的民办院校中，主要为独立学院，有 29 所（占 65.9%）；其次为学院，有 6 所（占 13.6%）；高等职业学校和高等专科学校各有 4 所，分别占 9.1%。

表 3-42 2012 年中国不同产权性质及类型设有临床医学专业的院校数及构成比

类型	公立机构		民办机构	
	数量（所）	构成比（%）	数量（所）	构成比（%）
大学	92	41.1	0	0.0
独立学院	0	0.0	29	65.9
分校或大专班	1	0.4	1	2.3
高等职业学校	26	11.6	4	9.1
高等专科学校	35	15.6	4	9.1
学院	70	31.3	6	13.6
合计	224	100.0	44	100.0

如表 3-43 所示，2012 年公立医学类院校中，办学类型为大学有 177 所（占 38.4%），高等职业学校 142 所（占 30.8%），学院 94 所（占 20.4%），分校或大专班 3 所（占 0.7%），高等专科学校 45 所（占 9.8%）。

民办医学类院校中，独立学院 57 所（占 44.2%），分校或大专班 1 所（占 0.8%），高等职业学校 43 所（占 33.3%），高等专科学校 4 所（占 3.1%），学院 24 所（占 18.6%）。

表 3-43 2012 年中国不同产权性质及类型医学类院校数及构成比

类型	公立机构		民办机构	
	数量（所）	构成比（%）	数量（所）	构成比（%）
大学	177	38.4	0	0.0
独立学院	0	0.0	57	44.2
分校或大专班	3	0.7	1	0.8
高等职业学校	142	30.8	43	33.3
高等专科学校	45	9.8	4	3.1
学院	94	20.4	24	18.6
合计	461	100.0	129	100.0

（二）医学类专任教师

1．不同隶属关系普通高校医学类专任教师数　如表 3-44 所示，就 1998—2012 年间医学类专任教师数量的变化情况而言，中央属院校由 13776 人减少至 10170 人；地方属院校由 22500 人增至 81217 人，增加了 2.61 倍；民办院校由 1655 人增至 12826 人，增加了 6.75 倍。

表 3-44 1998—2012 年中国不同隶属关系普通高校医学类专任教师数（单位：人）

年份	中央属	地方属	民办	合计
1998	13776	22500	1655	37931
1999	11357	20619	3631	35607
2000	9721	22841	3333	35895
2001	8629	24451	4202	37282
2002	7572	27744	5062	40378
2003	8071	32953	7565	48589

续表

年份	中央属	地方属	民办	合计
2004	9038	42036	9518	60592
2005	8994	46679	11128	66801
2006	9146	50561	14189	73896
2007	9154	54737	15631	79522
2008	9217	57804	16469	83490
2009	9018	59835	18693	87546
2010	9374	62843	20432	92649
2011	9863	78145	11692	99700
2012	10170	81217	12826	104213

如图 3-51 所示，中央属院校医学类专任教师数量在 1998—2012 年间呈下降趋势；地方属院校的医学类专任教师总数最多，并且增速明显；民办院校专任教师数增加不甚明显，总量与增速与地方属院校差距加大。

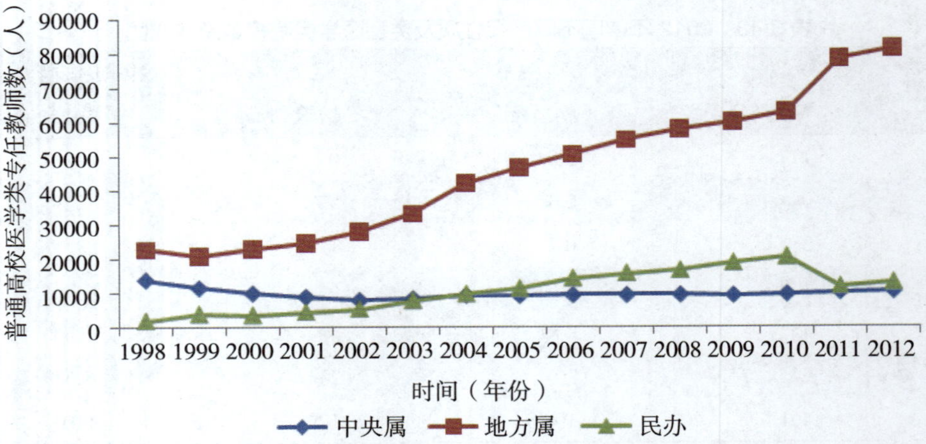

图 3-51 1998—2012 年中国不同隶属关系普通高校医学类专任教师数

如图 3-52 所示，从 1998—2012 年不同隶属关系普通高校医学类专任教师构成看，中央属院校医学类专任教师所占比例基本上逐年减少，从 1998 年的 30% 下降到 2012 年的 10% 左右；地方属和民办院校医学类专任教师所占比例基本上呈上升趋势。

（三）医学生

如表 3-45 所示，公立院校医学类招生人数从 1998 年的 82138 人增至 2012 年的 498570 人，15 年间增加了 5.07 倍。同期内，民办院校医学类招生人数由 0 人增至 87967 人。与此同时，民办院校医学类招生数所占比例也基本逐年增加，至 2012 年达到 15.0%。

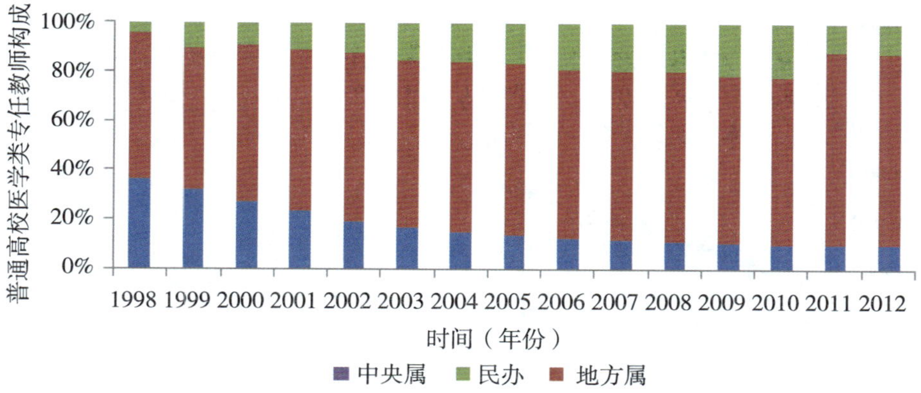

图 3-52　1998—2012 年中国不同隶属关系普通高校医学类专任教师构成

表 3-45　1998—2012 年不同产权性质普通高校医学类招生数及构成比

年份	公立院校		民办院校		合计	
	数量（人）	构成比（%）	数量（人）	构成比（%）	数量（人）	构成比（%）
1998	82138	100.0	0	0.0	82138	100.0
1999	116117	99.4	745	0.6	116862	100.0
2000	160241	99.4	941	0.6	161182	100.0
2001	186706	98.3	3153	1.7	189859	100.0
2002	214896	96.7	7384	3.3	222280	100.0
2003	254800	92.0	22191	8.0	276991	100.0
2004	286806	89.4	34116	10.6	320922	100.0
2005	316197	86.5	49402	13.5	365599	100.0
2006	359245	87.3	52184	12.7	411429	100.0
2007	340708	85.5	57739	14.5	398447	100.0
2008	365649	84.9	64898	15.1	430547	100.0
2009	409577	84.1	77366	15.9	486943	100.0
2010	443514	84.9	78864	15.1	522378	100.0
2011	499334	85.6	84309	14.4	583643	100.0
2012	498570	85.0	87967	15.0	586537	100.0

如图 3-53 所示，公立院校医学类招生数基数大且逐年快速增加，仅 2007 年有所下降。民办院校医学类招生人数从无到有，基本呈现逐年增加趋势，虽然基数小但是增加幅度大于公立院校。

如图 3-54 所示，虽然民办院校招生数所占比例仍然较小，但自 1999 年起基本上逐年增加，公立院校招生数所占比重则呈下降趋势。

如表 3-46 所示，1998—2012 年普通高校医学生在校生数量总数由 301866 人增加到 2103652 人，增长 5.97 倍。其中，公立院校医学生在校人数由 301886 人增加到 1789177 人，其在普通高校医学生在校生总人数中所占比重由 100% 下降到 85.1%，相应地民办院校在校生数量逐年增加，截至 2012 年医学生在校生人数达 314475 人，占普通高校医学生在校总人数的 14.9%。

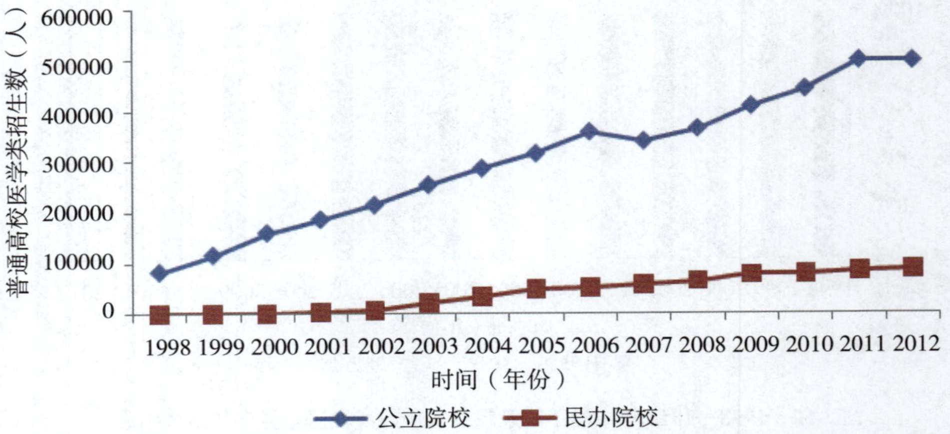

图 3-53　1998—2012 年中国不同产权性质普通高校医学类招生数

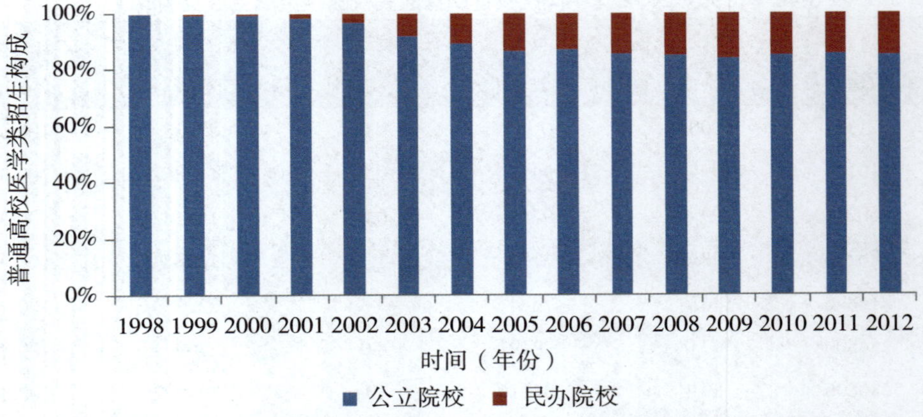

图 3-54　1998—2012 年中国不同产权性质普通高校医学类招生构成

表 3-46　1998—2012 年不同产权性质普通高校医学生在校生数及构成比

年份	公立院校		民办院校		合计	
	数量（人）	构成比（%）	数量（人）	构成比（%）	数量（人）	构成比（%）
1998	301866	100.0	0	0.0	301866	100.0
1999	350078	99.8	745	0.2	350823	100.0
2000	448939	99.7	1505	0.3	450444	100.0
2001	560883	99.1	5263	0.9	566146	100.0
2002	680497	98.0	13854	2.0	694351	100.0
2003	820645	95.0	43270	5.0	863915	100.0
2004	957403	92.5	77333	7.5	1034736	100.0
2005	1082553	90.2	117551	9.8	1200104	100.0
2006	1201873	88.9	150580	11.1	1352453	100.0
2007	1292968	87.2	189343	12.8	1482311	100.0
2008	1398464	86.5	218347	13.5	1616811	100.0
2009	1491918	85.5	252018	14.5	1743936	100.0
2010	1553883	85.1	271207	14.9	1825090	100.0
2011	1677040	85.1	294534	14.9	1971574	100.0
2012	1789177	85.1	314475	14.9	2103652	100.0

如图 3-55 所示，在 1998—2012 年间，不同产权性质普通高校医学生在校生人数都呈逐年上升趋势。其中，民办院校医学类在校生数量实现了零的突破，但在 1998—2003 年间增长缓慢，之后一直呈现小幅度的增长；公立院校医学生在校生数量历年增长趋势明显，增长幅度明显高于民办院校。

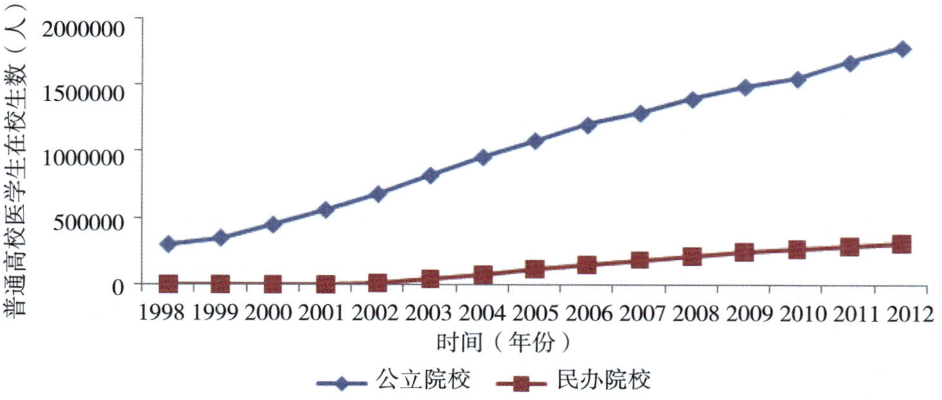

图 3-55　1998—2012 年不同产权性质普通高校医学生在校生数（人）

如图 3-56 所示，1998—2012 年，公立院校在校生人数基数大，逐年比例在下降，民办院校在校生数基数小，但比例在逐年上升。民办院校规模发展更为快速。

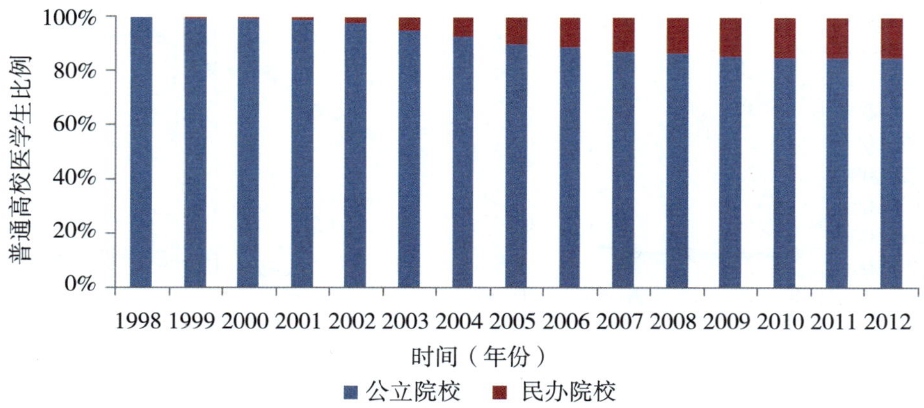

图 3-56　1998—2012 年不同产权性质普通高校医学生比例

如表 3-47 所示，在 1998—2012 年，不同产权性质普通高校医学生毕业生人数都呈逐年上升趋势。其中，民办院校医学毕业生量实现了零的突破，但在 1998—2003 年间增长缓慢，之后数年一直呈现小幅度的增长；公立院校医学生毕业生数量历年增长趋势明显，增长幅度明显高于民办院校。

如图 3-57 所示，在 1998—2012 年，不同产权性质普通高校医学生毕业生人数都呈现上升趋势。其中，民办院校医学生毕业生数量实现了零的突破，但在 2002—2005 年增长缓慢，之后数年一直呈现小幅度的增长；公立院校医学生毕业生数量在 1998—2002 年相对稳定，2002—2008 年增长趋势明显，2008—2012 年增长趋势有波动，相较前段时间增长幅度减小但仍明显高于民办院校。

表 3-47 1998—2012 年不同产权性质普通高校医学类毕业生数及构成比

年份	公立院校		民办院校		合计	
	数量（人）	构成比（%）	数量（人）	构成比（%）	数量（人）	构成比（%）
1998	65916	100.0	0	0.0	65916	100.0
1999	66763	100.0	0	0.0	66763	100.0
2000	65682	100.0	0	0.0	65682	100.0
2001	69259	100.0	0	0.0	69259	100.0
2002	85835	98.9	991	1.1	86826	100.0
2003	119340	98.7	1576	1.3	120916	100.0
2004	162105	97.0	4969	3.0	167074	100.0
2005	208562	96.5	7615	3.5	216177	100.0
2006	255384	94.1	15915	5.9	271299	100.0
2007	296424	91.7	26724	8.3	323148	100.0
2008	355508	90.0	39709	10.0	395217	100.0
2009	365301	88.2	48759	11.8	414060	100.0
2010	410064	87.4	59334	12.6	469398	100.0
2011	420761	86.5	65877	13.5	486638	100.0
2012	435222	85.7	72441	14.3	507663	100.0

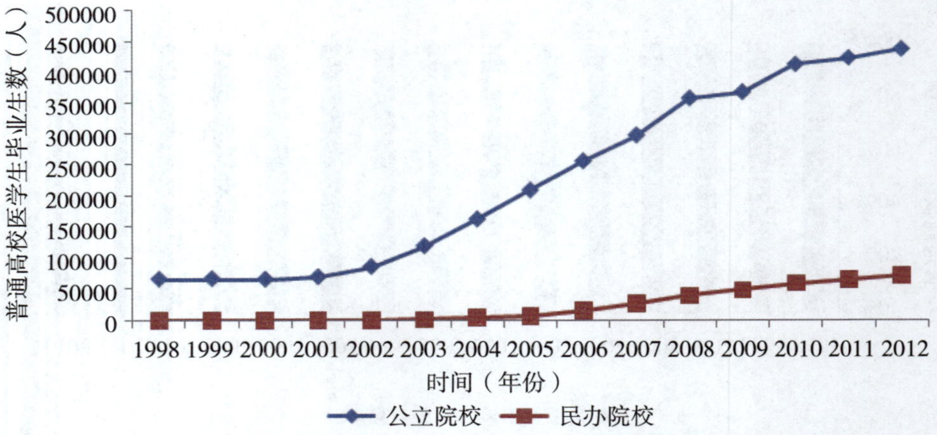

图 3-57 1998—2012 年不同产权性质普通高校医学生毕业生数

如图 3-58 所示，1998—2001 年没有民办院校的医学类毕业生，1999 年首届招收的民办院校医学类学生于 2002 年首届毕业，2002—2012 年民办院校每年医学类的毕业生人数比例稳步增加，按照这样的增长速度，大约到 2052 年民办院校每年的毕业生人数可以和公立院校的毕业生人数相当，我国医药院校办学主体会发生根本性的变化。目前我国每年的医学类毕业生 85% 以上是由公立院校培养的，公立院校的医学类毕业生是我国卫生人才的主要来源。

如表 3-48 所示，2012 年，除口腔医学外医学门类下的各类专业在校生数有 80% 以上都在公立院校中，公立院校是我国的办学绝对主体。基础医学类在校生全部属于公立院校，民办院校暂时没有条件提供基础医学类专业学生的学习。法医学类和公共卫生与预防医学类专业在校生数在民办院校中的比例也比较低，不足 3%。民办院校的各类专业中相对在校生人数较多的是口腔医学、护理学

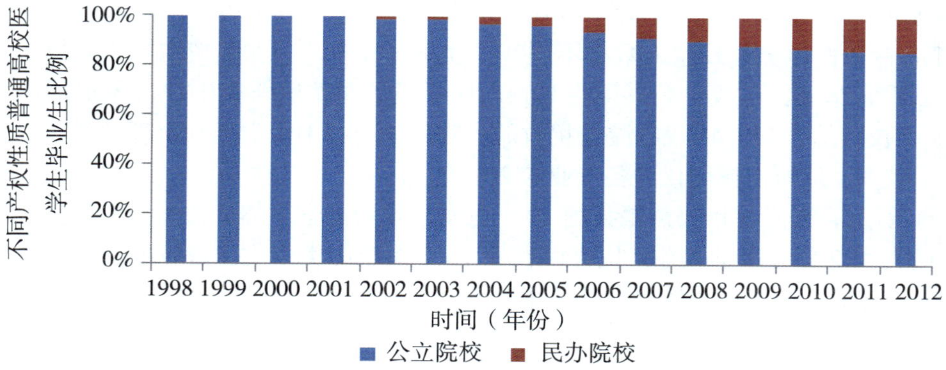

图 3-58　1998—2012 年不同产权性质普通高校医学生毕业生比例

和中医学。

表 3-48　2012 年分院校类型及专业医学类在校生数及构成比

专业	公立院校		民办院校		合计	
	数量（人）	构成比（%）	数量（人）	构成比（%）	数量（人）	构成比（%）
基础医学	12482	100.0	0	0.0	12482	100.0
临床医学	629962	86.1	101863	13.9	731825	100.0
口腔医学	56104	77.4	16393	22.6	72497	100.0
公共卫生与预防医学	50029	98.2	920	1.8	50949	100.0
中医学	126443	82.1	27593	17.9	154036	100.0
药学	161669	89.7	18592	10.3	180261	100.0
中药学	54345	90.7	5599	9.3	59944	100.0
法医学	5234	97.4	140	2.6	5374	100.0
医学技术	114605	88.0	15668	12.0	130273	100.0
护理学	541746	82.1	118381	17.9	660127	100.0

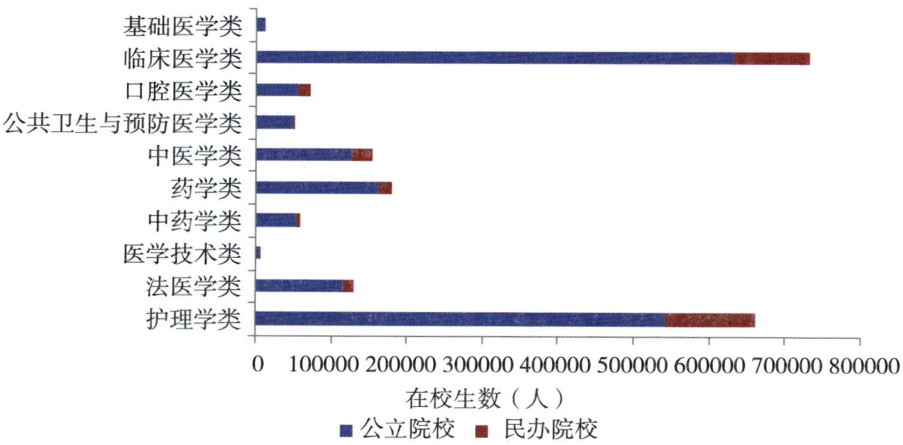

图 3-59　2012 年分院校类型及专业医学类在校生数

如图 3-59 所示，临床医学和护理学专业是目前我国高校培养医学类学生较多的两个专业。截至 2012 年各专业医学类在校生人数在不同产权性质高校中，公立院校在校生人数都占绝对的主导地位。其中，基础医学类、公共卫生与预防医学类以及法医学类上述现象更加明显，几乎 100% 为公立院校；结合表 3-48 民办院校招收的口腔医学类、中医学类和护理学类医学生相对于其他专业类别较多，但所占比例仅为各专业的 20% 左右。

如图 3-60 所示，公立院校仍然是我国 10 个医学门类的办学主体，占据绝对的优势地位，培养着各医学门类大部分的医学人才。民办院校在 10 个医学门类中均占很少的比例，且主要集中在临床医学、口腔医学、中医学和护理学等领域。

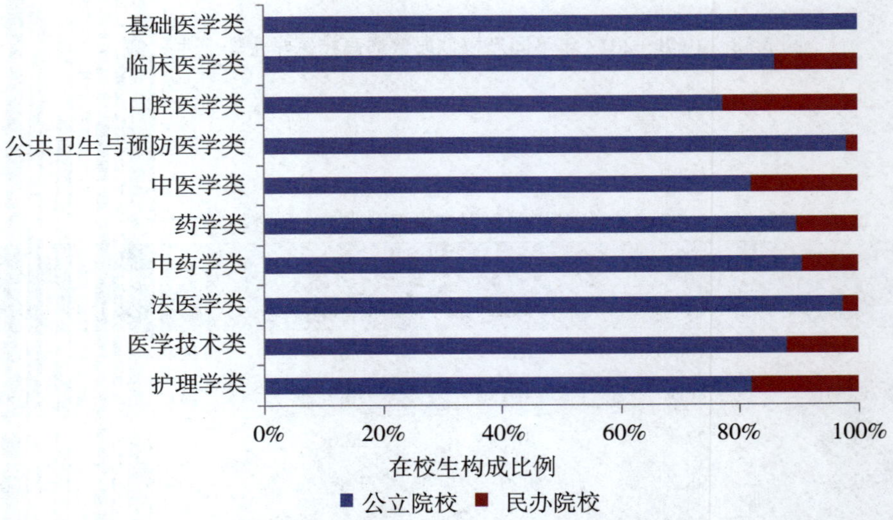

图 3-60　2012 年分院校类型及专业医学类在校生构成

第四章　中国医疗卫生人才培养的管理体制研究

一、概述

高等教育管理体制外延很广，涵盖了高等教育管理的各个方面[59]。它是指“在高等教育活动中各构成要素之间的相互关系及其组织运行方式”。具体而言，高等教育管理体制既包含宏观的政府、社会与高校各要素之间的相互关系及其组织运行方式，也包含微观的高等学校内部管理体制，如办学体制、招生就业体制、内部管理体制等[60]。也就是说，管理体制包括教育行政管理体制、办学体制和学校内部管理体制等。与高等教育管理体制相对应，医疗卫生人才培养模式可以从宏观、中观和微观三个层次来理解。从宏观层次来看，是国家对教育发展的战略性制度模式，包括国家对高等医学教育管理体制的宏观调控和人才培养目标的制定及其实现形式；从中观层次来看，指学校系统内部的管理体制模式；从微观层次来看，是人才培养的过程模式，如学制、专业设置、课程体系等[61]。

（一）中国医学类院校管理体制变迁

我国医学类院校的宏观管理体制具有很浓厚的社会历史背景，与国家发展及人才需要紧密相连。在医学教育发展萌发初期，主要为单独设置的医学院校。以北京大学医学部为例（原名北京医学院），其成立于 1912 年，是我国第一所自主独立举办的医学院校。抗战时期，因各种历史原因，医学院校与综合性大学一起办学。新中国成立以前，不少医学院校是综合性大学的一部分，如北京大学医学院、浙江大学医学院等。20 世纪 50 年代，由于当时国家经济建设和社会发展的需要，医学院从综合性大学中分离出来，独立建校，为我国培养了大批医药卫生人才，发挥了重要的历史作用。50 年后，为了顺应时代的发展、实现国家建设世界一流大学的战略规划，医学院校与综合性大学又再次走在了一起[26]。

20 世纪 90 年代初开始，在中国新一轮教育体制大调整中出现了大中专院校合并组建更大规模高等教育机构的现象。1998 年，教育部对院校合并提出了“共建、调整、合作、合并”的八字指导方针，调整我国高校管理体制，解决综合性大学偏少的问题，从政府角度鼓励院校合并。其主要目的在于促进学科交叉与渗透、优化高校布局，适应创建世界一流大学的需要。随后，院校合并在 21 世纪初达到了高潮。

同一时期内，医学教育领域也出现了院校合并的现象。从教育部公开数据分析，1990 年 12 月青海卫生职工专科学校等 5 所院校合并组建青海省联合职工大学，首开医学院校合并之先河。1993 年 12 月，天津医学院和天津第二医学院合并组建新的天津医科大学。1998 年 9 月，浙江医科大学合并进入浙江大学，改名为浙江大学医学院。截至 1999 年底，全国共有 20 起涉及医学院校的院校合并。2000 年后，医学院校与其他类型院校一样也进入快速合并期。2000 年 4 月，北京医科大学与北京大学合并，组建新的北京大学，北京医科大学改名为北京大学医学部。同年，原卫生部直属的其余 7 所医科大学也完成了与综合性大学的合并。此外，还有一些地方医学院校通过合并提高了办学层次，如原九江医学专科学校与当地的其他专科学校合并组建九江学院，九江学院医学院开办了本科医学教育等。在共建和调整方面，中国协和医科大学与清华大学采取共建的形式，组建了清华大学北京协和医学院；原卫生部所属中国医科大学调整到辽宁省管理。据统计，2000 年一年涉及医学院校的合并 20 起，创下单一年度医学院校合并数量的最高值。

2001 年 7 月 17 日，原卫生部和教育部联合下发《中国医学教育改革和发展纲要》，明确提出建立具有中国特色的、适应 21 世纪需要的医学教育管理模式和运行机制；通过高等医学院校与其他各类大学联合办学或合并等形式，形成综合性大学医学院与独立设置的医学院校并存的管理与办学体制 [3]。

2001—2006 年，医学院校合并有所下降，6 年间共有涉及医学院校的合并 31 起。2007—2013 年，全国范围内涉及医学院校的合并仅零星出现，共计 5 起（图 4-1）。2013 年 4 月，教育部批准柳州医学高等专科学校与广西工学院合并组建广西科技大学、河北医科大学中医学院与河北省中医药研究院合并组建河北中医学院，是近期内涉及医学院校的 2 起院校合并。

概括而言，1990—2013 年 8 月，全国涉及医学院校的合并共有 76 次，合并各级各类医学院校 98 所。医学院校合并主要分为两种类型：第一种类型为医学院校合并进入综合性 / 多科性大学（以下简称综合性大学），或与其他类型院校合并组建新的综合性大学；第二种类型为两所或以上医学院校合并成为单独设置的医学院校。其中，合并进入综合性大学的医学院校共计 58 所，占全部合并医学院校的 59.18%。中国绝大多数著名的医学院校均完成了与综合性大学的合并重组，原来的 13 所卫生部属重点高等医学院校中有 9 所与教育部属重点综合性大学或多学科性理工大学合并 [62]，如北京医科大学、上海医科大学、西安医科大学、同济医科大学、白求恩医科大学、华西医科大学、山东医科大学等。通过高校管理体制改革，原来隶属于卫生部领导的医学院校变为教育部领导，原来独立设置的医学院校成为综合性大学的一部分。

院校合并对中国高等医学教育的管理体制和运行机制产生了巨大影响 [63]。在院校层面上，我国高等医学教育办学模式经过院校合并后，主要可分为两大类型，即综合性大学办学模式和单独设置医学院校办学模式，其中后者占多数。医学院校与综合性大学合并的目的在于提高机构一致性、学术质量和学科间合作，但也有许多对于院校合并的争论。特别是对于失去独立法人资格的医学院校，其管理职能在不同程度上受到限制 [64]。此外，由于绝大多数原卫生部直属的重点医科院校均合并进入综合性大学，独立设置的医学院中仅有少数几所为重点院校。从某种意义上说，综合性大学的医学院校对于我国医疗卫生人才培养具有重要战略意义。综合性大学的医学教育管理体制与模式也成为我国医疗卫生人才培养体系研究中应该关注的重点内容之一。

（二）国外医学类院校管理体制

在全球范围内，举办医学教育的院校管理体制通常分为综合性大学中的医学院和单独举办医学院两种模式，不同国家所采取的主要模式各不相同。在美国，以上两种模式都有，不过大多数医学院为综合性大学的组成部分 [64]。美国著名的综合性大学几乎都设有医学院，其医学教育管理相对独立，享有高度的人事、财务、办学、教学、科研的自治权 [65]。俄罗斯独立设置的学院则占全国医学院校 80% 以上 [64]。

法国有 42 所医学院，24 所药学院与 16 所口腔医学院，均设在综合性大学内。法国的医学院设有医学院理事会、医学院教学委员会、医学院管理委员会、医学教学协调委员会，其职责与

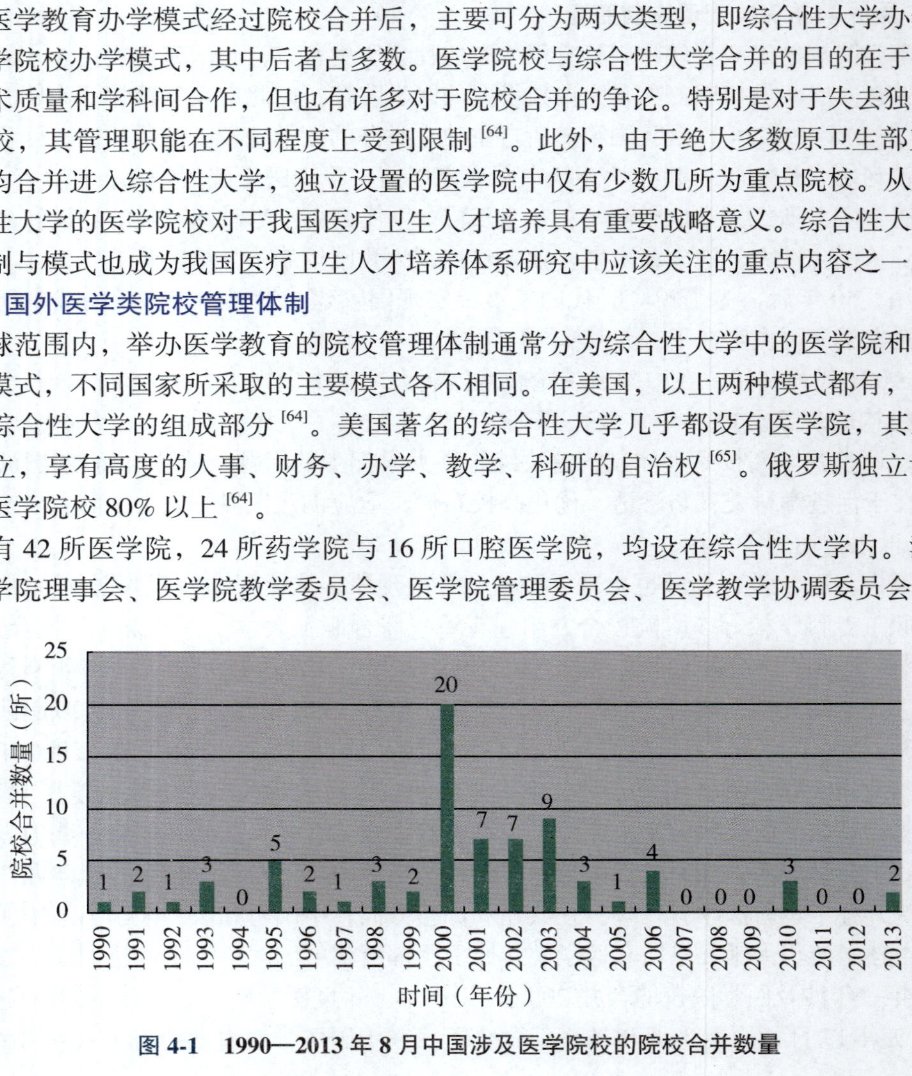

图 4-1　1990—2013 年 8 月中国涉及医学院校的院校合并数量

综合性大学相关委员会基本一致，医学院拥有较大的主权。对于附属医院，法国实行的是“大学医院中心”，有些中心同时供十多所医学院共同使用[66]。与美国类似，法国几乎所有著名大学都设有相关机构并开展医学教育，承担医学卫生人才培养[65]。

英国在2013年有33所医学院[67]。英国牛津大学医学院附属于大学，而伦敦大学医学院完全独立，后者拥有很高的权限。英国大学医学院也享有相当大的独立自主权，如剑桥大学医学院有自己的资产与经济收入，学院有权聘用职员，负责招收学生[66]。

在日本，以东京女子医科大学为代表的单科性医学院校和以东京大学医学院为代表的综合性大学医学院两种模式并存。综合性大学对医学教育管理采取集中管理的模式，实行以医学部为中心的自治管理模式，医学部具有相当大的权力。医学学科之间的调整、医学部同校外组织的合作、附属医院的管理等都在医学部内进行，附属医院大多归医学部统一管理[66]。

纵观国外的医学院校管理体制，在综合性大学中医学教育部门作为二级单位，具有相对独立自主的管理系统，在人事、财务、对外交流等方面都有自主权。医学教育相关部门，如教学学院、研究中心、附属医院等的管理职权主要集中在医学院或医学中心。医学教育的管理体制也在不断调整与改革，改革的趋势是以有利于医学学科的发展、有利于医学水平与医学教育质量提高为目标[66]。

（三）关于医学类院校管理体制的讨论

关于医学院校管理体制，美国有研究者指出，医学院校需要纳入综合性大学[68]。在我国，早在2005年召开的高等医学教育管理体制改革咨询会上，相关方一致认为建立和完善高等医学教育管理体制是一项新的实践和探索，国内外没有统一公认的模式可以照搬。几种体制模式都不同程度地对医学教育具有推动作用，可以从“四个有利于”确定管理体制改革的方向，即有利于遵循教育规律和高等医学教育发展规律、有利于高素质医学人才的培养、有利于高等医学教育健康协调发展、有利于综合性大学整体办学水平的提高[69]。

我国学者也认为医学院校与综合性大学合并是深化教育改革、提高办学效益的需要[65]。同时，对于综合性大学医学教育管理体制，管理重心应当在医学院或医学部，赋予医学院相应的自主权、经费和其他资源的支配权；附属医院应当隶属于医学部（医学院）管理[31]。从目前的情况看，综合性大学—医学部/医学院模式被认为是一种比较好的管理模式，因为医学教育要有相对独立的管理体系和组织机构，应该对医学教育赋予较大的管理权限，提高管理效率。

对于医学类院校管理体制的评价，有研究指出可以从新生质量、师资力量、教育教学和科学研究4个一级指标和对应的10个二级指标进行评价。二级指标包括：录取平均分，院士数、长江学者数，学科点数、博士后科研流动站数、重点学科数、重点实验室数、附属医院数，医学类自然基金面上项目数及金额、国家科学技术进步奖数[17]。还有研究认为教学成果是教学改革的结果，教学成果奖可以反映出学校对高等医学教育教学改革和医学教育质量的重视程度[33]。

二、综合性大学医学教育管理模式

医学是一门社会性、服务性、实践性很强的学科。它的发展有赖于理化、生命、信息、人文、社会等众多学科的相互渗透和融合，有赖于综合性大学的办学资源和学科优势。医学院校与综合性大学合并是科教兴国战略、学科发展、人才培养、优化配置教育资源、提高办学效益的需要，是高等教育体制改革的重要组成部分。医学教育与其他学科门类的交叉与融合，有助于医学教育的学科建设得到较快的发展，医科教育培养人才的环境也能得到较大的改善。

2000年后，有13所原卫生部属的重点医科院校与国内知名综合性大学合并后，综合性大学医学教育管理模式逐步成为关注的焦点。综合性大学医学教育管理体制的研究主要涉及两个问题，一是综合性大学与医学院的管理体制，二是综合性大学医学院与附属医院的管理体制[70]。多篇文献对医学教育管理模式进行了探讨与分析，大都按照综合性大学对医学院校的人、财、教学等方面的管理方式进行分类，比较常见的管理模式分类有以下几种。

西安交通大学毛磊将综合性大学对医学教育的管理模式分为：①学校—医学院型（集权管理型），医学院校作为并列的专业学院之一，原有组织机构均撤销或并入大学，附属医院成为综合性大学的某医院；②学校—医学部型（分权管理型），此种模式医学院校只是更名为某大学医学部，原有组织机构均保留，具有较多办学独立性与自主权；③学校—医学中心型（邦联管理型），医学院校所设的学院均与综合性大学其他学院成为并列学院，原有管理组织机构撤销，但为了协调管理医学教育事务，设立医学中心，但不具备二级管理实体的自主权利。毛磊认为集权管理型与邦联管理型模式均弊大于利，倾向于采用分权管理型[71]。

延安大学医学院曲乃周等将管理模式分为：①学校—医学部型，此类医学院校具有准法人地位，教学、科研、财务、对外交流、招生计划等均相对独立，如北京大学医学部；②学校—医学院Ⅰ型，医学院虽有一定的结构重组，但大部分机构与功能还是被保留，具有较大独立性，如延边大学医学院；③学校—医学院Ⅱ型，原有医学结构整体肢解，集权管理，医学院校所设置机构及职能部门均为学校派出机构，如西安交通大学医学院；④学校—医学院Ⅲ型，比Ⅱ型管理模式更为集权，医学院校相当于被整体吞并，如延安大学医学院；⑤学校—校区（或医学中心）型，医学教育的各学院成为大学直属，成立中心负责信息传达，协调管理，如四川大学华西医学中心。此种分类方式其实只是把集权管理模式根据集权的程度进一步细化成了 3 种模式。研究者认为学校—医学部（医学院）—各医科类专业院系的体制是一种比较理想的管理模式[72]。

北京大学王德炳将综合性大学医学教育管理模式划分为：①大学—医学部（医学院）型。医学部（医学院）为管理实体，医学部拥有财务、教学、科研、人事等方面较大的自主权。②大学—医学院型，医学院与公卫、药学、护理等学院及附属医院并列成为学院，直接由大学统一领导，附属医院与医学院之间无隶属关系。③大学—虚拟医学中心型。管理上与大学—医学院型类似，成立医学中心，作为一种对外代表医学教育整体的形式，非管理实体，无任何行政管理职能[26,29]。

教育部直属高校工作办公室在 2004 年对教育部直属 12 所重点院校的医学教育进行调查后，将综合院校的医学教育管理模式分为以下三类：①医学部（院）实体型，即分权型管理模式；②医学院（医学中心）虚体型，即集权型管理模式；③医学院（部）拥有部分管理权限型[73]。

复旦大学白鸽等参照 Robbins 和 Coulter 对组织架构的分类，将综合性大学对医学院的管理模式分为：集权型管理模式和分权型管理模式。其中北京大学、上海交通大学、华中科技大学、中山大学、四川大学属于分权型管理模式，浙江大学、复旦大学、山东大学属于集权型管理模式[21]。

综合性大学对医学教育的管理模式区别主要表现为：是否在原医学院校的基础上设立新的医学教育管理机构（如医学部 / 院 / 中心等），以及其在人事、财务、招生、教学、科研、国际合作等方面权限的强弱变化。不同综合性大学对医学教育的管理模式不尽相同，如北京大学和上海交通大学等在院校合并后设置了拥有较大权限的医学部（院），对医学教育采取相对独立的管理体制，所有医学相关院系以及附属医院仍旧在医学部（院）的统一管理之下[75-77]，属于非常典型的分权管理模式。部分综合性大学虽然也设置了医学院，但主要职能为教学和学生管理，与公共卫生学院、药学院、护理学院等其他学院同属二级学院，与附属医院没有隶属关系。另外一种类型为虚拟医学院型管理模式，即医学院仅在形象上对外代表医学教育，但不是管理实体，一般没有管理职能和运行经费，或仅有极少量维持经费。原有医学相关院系被分解成若干个二级学院和系，由大学进行垂直领导和管理。最后一种类型是无医学院型管理模式，即不在原医学院校基础上设立新的医学教育管理机构，医学相关院系被分解为若干个二级学院或系，由大学直接领导，实行大学、学院（系）二级管理[77]。表 4-1 总结了我国主要综合性大学医学教育管理体制。

表 4-1 中国主要综合性大学医学教育管理体制

合并前名称及合并年份	现名称及成立年份	医学部（院）下设管理科室
浙江医科大学 1998	浙江大学医学部 2009	党政办公室、组织人事办公室、教学办公室、本科生教育科、研究生教育科、继续教育中心、科研办公室、医院管理办公室、团委 / 学生工作办公室、华家池学生管理中心、国际合作与交流办公室
北京医科大学 2000	北京大学医学部 2000	主任办公室、党委办公室、纪委监察室、党委组织部、党委宣传部、党委统战部、研究生院、教育处、人事处、科学研究处、国际合作处、医院管理处、继续教育处、设备与实验室管理处、保卫处、审计室、计划财务处、总务处、基建工程处、国内合作与产业管理办公室、机关行政事务管理委员会办公室
南京铁道医学院	东南大学医学院 2009	党委办公室、行政办公室、教学办公室、学生办公室
西安医科大学 2000	西安交通大学医学部 2012	综合办公室、人才培养处、科学技术与学科建设处、人力资源处、医院管理处
湖南医科大学 2000	中南大学湘雅医学院 2000	不详
上海医科大学 2000	复旦大学上海医学院 2001	上海医学院办公室、医学发展规划办公室、医学科研管理办公室、医学教育管理办公室、医学学位与研究生教育管理办公室
同济医科大学 2000	华中科技大学同济医学院 2000	不详
白求恩医科大学 2000	吉林大学白求恩医学部 2000	综合办公室、医院管理办公室、人才培养办公室、学术工作办公室、学生工作办公室
山东医科大学 2000	山东大学医学院 2001	党务与行政办公室、学科建设与资产管理办公室、本科生事务管理与服务办公室、留学生与外事办公室、研究生事务管理与服务办公室、继续教育研究生在职教育办公室、团委办公室、学生工作办公室、研究生辅导员办公室
湖北医科大学 2000	武汉大学医学部 2000	综合办公室、教学管理处、学科建设与科研管理处
华西医科大学 2000	四川大学华西医学中心 2001	医学管理处、医学国际项目管理办公室
中山医科大学 2001	中山大学医学院 2001	党务工作室、本科教学工作室、研究生教育工作室、设备工作室、财务工作室、人事工作室、科研工作室、团委工作室、就业工作室、校友工作室、研究生工作室、长学制工作室、东校区工作室、珠海校区工作室、各级工作室、研究生课程班工作室
上海第二医科大学 2005	上海交通大学医学院 2005	党委办公室、纪委、监察工作室、党委组织部、党委统战部、党委宣传部、学指委（学生工作处）、武装保卫（部）处、老干部工作办公室、退管会、团委、工会、妇委会、院长办公室、人事处、科技发展处、教务处、研究生分院、国际交流处、医院管理处、财务处、审计处、资产管理处、基建办公室、信息资源中心、学报编辑部、实验动物科学部、档案馆、后勤实业发展中心、财务结算中心、教学辅助中心、物资管理中心工作

根据文献分析，结合研究经验与实地考察的结果，本研究认为将综合院校医学教育的模式分为三种类型较为适宜，即分权管理模式、中间型及集权管理模式。其中，分权管理模式即学校—医学部（院）实体型，如上海交通大学医学院和北京大学医学部；集权管理模式为学校—药学、口腔、临床多学院型，即集权管理模式，如西安交通大学；以及中间型，介于分权管理模式与集

权管理模式之间，如浙江大学。上述三类管理模式如图 4-2 所示。

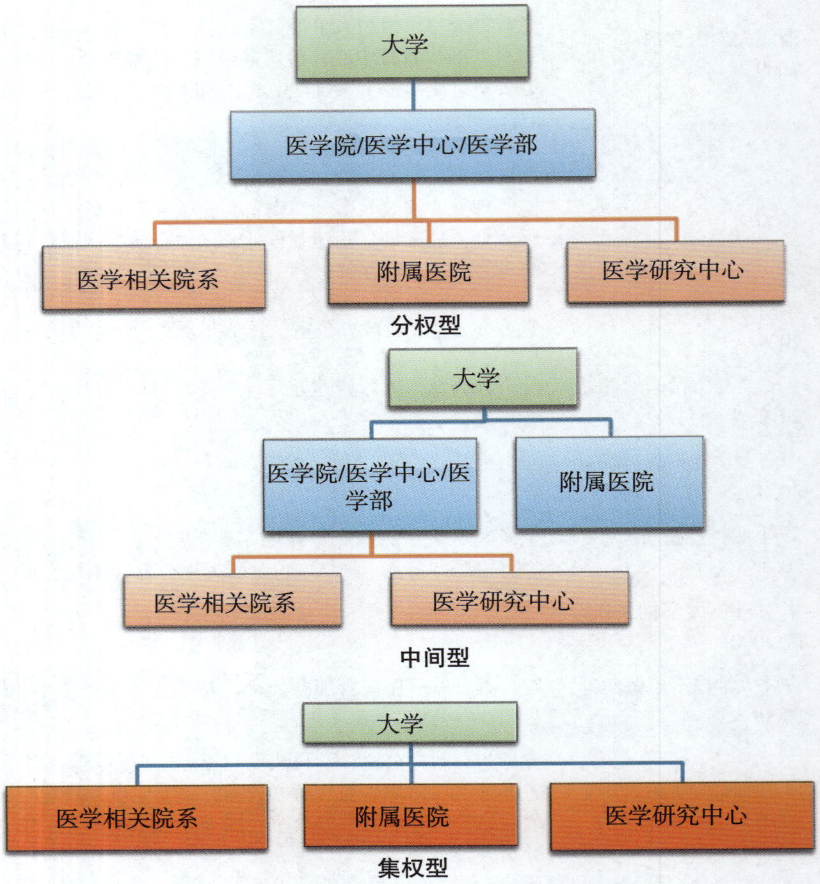

图 4-2 中国综合性大学医学教育管理模式示意图

三、高等医学教育管理体制比较与分析

目前我国高等医学教育的管理体制与其他国家类似，有综合性大学医学教育与独立设置医学院校两种模式[78]。在综合性大学中，对于医学教育的管理体制也不尽相同。近年来，有关高等医学教育管理体制的研究与讨论层出不穷，根本目的在于结合医疗卫生人才培养的特殊规律，寻找不同管理体制的优缺点，以提高高等医学教育管理的科学性。在本部分，课题组尝试通过文献评阅、深入访谈及定量研究的方法对高等医学教育的不同管理体制进行深入分析与比较。

（一）综合性大学医学教育与独立设置医学院校医学教育的比较

从国际经验及我国医学教育改革的初衷与实践路径来看，医学教育并入综合性大学是国际医学教育发展的经验，同时也是我国创建世界一流大学的必经途径。2000 年后的相关文献研究[67-71]大都反映医学教育并入综合性大学有助于提高医学人才培养的质量；有助于基础医学科学与临床医学科学的交叉融合，促进学科的发展；综合性大学多元化的人文精神有助于提高医学生的综合素质等。医学院校依托综合性大学在学科、师资、文化方面具有较大优势，综合性大学在学科交叉融合渗透、新学科生长、综合实力和发展潜力等方面也有较大优势[21]。然而，也存在着医学教育自主权丢失、对医学教育的特殊性认识不足、对医学教育重视不够、临床医学与基础医学学科分割（附属医院的隶属关系）、医学资源未能充分利用等问题[79]。

2011 年，天津医科大学梁刚[80]提出从高等医学教育模式与办学体制多样性角度出发，应该保留一批独立设置的医学院校，独立设置的医学院校优势包括办学目标更为明确，发展思想集中统一；规模小，应对灵活，自主管理空间大，能够迅速对医学教育的发展做出调整；同时能更好地应对医学教育自身的特殊性，课程安排等更为合理；此外，对外交流也能更直接与医疗相关行业进行沟通与配合，获得积极支持。

在课题组已完成的深入访谈中，被访谈对象既有综合性大学资深医学教育专家，也有来自独立设置医学院校的专家。几位专家对关于独立设置医学院校与综合性大学医学教育的区别均发表了意见。

在经费支持与硬件建设方面，几位专家均认为通过与综合性大学合并，医学院校所能获得的经费均得到了较大的支持，员工待遇提高、医学院校硬件建设提升、师资力量能得到提升。

在学科建设方面，孙宝志教授认为，“与综合性大学相比，独立医学院校对于学科建设的投入力量大，但经费较少，临床学科差别较小，主要在基础学科方面区别很大，独立设置医学院校处于劣势，所能争取的经费非常有限，对于基础学科的发展约束很大，基础学科建设薄弱，招生也处于劣势”。教学方面，他认为“单独设置的院校，在教学方面要比综合性大学好，但科研和其他方面不如综合性大学。一方面，独立的医学院，学校、学院、附属医院一脉相承，基础学习和临床见习、实习统一抓，资源统一，更加重视教学。另一方面，医学院校的老师晋升容易些，晋升条件低一些，名额多一些。综合性院校体现不出医学院特点，独立医学院校从领导、师资到设施都要比综合院校要强。在综合性大学和独立医学院校培养的学生中，综合能力、人文素养和人际沟通能力没有区别。综合性大学相对较为尊重个性与自由的学风，与医学教育严谨务实的精神并不十分吻合，因此，在一定程度上也造成负面的影响。”在科研发展潜力方面，“与综合性大学相比，独立医学院校科研经费少，学科交叉差，跨学科交流少。而学科交叉是发展方向，如医学和工学的结合。综合性大学的竞争激烈，科研经费多，跨学科合作机会多，可持续发展好。”

朴杰教授认为“独立医学院校对于医学教育的认识更深刻、精力投入更充足、重视程度也更高，而且医学院投入高、学制长是现实。综合性大学容易忽略临床专业的实践，更注重人文素养等其他课程，而学生的精力和时间是相对固定不变的，那么对于临床医学课程的时间和精力相对就减少了，只有 60% ~ 70% 的时间为有效医学教育的时间，临床课程学习相对少了。综合性大学附属医院脱离，被动投入，而不是主动投入了。综合性大学对学科发展认识更深刻，交叉学科更多，合作更多，团队力量更大。教学设备采购方面，独立医学院校可以一步到位，相对容易，少了层层审批的环节。而合并后，设备采购的审批周期变长，人权、财权、物权都削弱了。此外，独立医学院校也是在向综合性大学的优势方向靠近和接近。综合性大学的相对优势已经并不突出。”

杨立斌教授认为“与综合性大学相比，独立院校的办学自主权更大。在学科发展上也有一定的不足之处，比如独立院校缺少综合性大学相关学科的支持；基础学科的发展能促进医学的发展；独立院校的学科交叉比较差”，在教学与人才培养方面，“在综合性大学内的医学院校更强调综合性大学的优势学科，想给学生医学之外的知识。要是课程设置合理的话，对于学生的帮助是很明显的；但是如果设置不合理的话，有可能对医学生的学习造成影响。医学比人文、理科的专业性更强，如果入学时就过分强调综合性大学的优势，开设过多无关的课程可能会对医学生的发展和学习造成不利的影响。”在科研方面，综合性大学在学科交叉、转化医学、多学科参与方面会比独立设置院校占优势，但在管理方面也会更为复杂。

在医学教育管理模式与院校合并方面，孙教授认为“院校合并本身没有错误，只是迈的步子太大太快。医学院校在综合性大学里办是 100 年的规律。但是在中国独立的医学院校虽然叫医学院，但实际上它们是健康相关的综合性大学，不是真正意义上的 medical school。培养医生应该在综合性大学，生源好，学生综合素质高。把现在的‘综合性’医学院当成 medical school 进行合并就不大好。合并存在一个缺点，就是合并之后附属医院归综合性大学管了。医学院是处级单位，不能管附属医院。附属医院直接归综合性大学管理，对医学院损失大。院校合并十几年之后，大多数学校还是觉得合并之后效果不好，80% 觉得不应该合并。”朴杰教授认为医学教育合并到综合性大学后并未显示出很明显的优势。杨立斌认为“合并整体来看是成功的，符合国际医学教育发展的规律，但也应该充分体现医学教育的自主性与独立性”。

整体来看，虽然并入综合性大学所能获得的经费支持更足，但独立医学院校还是倾向于继续保持独立。

（二）综合性大学医学教育不同管理体制之间的比较

本研究根据综合性大学对于医学部各个院系及附属医院的控制程度将综合性大学的医学教育管理体制分成了集权型、分权型与中间型三个类型。根据相关文献研究，我们从医学教育办学特点、教学资源、医学学科发展、科学研究、人才培养、校园文化融合等方面总结不同管理模式的特点，如表 4-2 所示。

表 4-2　现有研究对综合性大学医学教育管理模式优缺点的总结

管理模式	医学教育办学特点	教学资源	医学学科发展	科学研究	人才培养	校园文化融合	代表院校
分权型	+	−	+	+	+	−	北京大学
中间型	+−	+−	+−	−	+−	+−	浙江大学
集权型	−	+	−	−	−	+−	西安交通大学

注：“+”，正向影响；“+−”，双向影响；“−”负向影响

相关研究 [69–72] 认为：分权型管理模式（医学教育相对较为独立）较好地保持了医学教育的独特性、整体性、系统性；有助于协调各方面的医学教育资源，有助于调动医学部（院）的积极性，对于保持教学、科研、医疗的发展具有积极作用。其不利因素包括医学教育体系相对封闭，大学对教育资源的统筹能力相对较弱，未能真正体现综合性大学的整体优势；管理层次增多，办事效率降低；相关行政部门各自独立，管理成本增大，容易与大学的有关职能部门在横向管理上形成壁垒；医学院校对外丧失法人地位，对内综合院校并未实现真正“一家人”待遇；附属医院对于从属医学部管理不是特别满意；校园文化无法真正融合，学生与员工归属感不强。

中间型管理模式与分权型管理模式的区别主要在于附属医院直接归属于综合性大学。此种方式的优势是综合性大学对于医学教育具有一定的统筹能力，有助于提高附属医院的积极性，但其弊端是打破了医学教育的连贯性，将基础学科与临床学科分割开来，在医学教学方面不利于统一协调与管理。

集权型管理模式是指原有医科院校的相关学院直接调整成综合性大学的二级学院，相关党政行政部门完全肢解。此种模式的优势在于管理层次和中间环节减少，不存在管理壁垒，管理成本降低，机构精简、效益提高；学校的资源统筹整合能力强，教学运行和管理相对统一、规范，学科融合；其不利因素主要包括医学教育的系统性、完整性打乱，其特殊性无法体现，在基础医学与临床医学的协调上协调统筹能力降低。

白鸽等 [21] 从新生质量、师资力量、教育教学、科研研究四个方面对集权型与分权型两种模式进行了比较，认为纵观 20 年高校合并后医学院的管理，分权管理模式的优势明显比集权型突出，将会成为今后的发展方向。在合并伊始采用集权管理模式的高校，目前也已纷纷开始对分权管理模式进行探索。

在深入访谈中，相关专家也认为分权型的管理模式是比较适合医学教育发展的。王德炳教授、程伯基教授均认为，北京大学医学部的模式是比较成功的。王德炳教授提到：“北京大学（北大）与北京医科大学（北医）的合并整体来说是成功的。第一，没有破坏医学教育的规律。

北医和各相关院系、医院都还是一个整体，北大给了医学部很大的自主权。第二，北医也从北大得到了很多支持。合并后职称评定、学位评定、干部任命都是统一的。985 经费给了医学部很大支持，教职工的岗位津贴也增加了很多，北医得到了很大的发展。基本上来说医院、学校和医学部形成了一个整体。在校园文化、学科融合、教学、行政管理等方面还有待进一步的提升”。程伯基教授的观点与王教授相似，认为“北医这个合并的模式保存了医学部整体的实力，保存了医学教育自身的特点与发展规律，同时医学部又得到了教育部关于 985 院校的支持，在经费、硬件方面有了很大的保障，这些是有利于促进学科、教学、科研等方面发展的。”

此外，在我国医学教育管理体制建设方面，王德炳教授从国家宏观层面给出了如下建议：“教育部和国家卫生和计划生育委员会应该密切合作。教育部负责培养医学卫生人才，国家卫生和计划生育委员会负责继续医学教育和人才使用。各部之间应该打破权力之间的鸿沟，真正为国家的医学教育做贡献。国家卫生和计划生育委员会现阶段对医学院校投入有很多。教育部应该对合并院校有特殊的支持，真正让院校合并有合并的意义。”而程伯基教授从合并院校的角度提出建议：“①我认为绝对不要采取集权型，综合性大学必须给予医学院校足够的自主性。医学教育管理模式有自己的规律和特点，综合性大学应当尊重这些规律和特点。分权型是一种较为科学的管理模式。②有一些学校合并以后，产生了各种问题，这些问题是由合并带来的，或者说因为合并而暴露得更加明显了。我认为合并暴露什么问题以及问题是否能有效地解决主要取决于综合院校和医学院校双方领导的态度，尤其是综合性院校领导的观念与态度。双方的态度应该一致，真正形成‘把事情办好，把教育水平提高，把人才培养质量提高’的共识，而不只停留在口号和套话层面，如实地抓实际工作，不要把合并后的权力放在第一重要的位置，特别是综合性大学的书记和校长。”理论上来讲，合并是有利于整体学科的发展、有助于教学水平提高的。但是具体效果怎么样，还是要看学校领导者们是否从思想、政策、工作上去落实。要解决其中引发的问题，重点应该要解决好‘权力’这个问题。中国的官本位思想较重，从管理上来讲，‘人治’的味道更重一些。因此，要想真正解决好这些问题，从目前来讲，应该首先解决好管理者思想与观念问题。从国家层面而言，在有院校合并的目标同时，应该提出一些具体的指导方案，例如人事管理体制上的改革与配套非常关键，对于违背教育发展规律，过于看重自身权力的管理者不应该担当一校之长的角色。只有综合性大学领导者充分尊重医学院校的基本规律和特色，方能很好地解决合并引发的问题。”

综上所述，无论从文献研究还是经历十余年合并历程的亲身体验者均认为综合院校医学教育应充分尊重医学教育的特殊性，基于医学教育足够的自主权，采取分权型管理模式。2012 年，教育部还曾专门发文要求部属大学提高医学教育的自主权。

（三）综合性大学医学类专业招生方式及对生源的影响

中国医学本科教育的招生对象一般为高中毕业生。招生形式包括全国高等学校统一入学考试、高中优秀学生保送、高校自主招生、特长生（如体育特长生）和欠发达地区特殊配额（如新疆班、西藏班）等 5 种方式。同其他类型高等院校一样，医学院校招生的最主要形式是通过全国高等学校统一入学考试，90% 以上医学本科生通过此途径就读医学院校。考生在相同时间参加由国家组织的统一命题考试，考试成绩作为高校录取的主要依据。

除参加高考之外，考生还应填写志愿以选择希望攻读的学校和专业，即在志愿表中填写报考院校的招生代码和专业代码。就招生代码而言，一些高校的所有学院仅使用一个统一代码，考生报考该校任何学院均填写相同的招生代码。另外一些院校则有 2 个或以上招生代码，也即在同一所高校内不同学院的招生代码可能不同。拥有单独招生代码的学院，在所属高校的统一录取原则下各自招生 [81]。综合性大学医学专业招生也分为以上两种方式，即综合性大学统一代码招生和医学部（院 / 中心）单独代码招生。绝大多数综合性大学采用了前一种招生方式，即医学专业招生依托于综合性大学，报考该专业的学生必须填报综合性大学的学校代码。个别大学，如上海交通大学、北京大学等，在管理和组织方面保持了医学教育的相对独立性，上海交通大学医学院和北京大学医学部均实行单独代码招生，医学专业分别列招生计划、单独划定录取提档分数线并分别录取[74]。学生在报考这两所大学的医学专业时，必须填报相应的医学部（院）的代码，而不是其所在大学的学校代码。原南京铁道医学院于2000年4月合并入东南大学后，医学专业在招生中最初使用东南大学的学校代码。在该校2005年招生计划中，医学专业改为另设代码招生[82]。与东南大学相类似，复旦大学自2013年起在本科招生中分两个代码，医学和文史理工分开，也即复旦大学上海医学院实行单独代码招生。这是自2000年复旦大学与上海医科大学合并以来，该校医学专业首次实行单独招生[83]。

在每所报考的高等院校，考生可以填写5～6个乃至10个以上志愿专业。在此过程中，考生需要做出的一个重要选择就是是否服从专业志愿调剂，即是否愿意接受报考院校改变其志愿专业进行录取。当考生的高考成绩等满足某高校录取条件并且其电子档案投到该校后，学校会根据高考分数按其所填报的专业志愿确定专业，并且各专业一般优先录取第一志愿的考生。在考生所报考的专业无法录取时，若服从专业志愿调剂，学校一般会把考生调剂到招生计划中还没有录满的专业，很多学校甚至公开承诺会录取此类学生、不会退档[84]。自1977年中国恢复高考制度以来，专业志愿调剂政策一直沿用至今。该政策使考生在未被所报专业录取的情况下多了一次机会，因此绝大多数考生选择了专业志愿服从调剂。部分考生则担心会被调剂到自己不喜欢的专业，因此选择不服从专业调剂。在考生未被所报专业录取且不服从专业志愿调剂的情况下，被所报考院校退档从而掉入下一批次录取或者最终落榜的可能性就会增大[85]。总体而言，专业志愿调剂在录取过程中是一个比较普遍的现象，例如某药科大学454名新生中，专业调剂生占41.41%[86]。虽然专业志愿调剂政策有利于增加学生被录取机会，但多项研究也发现如果被调剂到不理想的专业，学生的专业兴趣与学习动力不足，容易产生厌学情绪和心理问题，导致学习效果不佳、学习成绩低于非调剂生[86-88]。

统一代码招生模式可以提高医学专业的高考录取分数，也就是说录取学生的高考分数较高。例如，原上海医科大学录取分数长年低于复旦大学。两校合并后，复旦大学上海医学院所招学生的高考分数略有上升。以上海地区考生平均录取分数为例，上海医学院理科学生与所属复旦大学的录取分数差距减小，2000年差距比前三年平均缩小25%[89]。由于高考成绩高一般说明学生学习能力强，录取分数高则在很大程度上说明综合性大学在考生中的竞争性强、外在声誉好。因此，该种招生模式被绝大多数举办医学教育的综合性大学所采用。

然而，在统一代码招生模式下医学专业缺乏招生自主权，院校合并又在一定程度上削弱了被合并医学院校的知名度，对于医学专业招收优秀生源也会产生不利影响。首先，有可能把一部分高考成绩不太高、但有志于也有潜能做好医生的学生排除在医学院大门之外。在统一代码招生模式下，医学类录取分数线和文理类一致，使得部分有志于报考医学类专业的生源因为录取分数线高放弃报考[83]。更为严重的是，医学专业第一志愿报考者锐减，相当一部分被录取者在高考填报志愿时并未选择医学专业，而是由其他学科调剂而来。这些学生专业思想不牢固，学习积极性不高，部分学生毕业之后即放弃专业，造成人才培养的浪费[90-91]。例如，原上海医科大学在合校前独立招生，90%以上学生是第一志愿考生。合校并实行统一代码招生后，第一志愿学习医学专业的学生所占比例大幅下降。对该校医学专业大三本科生的调查显示，高考第一志愿学习医学专业者仅占29.6%，被调剂学习医学专业者占30.9%。在调剂生中，个人兴趣不在医学专业者占24.4%。在大一下半学期可以申请转专业时，第一志愿学习医学专业的62名学生中仅3人申请转专业，占4.8%；调剂进入医学专业的71名学生中有24人申请转专业，占33.8%[92]。在南京铁道医学院合并入东南大学之前，同样实行独立招生，医学专业可第一志愿招满。在合校且实行统一代码招生的当年，医学专业2/3以上生源是调剂而来，所占比例远远高于单独设置的医学院校。虽然医学专业录取学生的高考分数有所提高，但相比往届而言，大学课程的不及格率并没有降低，反而在部分课程有所上升。很多调剂学生对医学缺乏兴趣甚至产生抵触情绪。在2004级医学专业学生中，申请转系或转专业者高达 32%[93]。

相对于统一代码招生模式，单独代码招生模式似乎有利于选拔真正热爱医学专业的人才。东南大学在 2005 年首次实行医学专业单独代码招生后，生源情况发生了明显改善，录取的学生全部是第一志愿考生[93]。上海交通大学医学院在合校后一直实行单独招生，吸引了一批真正有志于从医的优秀人才，形成了办学的良性循环。尽管在单独代码招生模式下，医学专业高考录取分数略低于大学其他专业，但有观点认为高分考生未必一定适合学医。因此，医学专业不应过分看重高考分数，而是应录取专业志向牢固和学习兴趣强的学生[74]。2013 年起，复旦大学在本科招生中改为医学专业单独代码招生，主要考虑就是避免部分调剂录取的学生因对医学不感兴趣而中途转换专业[83]。表 4-3 总结了综合性大学对医学类专业实行统一或单独招生代码的代表性院校，并比较了两种招生方式在第一志愿录取率及专业牢固度等方面的区别。

表 4-3　综合性大学医学类专业招生方式及比较

	统一招生代码	单独招生代码
代表性院校	四川大学、西安交通大学、浙江大学、中南大学、南开大学、长江大学、杭州师范大学、河南科技大学、九江学院，等	北京大学（2000） 上海交通大学（2005） 东南大学（2005） 复旦大学（2013）
第一志愿录取率	第一志愿录取比例相对低，调剂录取比例较大	第一志愿录取比例较高
专业牢固度	学生专业牢固度相对较低	学生专业牢固度较高

对全国 16 所医学类院校 3132 名 2011 级临床医学专业本科生的问卷调查发现，在实行统一招生代码的综合性大学，临床医学本科生中非第一志愿者占 16.6%。与此相对比，此比例在实行单独招生代码的综合性大学仅为 3.6%，在单独设置医学院校仅为 8.7%（图 4-3）。

上述调查还发现，在不同招生方式下临床医学本科生对于所学专业的喜好程度也不同。从表 4-4 可见，对于实行独立招生代码的综合性大学，其临床医学本科生对所学专业表示“喜欢”或“很喜欢”的比例为 66%，明显高于实行统一招生代码的综合性大学（61%），揭示前者的专业牢固度可能高于后者。

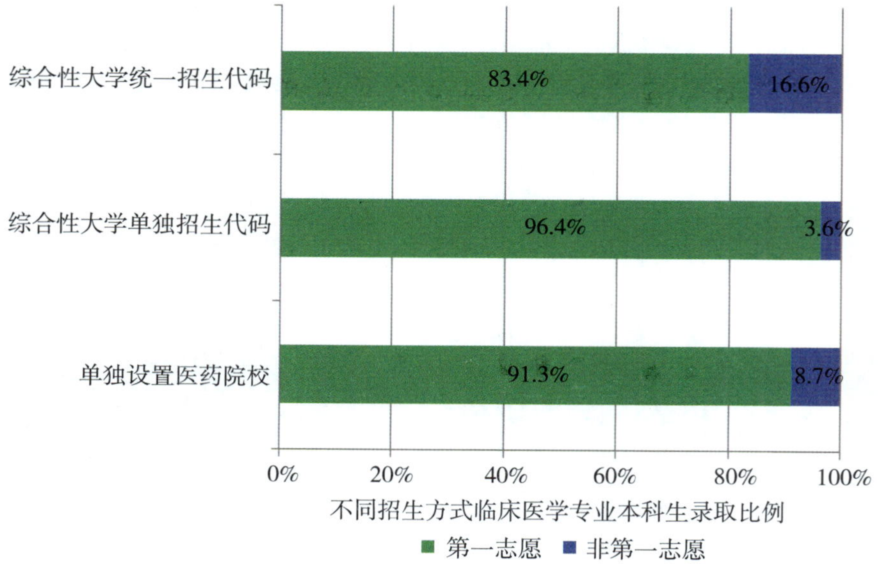

图 4-3　不同招生方式临床医学专业本科生录取情况

表 4-4 综合性大学不同招生方式临床医学本科生对所学专业的评价

总体评价	独立招生代码（n=126）	统一招生代码（n=1241）
（很）不喜欢	1%	3%
一般	33%	36%
（很）喜欢	66%	61%
合计	100%	100%

$p < 0.05$

图 4-4 显示，当临床医学本科生被问及“如能重新选择，是否愿意继续攻读临床医学专业”时，表示“不愿意”者在实行单独招生代码的综合性大学为 18%，也明显低于实行统一招生代码的综合性大学（28%），从而进一步证明了前一种招生方式更能够招收到专业牢固度高的学生。

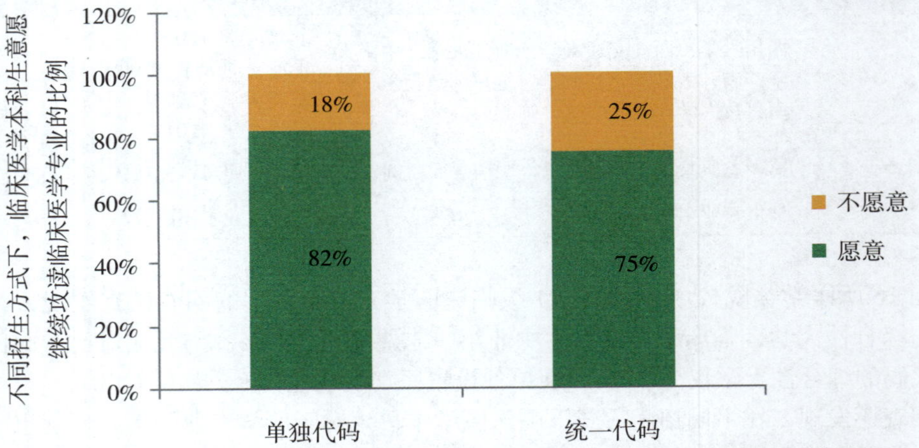

图 4-4 不同招生方式下，临床医学本科生意愿继续攻读临床医学专业的比例

（四）招生规模比较

表 4-5、图 4-5 和 4-6 显示，无论是医学类专业还是临床医学专业，在 1998—2012 年间校均招生人数都有所增加。对于医学类专业来说，综合性大学的校均招生数一直少于单独设置医药院校校均招生数，2012 年单独设置医药院校医学类招生数是综合性大学的 2.6 倍。此外，综合性大学校均招生人数增长速度较快，平均增幅为 8.93%，而单独设置医药院校平均增幅为 8.83%。临床医学专业也存在上述情况，综合性大学临床医学专业校均招生数平均增幅为 6.20%，低于医学类专业，说明最近几年除临床医学外其他医学专业招生人数也增长较快。而单独设置医药院校校均招生数平均增幅仅为 4.71%，较医学类专业更低，说明上述现象更为明显。

表 4-5 1998—2012 年医学类院校校均招生数（单位：人）

年份	医学类专业		临床医学专业	
	综合性大学	单独设置医药院校	综合性大学	单独设置医药院校
1998	225	592	225	465
1999	263	839	295	634
2000	441	1021	367	689
2001	490	1189	366	718

续表

年份	医学类专业		临床医学专业	
	综合性大学	单独设置医药院校	综合性大学	单独设置医药院校
2002	663	1432	520	846
2003	623	1389	504	774
2004	530	1428	368	722
2005	614	1509	425	663
2006	661	1602	432	643
2007	614	1538	428	671
2008	682	1641	429	713
2009	725	1813	439	797
2010	757	1884	454	811
2011	811	2071	528	890
2012	814	2109	555	928
平均增幅（%）	8.93	8.83	6.20	4.71

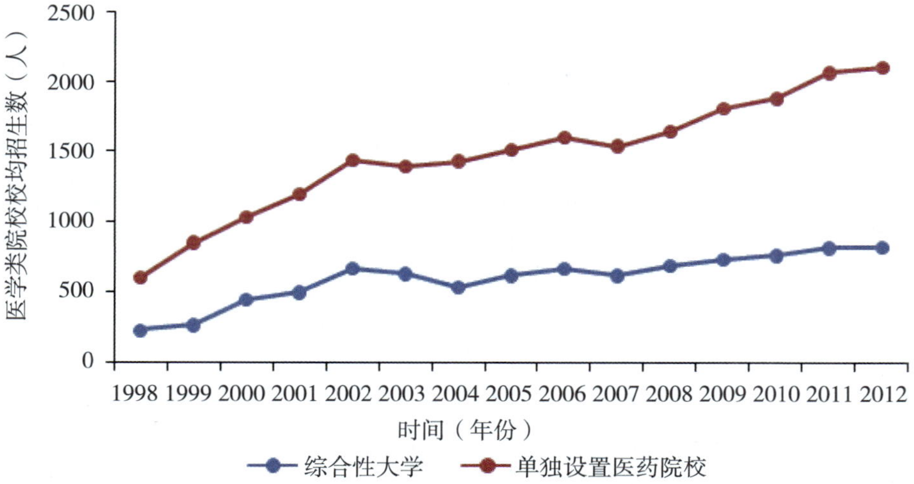

图 4-5　1998—2012 年医学类院校校均招生数

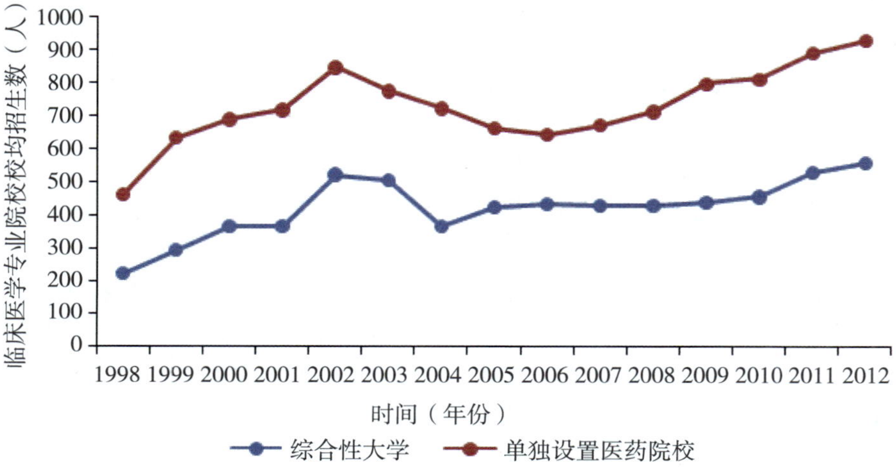

图 4-6　1998—2012 年临床医学专业院校校均招生数

第五章　结论与建议

一、结论

（一）在过去15年中，我国医疗卫生人才培养规模持续扩大，但增速趋于放缓

从医学类院校、招生、在校生、毕业生及医学类专任教师数量的变化情况可以看出，我国医疗卫生人才的培养规模在过去15年间持续扩大。就举办医学教育的院校数量而言，在1998—2012年间逐年增多，从189所增至590所，增加了2倍以上。同期内，举办临床医学专业的院校数由133所增至268所，增加了1倍多；每千万人口医学类院校数从1.5所增至4.4所，增加了近2倍。医学类专业招生数在1998—2012年间平均增长速度为15.1%，2012年已达到58.7万人，15年期间增加了6.1倍。医学类在校生数逐年增加，从1998年的30.2万人增加到2012年的210.4万人，增加了近6倍，在此期间的平均增长速度为14.9%。医学类毕业生人数也呈逐年上升趋势，1998年为6.6万人，2012年增至50.8万人，增加了近6.7倍，平均增长速度为15.7%。概括而言，医学类招生、在校生和毕业生数量在1998—2012年间的平均增长速度均保持在15%左右。与此同时，医学类专任教师数量也有所增长，1998年约为3.8万人，2012年增至10.6万人，增加了1.8倍。总体而言，在过去15年中，我国医疗卫生人才培养规模处于不断增长过程中，有利于提高卫生人力资源的配置水平和解决个别地区卫生人力短缺的问题，但同时也引发了医学生就业率低、医学教育总体质量下滑等问题。根据我国卫生服务目标和卫生人力现状，有观点认为医疗卫生人才培养的重点应从数量增长转为质量提高[3,29]。

医疗卫生人才培养规模增幅的变化表现出前期快速、后期平缓的特点。我国政府于1998年提出实行高等教育扩招政策，在随后的几年中医疗卫生人才培养规模也进入快速扩大期。1999年和2000年医学类招生数分别比上一年份增加了42.3%和37.9%；2000—2004年五年间，医学类在校生分别比上一年份增加20%左右；2002—2006年五年间，医学类毕业生分别比上一年份增加25%以上。因此，这一段时期是我国医疗卫生人才培养规模急剧扩大的时期。这种做法虽然有利于增加医疗卫生人才数量，但也产生了生均教学资源不足、教学质量难以保证以及结构性失业等问题。2002年，教育部提出扩招进入调整期，要求招生年增长率控制在5%～10%，医疗卫生人才培养规模增速也趋于平缓。2005年以来，医学类招生、在校生年增长幅度保持在10%左右，2012年医学类招生数量仅比2011年增加0.5%，2011年和2012年医学类毕业生数量比上一年份仅增加了4%。

（二）我国在医疗卫生人才的培养规模上处于世界中上水平

与英国、美国等欧美发达国家以及印度、巴西等新兴发展中国家相比，我国医疗卫生人才培养的规模已经处于世界中上水平。例如，2012年我国医学院数为268所，仅次于印度（381所），明显高于巴西（186所）、美国（159所）和英国（33所）等国家。就临床医学专业毕业生而言，2012年我国为15.9万人，超过美国、英国、印度、巴西、日本等五国的总和（10.4万人）。当把人口因素考虑在内时，我国医学院数的相对规模较小，但医疗卫生人才培养的相对规模仍然突出。具体而言，2012年我国每千万人口医学院数仅为1.9所，与巴西（9.3所）、英国（5.3所）、美国（5.0所）、印度（3.1所）等存在较大差距。就每十万人口临床医学毕业生而言，我国为11.4人，与英国（11.1人）相近，高于印度（4.0人）、美国（6.9人）、日本（7.1人）和巴

西（8.5 人）等国家。我国每千人口医生数为 1.94 人，虽然高于印度（0.65 人）、巴西（1.76 人）等发展中国家，但仍低于英国（2.77 人）、美国（2.42 人）和日本（2.14 人）等发达国家。此外，我国每千人口注册护士数为 1.51 人，略高于印度（1.00 人），与美国（9.82 人）、英国（9.47 人）、巴西（6.42 人）、日本（4.14 人）等国家还存在很大差距。

需要指出的是，我国校均临床医学毕业生数为 594 人，远高于英国（194 人）、美国（138 人）、印度（129 人）和巴西（91 人）等国家。虽然校均学生多有利于弥补医学院相对数量较少的劣势，但有可能造成生均教学资源不足，影响教学效果与医疗卫生人才培养质量，也与世界上大多数国家对临床医学教育控制招生数量并实行精英教育的做法不甚相符。

（三）民办医学类院校发展较为迅速，开始在医疗卫生人才培养中占有一席之地

我国自 1998 年开始，允许民间力量举办高等院校。此后，民办医学类院校也得到较为迅速的发展，其扩张速度明显快于公立医学类院校。1999 年，全国出现 2 所民办医学类院校。自此以后，民办医学类院校数目逐年增加，到 2012 年增至 123 所，占全国医学类院校总数的 20.8%。1998—2012 年间，民办院校的医学类专任教师增加了约 7 倍，是省地市属院校相同指标增幅（2.6 倍）的二倍以上。2012 年，民办院校医学类专任教师数已达到 1.3 万人，占全国医学类专任教师总数的 12.3%。就医学类专业招生数而言，民办院校在 1999 年仅为 745 人，2012 年增至 8.8 万人，占全国的 15.0%。在校生数到 2012 年增至 31.4 万人，占全国的 14.9%。毕业生数由 2002 年的 991 人增至 2012 年的 7.2 万人，占全国的 14.3%。上述期间内，民办医学院校招生、在校生和毕业生数量的平均增长速度分别为 44.3%、59.2% 和 53.6%，均明显高于公立医学类院校相同指标的平均增幅（分别为 11.8%、13.4% 和 17.6%）。概括而言，在过去 15 年中，我国民办医学院校从无到有得到壮大与发展，占医疗卫生人才培养市场份额的约七分之一。不过，从办学层次上看，民办医学类院校目前仍集中于专科和本科层次，尚未涉及硕士和博士研究生等未来高端医疗卫生人才的培养。此外，民办医学类院校所举办的专业主要为护理学、临床医学、中医学等社会热门专业。例如，2012 年民办医学院校在校生中，所学习的前三位专业分别为护理学（占 38.8%）、临床医学（占 33.4%）和中医学（占 9.0%），这三个专业的学生合计占民办医学院校在校生的 81.2%。

虽然民办医学院校的发展有利于促进医疗卫生人才培养规模的扩大，但是其办学条件却令人无法乐观，有可能对医疗卫生人才培养质量产生不利影响。例如，在民办医学院校学生的增长幅度明显高于公立院校的同时，其生师比的绝对数与增长幅度也均高于公立院校。因此在以牺牲办学条件为代价通过扩招谋求经济利益方面，民办医学院校与公立院校相比可能有过之而无不及。

（四）医疗卫生人才培养规模存在地区失衡现象，西部与东、中部地区之间的差距有扩大之势

总体而言，医疗卫生人才培养的规模与办学条件在不同地区之间存在明显的规律性，从大到小或从好到差依次为东部、中部和西部地区。就医疗卫生人才培养规模而言，东部和中部地区之间日趋接近或差距较小，而这两类地区与西部地区之间的差距却存在扩大之势。例如，1998 年西部地区每千万人口医学类院校数比东部和中部地区分别少 0.84 所和 0.29 所，2012 年此差值分别扩大到 1.16 所和 0.94 所；同期内，东部与中部地区指标的差值却由 0.55 所减少至 0.22 所。就医学类招生数而言，1998 年西部地区分别比东部和中部地区少 2.3 万人和 1.2 万人，到 2012 年此差值分别上升为 11.4 万人和 6.9 万人，分别增加了 9.1 万人和 5.7 万人。同期内，中部地区医学类招生数与东部地区的差距由 0.7 万人增至 4.4 万人，两地区之间的差值仅增加了 3.7 万人。在医学类在校生和毕业生数量方面，也存在类似现象。就医学类专任教师而言，1998 年西部地区分别比东部和中部地区少 1.1 万人和 0.3 万人，到 2012 年此差值分别上升为 2.7 万人和 1.2 万人，分别增加了 1.6 万人和 0.9 万人。同期内，中部地区医学类专任教师与东部地区的差距由 0.8 万人增至 1.5 万人，两地区之间的差值仅增加了 0.7 万人。

与东中部相比，西部地区不但社会经济发展水平和居民健康状况较为落后，而且也存在严重

的医疗卫生人才短缺问题，更应提高本地区医疗卫生人才规模。然而，从现实情况看，西部医疗卫生人才培养规模与东中部地区的差距不但没有缩小，反而有扩大之势，需要引起政府相关部门的高度重视。

（五）高等医学教育的管理体制发生巨大变化，对于医学卫生人才培养产生深远影响

自上世纪 90 年代我国推行院校合并政策以来，相当一部分单独设置的医药院校合并进入综合性大学，特别是绝大多数重点医学院校均完成了与综合性大学的合并。自此以后，我国医疗卫生人才培养出现了综合性大学医学教育和单独设置医药院校教育两种形式。在综合性大学中，对于医学教育的管理模式也不尽相同。近年来，举办医学教育的综合性大学基本上都在所合并医药院校的基础上设立了代表医学学科的医学部（院或中心），虽然形式相似，但新设立机构的自主权却在不同大学间相差甚大。与此相对应，我国综合性大学医学教育管理模式大体上可分为分权型、中间型和集权型三种类型，主要体现为大学内部医学教育模式及相关责权利分配的不同方式，从而对于医疗卫生人才培养所涉及的招生、人事、教学、科研、财务、国际合作等方面产生不同程度的影响。

从更为宏观的角度看，我国医药院校合并进入综合性大学被认为是高等医学教育管理体制发生了重大变化，也即放弃了强调医学知识理论灌输与医药院校独立设置的前苏联模式，转而接受高等医学教育应是综合性大学学科领域之一的欧美模式。从理论上讲，医药院校合并进入综合性大学有利于加强医学生的社会人文技能教育、提高医学毕业生的综合素质并促进跨学科合作。然而，由于部分综合性大学没有考虑到医学教育所特有的规律，在招生、经费分配、师资、人事、附属医院管理等方面所采取的措施不当，使医疗卫生人才培养受到不利影响。目前，政府主管部门和学术界所形成的共识是必须加强综合性大学中医学教育管理的自主权，然而在现实中该项措施的推行却受到诸多因素的影响，特别是既得利益者可能对此并不欢迎。

二、建议

（一）因地制宜，科学调控医疗卫生人才的培养规模

相对于中东部地区，我国西部地区属于健康状况相对落后和医疗卫生人才紧缺的地区，迫切需要提高卫生人力配置水平。因此，我国在控制医疗卫生人才培养规模方面不宜采取“一刀切”的政策，而是应结合各地区实际情况，采取有差别的政策，优先加强西部地区医疗卫生人才的培养。

中东部地区医学院校数相对较多、师资力量和培养能力较强，应当通过体制机制的建立，鼓励中东部院校为西部培养定向医疗卫生人才，也应合理引导这些地区的医疗人才到西部地区就业和工作。然而，更为重要的是需要提高西部本区域内的医疗卫生人才培养水平，尤其是需要加强地方医学类院校建设和本土医疗卫生人才的培养，原因在于引进人才一般比培养、使用本地区人才更为困难。

（二）完善监督管理体制机制，依据资源配置标准加强高等医学教育招生的总量控制

师资队伍、教学用房、实验设施等教育资源对于保障医疗卫生人才培养质量起着至关重要的作用。虽然教育主管部门出台了相关的配置标准，但监督执行机制与力度却存在明显不足。随着医学类专业招生规模的扩大，这些标准基本上没有得到遵照执行，特别是普通院校出现了生均教育资源严重下滑、配置标准不合格的现象。因此，为了更好地保障医疗卫生人才培养质量，我国应尽快建立完善医学院校监督管理体制与机制，依据教育资源配置标准严格加强高等医学教育招生的总量控制。

（三）临床医学教育应坚持实行精英教育，在控制招生规模的基础上加大资源投入

临床医学是关系患者生命健康的科学。相应地，临床医学教育具有专业化程度高、培养周期长、社会期望高等鲜明特点。世界各国在临床医学教育中均遵循精英教育原则，招收全国最优秀生源，实行长学制、小规模教育，对于教学质量有严格要求。

目前，我国部分医学类院校根据社会需求情况，举办了一些与医学教育并不相关的专业，例如美容、营销等，对于教学质量和临床医学专业产生了负面影响。医疗卫生人才培养的基本、主体和核心应是临床医学，因此其他专业应有限定、适度地开设，其他专业的设置不应对临床医学专业产生负面影响。目前，我国临床医学专业已被设定为控制招生专业，临床医学专业在校生数占医学类在校生的比例也由 1998 年的 65.6% 下降到 2012 年的 34.8%。在控制招生规模的基础上，还应加大对临床医学专业的资源投入，坚持实行精英教育，使临床医学毕业生具备合乎标准的职业道德与态度、医学理论知识和临床实践知识与能力。

（四）加强高等医学教育招生的专业结构调整，提高人才培养的针对性

根据国际经验，国外一流医学院校同样参与全科医生等基层医疗卫生人员的培养。面对我国基层和农村医疗卫生人才严重缺乏的局面，医学院校应尽快转变观念和培养重点，利用自身优势地位积极参与城市社区和农村基层医疗卫生人才的培养。当前，我国高等医学教育迫切需要改变粗放式招生、培养的方式，积极推广“订单式”培养模式，通过定向招生、提供优惠资助政策等途径，为社区卫生机构和广大农村地区培养用得上、留得住的合格医疗卫生人才。与此同时，针对人才培养具有滞后性的特点，应积极加强卫生人力需求的预测与研究，及时调整专业设置和招生计划，在院校培养与行业需求之间建立有效的衔接调控机制，保证人才培养在数量、类型与层次等方面能够更好地满足社会需求。

（五）在综合性大学医学教育管理模式改革方面，应考虑发挥政府的主导作用

基于医疗卫生人才培养的特殊规律，综合性大学需要给予医学教育必要的自主权已成为各方的共识。然而，在加强综合性大学医学教育自主性方面，仅仅依靠大学自身的主观能动性可能是远远不够的，原因在于综合性大学医学教育管理模式的改革势必涉及既得利益的再调整，在此过程中利益受损方往往又是权势方和改革所需要依赖的启动者。他们缺乏推动改革的动力，造成该方面的改革停滞不前或者上有政策、下有对策。因此，在综合性大学医学教育管理模式改革方面，应当考虑发挥政府行政主管部门的主导作用，督促大学管理层基于医疗卫生人才培养的客观规律加强医学教育的自主性。

参考文献

[1] Martin I．Medical Workforce Development：Challenges and Opportunities for the Next 25 Years［J］．Procedia－Social and Behavioral Sciences，2010，2（5）：6914-6919.

[2] Council UGM．Tomorrow’s doctors：outcomes and standards for undergraduate medical education［G］．London：General Medical Council，2009.

[3] 中国医学教育改革和发展纲要［J］．医学教育，2001（05）：1–6.

[4] Frenk J，Chen L，Bhutta ZA，et al．Health professionals for a new century：transforming education to strengthen health systems in an interdependent world［J］．The Lancet，2010，376（9756）：1923-1958.

[5] 中华人民共和国卫生部．2013 年中国卫生统计年鉴［M］．中国协和医科大学出版社，2013.

[6] 胡善联．中国医学院校和教育研究型卫生系统现状概述［J］．中国循证医学杂志，2013（05）：525–526.

[7] 医药卫生中长期人才发展规划（2011—2020 年）［J］．中国继续医学教育，2011（02）：1–7.

[8] Pollard C，Ellis L，Stringer E，et al．Clinical education：A review of the literature［J］．Nurse Education in Practice，2007，7（5）：315–322.

[9] 厉岩，文历阳．我国高等医学教育结构的研究［J］．中国高等医学教育，2012（01）：1–4.

[10] 王丽平．医学教育体系亟待变革［J］．中国卫生产业，2009（6）：67–70.

[11] Dong Xu BSXW．Reformation of medical education in China［J］．The Lancet，2010，375（9725）：1502-1504.

[12] 李丹丹，李红玉．对我国医学教育改革发展的思考［J］．医学信息，2012，25（7）：35–36.

[13] 柯杨．合校 10 年的回顾及对医学教育特殊性的再认识［J］．中华医学教育杂志，2011，31（6）：801–803.

[14] 杨昕，孙振球．新合并大学的医学教育讨论［J］．中国现代医学杂志，2004，14（4）：151–154.

[15] 曹友清．合并组建综合性大学后高等医学教育的管理模式及发展问题的再思考［J］．江苏大学学报（高教研究版），2002，24（4）：7–11，15.

[16] 孟小捷，谭嘉．医学院校被合并问题不少［N］．健康报，2010 年 6 月 11 日（1）.

[17] 新世纪医学卫生人才培养：在相互依存的世界为加强卫生［J］.

[18] 门寒隽，郭立，殷晓丽，等．构建我国高等医学教育合理生师比的探讨［J］．中华医学教育杂志，2006（01）：14-17.

[19] 袁晖，杨颖，雷军．四川省高等医学教育规模、结构和质量分析——实现四川省卫生技术人才队伍建设目标的可行性研究［J］．中国卫生事业管理，2013（10）：770–772.

[20] 白同禹．山东省医学教育发展与规划研究［D］．山东大学，2007.

[21] 白鸽，罗力．中国综合性大学医科管理模式调查报告［J］．中国循证医学杂志，2013（08）：917–926.

[22] 关于进一步推进教育部直属高校医学教育管理体制改革的意见［G］.

[23] 漫谈医学教育规模的影响因素［J］．卫生职业教育，2001（S3）：9–11.

[24] 康宁．高等教育规模扩大——对增加有效需求和促进经济发展的影响［J］．教育发展研究，2000（07）：5–12.

[25] 沈百福．简评普通高等教育规模的地区差异［J］．教育与现代化，2003（04）：63-68.

[26] 王德炳．中国高等医学教育管理体制改革的思考与建议［J］．医学教育，2005（02）：1–4.

[27] 厉岩．中国西部高等医学教育规模和结构分析与对策研究［D］．华中科技大学，2004.

[28] 李亚平．中美八年制医学博士教育比较与调查研究［D］．中南大学，2011.

[29] 王德炳．中国高等医学教育管理体制和学制学位改革研究总体报告［J］．医学教育，2005（6）：1–4.

[30] 鲍威，刘艳辉．公平视角下我国高等教育资源配置的区域间差异［J］．教育发展研究，2009（23）：37–43.

[31] 鲍威，刘艳辉．我国高等教育资源配置差异影响因素的多层线性模型分析［J］．教育发展研究，2011（19）：1–7.

[32] 李群．医学教育的热点问题［J］．海南大学学报（自然科学版），2005（01）：91–94.

[33] 姚萱．新疆医科大学与部分高等医学院校办学资源与发展趋势的比较研究［D］．新疆医科大学，2003.
[34] 杜建，郑兰英．大陆台湾医学教育评价之比较［Z］.2007556-561.
[35] 张志祥，李建平，李志芬，等．扩招后保证教学质量的思考与实践［J］．中国高等医学教育，2007（8）：53-55.
[36] 安长新，黄耀宁，钟遂平．我院医学教育的现状分析与对策［J］．广东医学院学报，2004（S1）：5–7.
[37] 宋汉君，罗佳滨．大众教育形势下高等医学教育质量的认识和对策［J］．医学教育，2005（04）：13-15.
[38] 马春虎，温海青，纪正春．当前医学生临床技能教学问题与对策研究［J］．承德医学院学报，2005，22（4）：362-363.
[39] 肖智勇．浅谈当前就业形势下的临床医学教育［J］．医学信息（下旬刊），2009，1（9）：282.
[40] 李天舒．无度扩招助推医学人才高消费［N］．健康报，2011 年 12 月 5 日（2）.
[41] 朱雪波．高等医学教育如何在扩招中办得更好［J］．医学与社会，2008，21（4）：57–59.
[42] 王有佳，贺林平．合格医生难培养［N］．人民日报，2013 年 3 月 15 日（19）.
[43] 巴德年．我国医学教育的机遇与挑战——对当前医学教育的反思与建议［J］．中华医学杂志，2007(01)：1.
[44] 程珍，孙毅．连续扩招后兰州医学院临床教学基地面临的形势及对策［J］．兰州医学院学报，2003，29（1）：97–98.
[45] 刘志伟，程牛亮．谈高等医学院校扩招后的管理问题［J］．中国高教研究，2001（09）：76–77.
[46] 黄耀宁，刘卫燕．我院扩招后教育质量的调查与分析［J］．广东医学院学报，2005，23（6）：703-704.
[47] 孟繁洁，冯学瑞，何永生．适应扩招形势构建新型临床实践模式［J］．天津中医学院学报，2004，23（3）：138–139.
[48] 刘真．医学研究生大规模扩招引发的思考［J］．基础医学教育，2011（01）：106–108.
[49] Glewwe PW，Hanushek EA，Humpage SD，et al．School resources and educaional outcomes in developing countries：A review of the literature from 1990 to 2010［R］.，2011.
[50] 1998 年全国教育事业发展统计公报 _ 教育部门户网站 _MOE.GOV.CN［Z］.2014：2014.
[51] 2012 年全国教育事业发展统计公报 _ 教育部门户网站 _MOE.GOV.CN［Z］.2014：2014.
[52] 林蕙青，潘懋元．高等学校学科专业结构调整研究［J］．高等教育研究，2007（07）：100.
[53] 彭代辉，王祖承．美国医学教育现况与思考［J］．上海精神医学，2010（02）：126–127.
[54] Yuji K，Imoto S，Yamaguchi R，et al．Forecasting Japan’s Physician Shortage in 2035 as the First Full–Fledged Aged Society［J］．PLoS One，2012，7（11）.
[55] Tanihara S，Kobayashi Y，Une H，et al．Urbanization and physician maldistribution：a longitudinal study in Japan［J］．BMC Health Services Research，2011，11（1）：260.
[56] 张增学，乔艳华，彭伟，等．河北省医学教育现状分析与未来发展的战略思考和建议［J］．医学研究与教育，2010（5）：84-91.
[57] 侯建林，柯杨，王维民．我国全科医生制度面临的困难和发展建议［J］．医学与哲学（人文社会医学版），2011（12）：8–10.
[58] 赵伟，任智英．老年医学教育［J］．国外医学（老年医学分册），2000，21（1）：44-45.
[59] 周川．中国高等教育管理体制改革的政策分析［J］．高等教育研究，2009（08）：49–54.
[60] 刘军．高等教育管理体制改革研究的现状及发展趋势［J］．内蒙古师范大学学报（教育科学版），2002（01）：10–14.
[61] 美国高等医学人才培养模式的研究 _ 东风兰［D］.
[62] 舒涛．对合校后高等医学教育发展的探讨［J］．医学教育探索，2003（4）：52-55.
[63] 周建军，罗萍．尘埃落定后的审视与省思——关于我国医学院校与综合性（多科性）大学合并问题的研究［J］．黑龙江高教研究，2010（9）：21–24.
[64] 江忠仪，顾鸣敏，马进，等．国内外知名大学医学教育办学管理模式的比较分析［J］．医学与哲学，2005（02）：27–29.
[65] 胡凯．关于综合性大学医学教育管理模式的思考［J］．湖南医科大学学报（社会科学版），2002（03）：77–82.
[66] 牛跃祥．比较视野下综合性大学医学教育管理体制改革研究［D］．吉林大学，2007.
[67] Denham J．First UK private medical school to open．The cost? £35，000［N］．The Independent，August 28，2013.

[68] Brieger GH. Why the university-based medical school should survive：a historical perspective [J]. Acad Med, 1997, 72（5）：362-369.
[69] 李伦娥，刘晶玉，董会泽. 高等医学教育管理体制改革咨询会举行 [N]. 中国教育报，(2).
[70] 郭永松，李佳，周建军. 关于综合性大学医学教育管理体制改革的初步研究 [J]. 医学与哲学，2003（10）：47–49.
[71] 毛磊. 综合性大学医学教育管理体制改革述评 [J]. 西北医学教育，2004（01）：16–17.
[72] 苗乃周，赵豫风. 综合性大学医学教育管理的现状与改革思路 [J]. 延安大学学报（医学科学版），2004（04）：65–66.
[73] 陈维嘉，张爱龙，董会泽. 巩固体制改革成果推进并校各方共赢——教育部直属高校医学教育管理体制改革的调查 [J]. 中国高等教育，2005（24）：9–13.
[74] 董少校. 医学院要不要单独招生？ [N]. 中国教育报，2012 年 10 月 27 日（2）.
[75] 柯杨. 并入综合大学的医学教育五年实践的思考 [J]. 医学教育，2005（5）：1–4.
[76] 柯杨. 合校 10 年的回顾及对医学教育特殊性的再认识 [J]. 中华医学教育杂志，2011，31（6）：801–803.
[77] 康乐荣，刘天礽，李君梅，等. 临床医学教学管理模式实践探索与创新 [J]. 实用预防医学，2008，15（5）：1614-1616.
[78] 凌保东. 中美高等医学教育比较及思考 [J]. 中国高等医学教育，2007（07）：33-35.
[79] 朱飞，牛春雨，李荣，等. 医学院校并入综合性大学后的问题及思考 [J]. 医学与哲学（人文社会医学版），2011（12）：1–4.
[80] 浅论独立设置医学院校的发展途径 [J].
[81] 游婕. 一般本科院校招生如何“操刀”[N]. 中国消费者报，(C2).
[82] 俞继鸣，沙文蓉. 高校自主招生优录政策将调整 [N]. 南京日报，2005 年 5 月 12 日.
[83] 谭嘉记者. 复旦大学上海医学院今年单独招生 [N]. 健康报，(2).
[84] 于莲洁. 服从专业调剂不等于痛失所爱 [J]. 高校招生，2008（06）：24.
[85] 孔惠楠. 规则决定结果——勿忽视分专业录取规则 [J]. 高校招生，2013（06）：25–28.
[86] 纪晓明，张福珍. 专业调剂生学习动机与适应性关系研究 [J]. 药学教育，2011（02）：59–61.
[87] 游圆丽，曹建明，赵长容. 大学专业调剂生学习现状分析 [J]. 考试周刊，2012（90）：162-163.
[88] 黄议，邓仁丽，朱明兰，等. 护理专业调剂生对学习认知适应性的调查分析 [J]. 全科护理，2013（01）：1–2.
[89] 徐岚. 我国高等院校合并的经济分析——以复旦大学与上海医科大学合并为个案 [J]. 中国高等教育评估，2003（01）：18–22.
[90] 孟小捷，谭嘉. 医学院校被合并问题不少 [N]. 健康报，2010 年 6 月 11 日（1）.
[91] 顾旻轶. 合校风云 [J]. 中国医院院长，2011（10）：52-54.
[92] 王群，胡敏，黄葭燕. 医学院校并入知名综合性大学后的专业认同感及校区适应性研究 [J]. 中国高等医学教育，2011（05）：14-15.
[93] 徐春宏，李涛，童伟，等. 浅析院校合并对医学生源的影响及对策初探 [J]. 医学教育探索，2006，5（6）：571–573.

附件 1　访谈提纲

医学教育资深专家访谈提纲

1．目前，我国临床医学专业学制分为 3 年、5 年、7 年、8 年等，请问您对此现象如何评价？有何建议？

2．纵观全国医学院校与综合院校的合并，您觉得取得了什么样的成果？又引发了怎样的问题？如何解决？（学科发展、教学、科研、人才培养等方面）

3．目前综合性大学对于医学教育管理模式不尽相同，有分权型、集权型、中间型等。请问您对这些管理模式的评价及建议是什么？

4．有些人认为合校并没有产生实质性的结果，反而在一定程度上制约了医学教育的发展，现在大家较为普遍的观点是可以合并，但应该给予医学院校足够的自主权。是不是不合并更加能促进医学教育的发展？此外，合校导致很多医学院校的招生受到影响，如专业稳定性、医学人才毕业后的去向等。您如何看待合并对医学院校的发展的影响？

5．2012 年，教育部发文要求部属大学提高医学教育的自主权。就您所知，该政策的执行情况如何？面临的最大障碍是什么？对于加强综合性大学医学教育自主性，您有何建议？

6．您觉得医学院校合校前后有什么样的变化？您如何评价这种变化？

7．作为医学教育的资深专家，您觉得可以从哪些方面去评判我国医学教育规模、医学教育布局（地域、学制、专业等）是否合适？

综合性大学医学教育管理模式访谈提纲

1．能否请您介绍一下合校之时贵校所采取的医学教育管理模式，比如管理的组织结构、对于医学教育的特殊安排、医学学科二级单位与学校的关系等？

2．合校以来，贵校医学教育管理模式是否有变化？如有的话，主要是哪些变化？变化的主要原因是什么？

3．您认为贵校目前的医学教育管理模式存在哪些优点？

4．您认为贵校目前的医学教育管理模式是否存在不足之处？如有的话，主要是哪些方面？

5．能否请您介绍一下合校前后贵校医学教育办学条件（经费、资产、师资等）变化情况？

6．能否请您介绍一下合校前后贵校医学教育招生变化情况？

7．能否请您介绍一下合校前后贵校医学教育教学变化情况？

8．能否请您介绍一下合校前后贵校医学教育科研变化情况？

9．能否请您介绍一下合校前后贵校医学教育学科发展变化情况？

10．总体上，您认为合校对贵校医学教育产生了哪些有利的影响？

11．总体上，您认为合校对贵校医学教育是否产生了不利影响？如有的话，具体是哪些方面？

12．请问您对进一步完善综合性大学医学教育管理有何意见和建议？

单独设置医学院校管理体制访谈提纲

1．在人事、财务等方面，请问贵校与附属医院的关系是怎样的？

2．能否请您介绍一下贵校本、专科专业设置情况？近年来贵校新设了哪些专业？为什么设置这些专业？设置新专业的审批流程是什么？

3．能否请您介绍一下贵校招生政策，比如招生数量如何确定以及增减情况？

4．与综合性大学医学教育模式相比，您认为贵校在学科发展方面的长处和不足是什么？

5．与综合性大学医学教育模式相比，您认为贵校在教学方面的长处和不足是什么？

6．与综合性大学医学教育模式相比，您认为贵校在科研方面的长处和不足是什么？

7．与综合性大学医学教育模式相比，您认为贵校的管理模式（比如院系设置、院系管理等）有哪些优点？

8．与综合性大学医学教育模式相比，您认为贵校的管理模式是否存在劣势，主要是哪些方面？

9．请问您对我国院校合并的评价及建议是什么，对改善目前医学教育管理体制有何建议？

10．请问您对我国医学教育规模的评价及建议是什么？

11．请问您对我国医学教育布局的评价及建议是什么？

附件 2　访谈记录

访谈记录 1

访谈对象：某资深医学教育专家

1．在人事、财务等方面，请问贵校与附属医院的关系是怎样的？

中国医科大学现在有三个综合性附属医院和一个专科医院，分别为第一附属医院、第二附属医院、第四附属医院和口腔医院。共有 8000 多张床，第一附属医院有 2000 多张，第二附属医院有 4000 多张，第四附属医院有 1500 多张，各个医院收入都很高。财务方面，附属医院的财务完全独立，原来医院会把收入的 1% 上交学校；但现在教育部、卫生部规定不允许，医院财务就基本上完全独立了。人事方面，分两个部分：一是医院招人、医生职称晋升都归学校管。医院招聘名额和人事厅直接挂钩，招聘有编制的人员都由学校统一进行。二是医院的服务人员、护士等合同制人员则由医院自行招聘。各医院的院长、副院长以及各教研室主任（与教学相关的）都由学校任命，而临床科室如内外科的主任则由医院任命。

2．能否请您介绍一下贵校本、专科专业设置情况？近年来贵校新设了哪些专业？为什么设置这些专业？设置新专业的审批流程是什么？

学校有十几个专业，如临床医学（5，7 年制），口腔医学（5 年制），护理学（5 年制），公共卫生（5 年制），法医（5 年制），药学（4 年制），生物技术（4 年制），生物医学工程（4 年），医学信息学等。学校没有定向招生指标，有一个附属的高等职业技术学校。这个分院设有康复理疗专业（4 年制），应用心理学，属于医学技术类的。新专业的设置主要是根据市场需求来定的。新专业设置流程：由学院提出，教学指导委员会研究，校长同意，上报到教育厅，经教育厅批准后可设立。

3．能否请您介绍一下贵校招生政策，比如招生数量如何确定以及增减情况？

学校是教育厅直属的。本科生招生数量，原来是每年 1200 人，现在是 1700 人；研究生还是每年 1200 人。招生不考虑就业情况，主要是考虑学校的教学能力和师资力量，临床专业还要考虑床位。现在招生增加，主要是搬到了新校区，有地方了。而临床专业一直是 500 人，不变；其他专业扩招了。招生计划是由学校制定，报教育厅批准，高考统一招生。对于招生计划，教育厅规划处一般都会批准，他们没什么硬性判断标准。以前学校没有条件，没有扩招，这两年才有所扩招。现在教育部限制临床招生，其他专业倒是扩招了。高考统一招生时，第一志愿报护理的基本没有，只能调剂；每年护理专业都招不满，其他专业的招生还好，考生基本服从调剂。

4．与综合性大学医学教育模式相比，您认为贵校在学科发展方面的长处和不足是什么？

与综合性大学相比，独立医学院校对于学科建设的投入力量大，但经费较少；临床学科建设都是独立的，差别不大。主要的差别在于基础方面，综合性大学基础教研室按一个个学科申请经费，申请的学科建设经费就要比独立医学院多。科研的经费主要来自政府、学校和附属医院。临床附属医院近几年发展得好，对于学科建设投入多，而基础学科得靠学校支持，获得的经费就要少很多。举个例子，附属医院一年收入 40 个亿，按 1/5 的纯利润算，每年纯收入就有 8、9 个亿。医院把这些钱投入学科建设、医生工资、每年医院排名、医疗设备的引进、实验室的建设等方面，但对教学投入少。现在，临床医院还有重点学科。以呼吸科为例，呼吸科是重点学科，国家，院里投入；而学科建设是按三级学科申请的，这样临床学科的经费就很足了。这与综合性大学也相差不多。相比之下，独立医学院基础投入比综合性大学少很多，造成了现在基础学科没人来。现在基础学科教师大都是女老师，男老师比较少；基础学科的老师工资低，与临床相比，差了很多。学校留校的硕士、博士都报临床，不学基础。现在存在一个很严重的问题，就是现在基础的老师都不是学医的。最近又从农业大学请了个解剖的老师；而生物、生化、生理的老师都是从师范大学的生物学专业来的，老师没有医学背景，只能讲一门课，不能联系临床。基础建设薄弱，每年基础专业研究生招生都招不满。

5．与综合性大学医学教育模式相比，您认为贵校在教学方面的长处和不足是什么？

单独设置的院校，在教学方面要比综合性大学好，但科研和其他方面不如综合性大学。一方面，独立的医学院，学校、学院、附属医院一脉相承，基础学习和临床见习、实习统一抓，资源统一，更加重视教学。另一个方面，医学院校的老师晋升容易些，晋升条件低一些，名额多一些。综合性院校体现不出医学院特点，独立医学院校从领导、师资到设施都要比综合院校要强。

在综合性大学和独立医学院校培养的学生，综合能力、人文素养和人际沟通能力没有区别。举个例子，我们学校就有两年教训。之前，7 年制的学生要在大连理工大学的化工学院学 1 年半。但是他们回到学校后，纪律散漫，不尊重老师，不服管，学习不努力，表现很糟糕。这主要是因为医学院管得严，务实；而综合性大学管理松，尊重个性发展。这两种学校的学习风气和学习方法都不一样，对学生的影响一直持续 7 年。之后，我们就取消在大连理工大学 1 年半的学习，由我们自己学校教学。教学还是一贯制的要好。综合性大学，像美国“4+4”的模式倒是好，经过 4 年本科学习学生能力强，而且也挑选出了真正想学医的学生。浙大的“4+4”虽好，但是学生缺少实习，博士毕业还没实习。而 8 年一贯制也有自己的优势，但是直接从高考生中招生有弊端，很多学生并不是真正想学医的。因此医学的教育过程中间需要有淘汰和分流。

6．与综合性大学医学教育模式相比，您认为贵校在科研方面的长处和不足是什么？

与综合性大学相比，独立医学院校科研经费少、学科交叉差、跨学科交流少。而学科交叉是发展方向，如医学和工学的结合。综合性大学的竞争激烈，科研经费多，跨学科合作机会多，可持续发展好。

中医大的实际科研表现还好，每年的科研经费都有缓慢增长。国内医学院科研做的比较好的，像上海交通大学医学院。去年国家自然科学基金申请，交大本部有 300 项，交大医学院也有 300 项，发展还是很不错的；而复旦大学本部和复旦医学院去年国家自然科学基金一共才 300 项。当年，上海交通大学和上海第二医学院合并，合并之后，上二医保留原来的建制，科研经费多了，又能充分利用综合性大学的优势。而复旦大学和上海医学院合并，上海医学院完全被合并。从现在的科研表现结合当初上医要比上二医好的情况来看，这两所大学的例子很值得研究。

7．与综合性大学医学教育模式相比，您认为贵校的管理模式比如院系设置、院系管理等有哪些优点？是否存在劣势，主要是哪些方面？

与综合性大学相比，独立医学院校的优缺点还是非常明显的。最近几年，独立医学院校开始设置二级学院，以前的系都设成学院，如基础医学系改成基础医学院；法学系变成法医学院；护理系变成护理学院。但是二级学院的建设还是不够完善，名义上是叫学院，但是都归学校统一管理。学院一点权力都没有。而综合性学校的管理重心下移，各院系的权力比较大。医学院校一直都是学校统管。就拿我们学校的基础医学院来说，基础医学院近十年才设立，没有一点权力，财务权和人事权都在学校，只是最近才设立教务科管管教学。学校统管不利于发挥两个积极性，不利于院系建设。学校应该给学院更多的权力，管理重心要下移到学院，这样才能发挥两个积极性。现在医学院的招生规模扩大了，学校的管理重心应该下移。像我们学校有 3000 个研究生，7000 个本科生，每年招 1200 个研究生，1700 个本科生，这比以前要多很多了。学校要给二级学院更大的权力，如职称晋升、经费方面。现在二级学院人事权、财务权几乎没有。基础医学院一年只有 10 万经费，其他的都由学校财务处统一管理；而科研经费都是直接下来，学院没有独立的科研经费。现在教师晋升政策由学校统一制定，不同院系不能有政策倾斜。像我们学校，教师晋升有绿色通道和正常的晋升渠道。绿色通道的话，只要你文章科研到了就可以晋升，表面上走走形式就行。这就造成去年基础医学院 19 个晋升名额，18 个是走绿色通道的，只有 1 个正常晋升。基础的老师晋升完全靠科研，老师不重视教学。要是能把晋升政策交给学院，就能根据具体的情况进行调整。以前我们有 4% 的名额留给对教学特别好的老师，现在也没有了。

8．请问您对我国院校合并的评价及建议是什么，对改善目前医学教育管理体制有何建议？

院校合并本身没有错误，只是迈的步子太大太快。医学院校在综合性大学里办是 100 年的规律。但是在中国独立的医学院校虽然叫医学院，但实际上是它们是健康相关的综合性大学，不是真正意义上的 medical school。培养医生应该在综合性大学，生源好、学生综合素质高。把现在的“综合性”医学院当成 medical school 进行合并就不大好。合并存在一个缺点，就是合并之后附属医院归综合性大学管了。医学院是处级单位，不能管附属医院。附属医院直接归综合性大学管理，对医学院损失大。

现在华西医学院直接把临床医学整合到附属医院，基础阶段归法医学院管，其他都归附属医院管。而包头医学院和包头师范学院，合并之后管理体制不顺效果不好，内蒙古自治区就把它们分开了。但是教育部不同意，高考招生代码还是一个，还叫内蒙古科技大学，这是一个特例。院校合并政府不给指标，医学院校大都不同意，比如当年上二医就不同意和上交大合并。

院校合并十几年之后，大多数学校还是觉得合并之后效果不好，80% 觉得不应该合并。

9．请问您对我国医学教育规模的评价及建议是什么？

教育规模的话，应该按专业分开来说。媒体报道说，中国每年有 60 万的医学毕业生，而只有 20 万人成为医生。这个统计是错误的，他们把非临床专业的医学生也给算进去了。总的来说，临床医学的规模控制得很好，招生规模并不大，基本和需求相适应。临床医学一年 10 万毕业生左右，进入临床的 9 万多。而其他医学专业扩招太多，学校为了学费、生存，不管就业需求，一直在扩招。举个例子，泰山医学院有 30 个专业，他们合并了一些中专院校，然后按照本科来招生。

10．请问您对我国医学教育布局的评价及建议是什么？

西部的医学院校还是缺医少药。以甘肃为例，兰州肃医学院合并到兰州大学，招生少了；西北民族大学有个医学系，一年招 100 多人，但是甘肃确实缺医生。还有一所医学高等技术学校。宁夏有一所宁夏医科大学；新疆有石河子大学，新疆医科大学；西藏有一个医学专科，合并到了西藏大学，还有一个藏医大学。西部医学院校偏少，而且培养出来的医学毕业生也不愿意留在当地。像湖南医科大学合并到中南大学，招生少了，而且合并之后他们提出为中国服务，为世界服务，不再为地方服务，医学毕业生毕业之后不留在当地。

访谈记录 2

访谈对象：单独设置医学院校某专家

1．与综合性大学医学教育模式相比，您认为贵校在学科发展方面的长处和不足是什么？

与综合性大学相比，独立院校的办学自主权更大。开会时遇到综合性大学内医学院的老师，他们也有抱怨财务、师资方面的问题。他们缺乏独立院校的自主性。而独立院校在学科发展上也有一定的不足之处，比如独立院校缺少综合性大学相关学科的支持；基础学科的发展能促进医学的发展；独立院校的学科交叉比较差。

2．与综合性大学医学教育模式相比，您认为贵校在教学方面的长处和不足是什么？

教学方面，有着类似的问题。综合性大学，基础阶段的学习可以利用大学的优势，对于科学知识、人文知识的教育都有一定的优势。比如综合性大学丰富的选修课对于拓展学生的知识面是很有优势的。

在综合性大学内的医学院校更强调综合性大学的优势学科，想给学生医学之外的知识。要是课程设置合理的话，对于学生的帮助是很明显的；但是如果设置不合理的话，有可能对医学生的学习造成影响。医学比人文、理科的专业性更强，如果入学时就过分强调综合性大学的优势，开设过多无关的课程可能会对医学生的发展和学习造成不利的影响。

印象中的综合院校实力都比较强，像北大、复旦、中大、浙大，它们的生源质量好一些；另一方面，综合性院校提倡全面的教育，教育知识的全面性更占优势。而独立院校的话，比较好的，像哈尔滨医科大学、南方医科大学、重庆医科大学、天津医科大学、黑龙江齐齐哈尔医学院。它们的名气是不如综合性大学的。总的来说，现在好的医学院校多数都在综合性大学，与独立医学院校相比会更有优势。

至于北医，北医合校前后没什么变化，历史传统、生源、师资没什么变化；没有听过合并之后，教育质量有所下降。

而老师有怨言，主要是对财务、人事方面的，不会对毕业生的质量造成影响。

3．与综合性大学医学教育模式相比，您认为贵校在科研方面的长处和不足是什么？

合并之后，从理论上来说，对科研是有帮助的。从资金上说，合并之后，学校会给学院很多科研经费。学科的交叉、转化医学、多学科参与都会对科研有所帮助。印象中，综合性大学的科研实力都比较强。不足的话，主要是管理的方面，综合性大学的管理可能会更复杂一些。

4．与综合性大学医学教育模式相比，您认为贵校的管理模式（比如院系设置、院系管理等）有哪些优点？

从世界上看，多数的医学院校还是在综合性大学内，这是全球的趋势。但是国外的医学院校的独立性很强。我 2012 年去荷兰一所医学院访问，他们的医学院院长曾说过，他要想提名一个教授，跟校长说一下就好。

在国内，很多综合性大学把医学院合进去之后，就把学科分开了，护理、口腔、药学，都独立了。这样做的话，好的方面是可以自由发展，坏的方面是管理比较分散。国外以 health science 统领各个专业，资源的利用和协作要好一些。如果有一个共同的管理机构，对于各个学院的协调会好一些。而管理模式方面，独立院校的管理简单一些、效率高一些。独立院校，相当于一个领导集体对一个医学院校，财政、人事方面更容易管理。总的来说，院校合并主要还是成功的，符合国际办学的规律。美国当初就把 150 多所院校合并成几十所院校。医学院校的实力、规模在综合院系里还是很大的，有的领导会觉得合并是权力的缺失，不愿意合并；部分教师也不愿意财政、人事权的缺失。但是抱怨是一方面，合并之后工资待遇可能会提高。像当初传闻哈工大和哈医大要合并，很多老师都是挺愿意的，因为合并之后工资会提高。总之，合并是符合世界教育的规律，但是世界上医学院校还是很有独立性的，综合性大学内的医学院校要显示其特殊性。合并之后，医学院的自主性和独特性不应该被打乱。

5．请问您对我国医学教育规模的评价及建议是什么？

从院校数量来说，不算很多。与印度等国家相比，临床医生培养还是较少的。教育规模应该与教育结果相联系，很多毕业生毕业之后没有进入医疗市场。就像之前报道的那样，虽然不是很准确，但是进入临床的比例比较低是真的。医生的培养必须要有一个市场需求，才能有相应的教育规模。像我们学校临床本科招生才 400、500，不扩招，钱就少，一些方面会受影响；规模太大，对师资和培养质量会有所影响，这需要考虑学校的办学能力。另外，办学理念也会影响教育的规模。比如斯坦福每年的医学生就在 100 名以内，他们的办学理念是“培养的不是一般的医生而是卓越的医生”。现在的状况是，好的学校培养的少，差一点的学校培养的多。

对于办学规模，国家应该根据学校能力进行调控。现在省里就决定学校招生，缺少国家的调控。毕业生不能进入医疗市场，不能归咎于毕业生，应当归结于学校专业培养和市场不衔接，存在缺口。要解决这个问题，可以提高医生的待遇。医学生学习累，付出的辛苦比其他专业多。提高医生的待遇，根据医生的工作状态给予工资；解决毕业生不去社区、乡村的问题。

6．请问您对我国医学教育布局的评价及建议是什么？

医学教育的地域布局是有问题的，这与经济的发展有关系，比如说到西部，好的医学院校就比较少；东北要比沿海更少；经济落后的地方好院校就少。主要的解决办法是加大对院校的投入，鼓励当地的学生学医。澳大利亚大部分医学院校有农村医学（rural medicine），与中国的定向招生比较像。总之，把人才吸引到当地，或者在当地建设更多医学院校都是可行的。

专业设置的话，百花齐放不应该鼓励，这不符合教学发展的规律。医学院的专业不能乱办，只能办医学及其相关专业，但是现在有些医学院办出了音乐学院，就是不妥的。专业太多会占用过多资源。而且现在学制上也比较乱，统一一下是可以的，“4+3”七年制是可以的。在农村医学没有解决的情况下，3 年制的医学也是可以的；如果能通过提高待遇吸引 5 年制的学生去也是可以的；但是现在国家的政策也是没错的。

访谈记录 3

访谈对象：某资深医学教育专家

1．目前，我国临床医学专业学制分为 3 年、5 年、7 年、8 年等，请问您对此现象如何评介？有何建议？

学制的转变第一个是历史的过程，第二个就是与我国的国情有关系。

首先是关于三年制的问题，三年制适合于为农村、城市基层服务，用于培养没有学位的医生，毕业后相当于医士。五年制是新中国刚成立时缺乏医学人才，为了选拔人才，规定本科学制为五年制。后来随着医学的发展，就要建立重点大学。比如说 1959 年经过大跃进，大家意识到医学还是要有重点院校，当时包括北医、上海医学院、华西医学院、中山医学院等。七年制是改革开放之后，为了提高医生水平，教育部提出七年制。当时还是有不小阻力的，后来在一些学校的带领下，七年制兴起。八年制的建立是随着大学的合并，现在重点医学院校基本都被大学合并。对于医学生来讲，最缺乏的就是自然科学、社会科学、人文科学的基础。因此有了大学合并的基础，最终就提出了八年制的想法。美国也有八年制，但他们和我们不一样，美国是先读四年的一般院校，拿到学士学位。医学是作为毕业后的扩展教育，如霍普金斯大学。协和是在霍普金斯医学院的基础上做了一些改造。协和的医学预科三年后再经过一次考试，进入协和医学院，再念五年大学。八年制的目的是要把医学生培养成具有人文精神、自然科学知识和一定的科研能力、实践能力、创新能力及临床技能的拔尖人才，也要有一定的国际竞争能力和潜能。八年制最初是北大发起的。北医和北大合并后，学校向教育部提出试办八年制临床医学教育。当时试办八年制也有一定的阻力，比如有人提出九年制提案。后来在中国高等医学教育专业委员会一次会议上，确定了扩大举办八年制的院校，包括上海医学院、中山、华西等。

此外，在教育部、原卫生部牵头组织下，设立了高等医学教育管理体制和学制学位改革研究重大课题，高等医学教育专业委员会相关课题组提出了“三、五、八”的中国医学教育学制。继续保留三年制主要为基层培养留得住的医疗卫生人才；五年制毕业生为临床医学教育的主体，为广大人民提供具有一定质量水平的医疗服务；八年制仅在少数院校设置。

随着社会的发展，人们对医生的要求也提高了。八年制培养的医生不是仅仅掌握临床知识与技能就可以，而且还要成为具有科研能力、教学能力的未来的学科领域领军式人物，这些还是要在本科阶段完成。

三年制取消不了的原因也是由于农村的需求。目前农村的医疗设备、医疗卫生人才都很缺乏，服务水平、医疗技能也有待提高。卫生事业的改革也出现了一些问题，比如说公平问题。还有国家投入不足等因素，虽然有了一定的改观，还是很难弥补。目前来说，这种状况很难改变。社会上也存在信任危机和道德危机有待解决。

2．目前综合性大学对于医学教育管理模式不尽相同，有分权型、集权型、中间型等。请问您对这些管理模式的评价及建议是什么？

教育部曾专门发文，明确要求举办医学教育的直属院校把医学教育管理部门（如医学部、医学中心、医学院）变成实体，赋予相应的权力。我们为什么要叫“学部”？因为北大原来就有理学部、人文社会科学部、工学部。医学部和它们不同之处是我们是实体，具有管理功能。实践证明，我们的管理体制是正确的，是符合医学教育规律的。日本就有医学部的说法，美国没有，但是有医学中心，下属各个院系。我们对外叫 health science center，因为医学教育包括临床医学、预防医学等，是一个大医学的概念，并不仅是临床医学。严格来讲，应该由学院来管理各个院系。对于我们医学部来说，北大是一个很包容的集体，对北医的很多问题都很支持，也在经费方面给了医学部很大的支持。

就其他医学院而言，复旦从前是各管各的。最近也有了很多改变。浙大也变了，现在医学院的权力也比较集中。

3．有些人认为合校并没有产生实质性的结果，反而在一定程度上制约了医学教育的发展，现在大家较为普遍的观点是可以合并，但应该给予医学院校足够的自主权。是不是不合并更加能促使医学教育的发展？此外，合校引发很多医学院校的招生受到影响，如专业稳定性、医学人才毕业后的去向等。您如何看待合并对医学院校发展的影响。

最初，合校对于生源问题确实有影响。比如，北医和北大合并之后，2001 年北医的分数线与北大校本部较为一致，造成生源数量减少。北医有很多院系，分数要求也不相同。如果都跟北大走，那北医的生源会受一定影响。后来北医有了自己的招生代码以后，这个问题得到了不错的解决。

目前社会上总反映临床医生能力不行。但是，是看学生毕业后的潜力还是看当前，还有待商讨和观察。此外，临床能力的培养主要是在毕业后，住院医师规范化培训就是要解决临床技能问题。

关于医学预科和医学教育时间的分配对于医学生能力的影响现在还没有人评估，希望以后能够看到。医学预科现在又叫通识教育，对于一个学生的人文素质、核心价值观的形成有重要意义。

4．2012 年，教育部则发文要求部属大学提高医学教育的自主权。就您所知，该政策的执行情况如何？面临的最大障碍是什么？对于加强综合性大学医学教育自主性，您有何建议？

北大已经给予了医学部足够的权力了。具体而言，为什么北大医学部不单独叫法人？主要原因是当初教育部不同意，北大也不同意，认为如果医学部是一个法人的话不合适。现在就是对外可以用，但是需要到北大去签一个字，北大方面认可后才可以。但最近好像有些变化。北大有一定自己的看法。

对于教育部 2012 年的相关文件，全国范围内的执行情况有待研究。执行方面的障碍可能包括双方的沟通、需求等问题。

5．您觉得北医在合校之前与合校之后有什么样的变化？您如何评价这种变化？

总体来讲，合校是成功的。第一，没有破坏医学教育的规律。北医和各相关院系、医院都还是一个整体，北大给了医学部很大的自主权。第二，北医也从北大得到了很多支持。合并后职称评定、学位评定、干部任命都是统一的。985 经费给了医学部很大支持，教职工的岗位津贴也增加了很多，北医得到了很大的发展。基本上来说医院、学校和医学部形成了一个整体。

学科融合虽然取得了很大的成绩，但还存在融合不够的问题。临床医学还是要和基础学科进行合作。现在提转化医学很重要，因为临床研究需要的不仅是临床技能，那样永远达不到世界水平。科学研究是发现，必须通过基础研究。通过研究找到医学规律的东西，这样才算是原创性成果，才能达到世界水平。

不过，很多问题没有从根本上解决，比如双方的文化还不完全相同等等。还需要进一步的努力。这个双方都有责任。比如说北大成立了医学分子研究所，但这个完全可以放在医学部。

教学基本还是各自为政，跨学科的组织还需要落实。此外，行政管理上还需要进一步努力，提高管理水平。比如说医学部现在的管理人员数量比合并前还要多，需要进行人员精简。精兵简政，才能提高效率，不要人浮于事。北大的管理人员能力很强，素质也较高，有很多值得我们借鉴的地方。

此外，北医与北大合并以后职工待遇和经费得到提高。可以说，如果没有和北大的合并，北医不会有这么快的发展。例如，在合并以前，有人说贫困北医不是一流大学，资金远远不够，得到的重视程度不够。

严格来讲我认为应该有一个医学院来驾驭各个系。

6．作为医学教育的资深专家，您觉得可以从哪些方面去评判我国医学教育规模、医学教育布局（地域、学制、专业等）是否合适?

要评价医学人才培养规模应该按专业分开讨论。首先，临床医学生要够，临床医学本科生是相对不足的，而且水平参差不齐，培养质量有所下降，特别是地方院校。不少医学院校增加了管理等等专业，尤其是地方医院扩招很严重，导致实习医院不足，医学教育质量有所下降。对此类问题必须要认真整顿。

在公卫方面，上海医学院很好。我们学校很多老专家去世，也有人才流失的现象。

美容、营销、医疗保险、康复等专业对于医学院校来说没有必要。举办这些专业在某种程度上失去了举办医学院校的意义，对教学质量也会有影响。医学院校主要是培养医生，一些基本的院系一定要有，比如药学、临床、公卫、口腔、护理等等。这些专业下面也不需要分太多的专业，那些都属于毕业后教育。医学院校学生首先需要成长为一名具有综合素质的医生。

地区分布：全国来说东南部、东部的医学教育水平较高，比如北京、上海、中山、华中等等。西部、北部为数不多，较为落后，好多学校完成合并以后没有得到很好的发展，比如说兰州医学院。东北部有哈尔滨医科大学、吉林大学医学部、中国医科大学等等，医学教育水平还可以。

管理体制：教育部和国家卫生和计划生育委员会应该密切合作。教育部负责培养医学卫生人才，国家卫生和计划生育委员会负责继续医学教育和人才使用。各部之间应该打破权力之间的鸿沟，真正为国家的医学教育做贡献。国家卫生和计划生育委员会现阶段对医学院校投入有很多。教育部应该对合并院校有特殊的支持，真正让院校合并有合并的意义。

建议：需要对医学教育进行整顿，比如说认证的控制。我们虽然有人文部门，但没有成立人文医学专业。目前，我国对于医学院校还没有建立完善的认证体系，只有临床医学本科专业认证。在医学教育认证中，首先应看一个学校有没有开设院系的能力，而不是只看专业的问题。

对于各地不平衡的问题：东西部之间、贫困地区与相对富裕地区之间差距太大。要提高地方水平应该是当地来办医学教育，但是重点是人才的控制。过去不是不重视农村医学卫生人才的培养，但人才很多都流失到大医院，这是个很大的问题。人才也吸引不下去。主要是收入差距问题。与此相对比，台湾的全科医生就想留在乡镇工作。主要原因在于那里工资不低，而且得到了民众的信任，自己又没有太大的压力。台湾的这种模式就很好，值得我们借鉴。我们现在差别太大，而且不能马上解决，所以应该主要靠吸引人才，但也不能硬性规定。因此有待于进一步的改革，提高收入，缩小差距。

访谈记录 4

访谈对象：某资深医学教育专家

1．您是临床医学专业认证方面的资深专家，但现在我们也看到，很多医学院校除了临床医学专业外，还开设了很多其他的专业，对此，您怎么看？

就我所知，有一些医学院校，名字叫做医学学院，但是它的非医学专业（根本与医学无关）的数量要大于医学专业的数量。虽然我没法告诉你具体的数量，但它给我的印象是这样的。谈及这样设置专业的背景和目的，就不得不涉及扩招的问题。在高等教育从精英教育向大众化教育转变的过程中，扩招是一种重要手段。所有学校都要扩招，医学类的扩招呢，从省级领导到学校领导都想扩招，但是由于自身医学专业受到医疗资源、教学资源等客观条件的限制，尽管也扩招了，但是依然无法满足扩招的要求，因此在招生名额没有限定的情况下就大量设置一些非医学专业。所以在全国所有的医学院校中，打着医科院校或医学院的旗号，其中非医学专业大于医学类专业的有不少。

在专业设定上，理论上应该由教育部审核，但我知道后来教育部有一个放权，除了临床医学专业或者是口腔医学这些真正的医学专业必须由教育部审核外，其他专业下放到了省市，不知道省市的审核是否真正落实。这么一来的话，就成了多科性的医学院校。所以我们去一些医学院校认证，我说你们这个叫医科大学或医学院校，你们知道你们的学院的使命所在吗？校长倒是不糊涂，说是临床医学专业，我说那你们办这么多专业，对这个有没有冲击？他当然会用各种解释来说不冲击。认证的时候，因为我们没法进行长期观察，所以看不出个所以然来，但是我们会提出来必须保证临床医学专业不受影响。

我认为不是不可以开设其他专业，但是必须有限定、适度地开设，其他专业的设置不应对临床医学专业产生负面影响，因为医学院的基本、主体、核心是临床医学。

2．我国临床医学专业学制分为 3 年、5 年、7 年、8 年等，请问您对此现象如何评介？有何建议？

学制的问题，是一个比较复杂的问题，尤其是在中国。3 年制设置的初衷是为了满足农村基层医疗卫生的需求，从中国的国情来讲，在当时的情况下，我们培养的一批赤脚医生解决了当时农村卫生医疗一些基本方面的需求，但是它的公平性却没有保障。

我认为一个正在建设现代化的社会，必须要有足够的前瞻性，要讲民生，就必须保证医疗的公平性，而恰恰在这个公平性上，我们是排在倒数的位置上的。简单地说，农民的命就比城市人的贱吗？这说不过去，到现在为止还抓着赤脚医生不放，我认为这是一种落后的表现。一个现代化的社会，要解决民生问题，要保障公平的医疗待遇，要解决农村的缺医少药问题，需要政府拿政策出来。农村的孩子、农民工都要进城，你如何让一个医学院校的学生心甘情愿地在农村待一辈子？所以必须从政策上给予引导，将医疗工作人员引导到基层去，比如说在住院医师完成规范化培训之后去基层服务一段时间。当然，也不可能要求人家在那儿呆一辈子，可以提出要求，达到一定的目标后（例如培养出多少医生？）可以再回到大医院来。所以我认为从前瞻性，从现代化民生，从医疗公平的角度上来看，3 年制的存在是一种落后的表现，不应该长期办下去，3 年制不能成为领导思想上解决农村地区医疗需求的主要或根本途径。

我们中国也需要发展自己的医学，所以我们希望通过 7 年制、8 年制培养一批高端的医学人才。医学 5 年制是 1949 年后向苏联学习而来，现在已经有了 60 多年的办学经验。5 年制的院校，全国有一百多所，目前全国不同院校的学生水平差距很大。从招生的角度来讲，我们都是一本招生，有不少学校是二本招生，这就有很大的差别。随着医学教育内容的增加以及医学人才质量要求的提升，单纯的 5 年制是有所欠缺的。北医在 1966 年以前曾经招过 6 年制的学生，这批 6 年制的学生还是很不错的，但是有一个很大的问题，我学 5 年，你学 6 年，毕业以后我们的工资相差不大，可是你还得晚一年毕业，这个就不合理了。所以为了解决这种不合理现象，以及培养高端人才，就开办 7、8 年制，利用学位进行人才吸引。从开办以后，每年的生源质量都比较高。曾经有段时间，基础医学专业是北医录取分数线最高的一个专业，后来随着临床医生工资水平提高后，7 年制临床医学专业的分数线就提高了。

医学院校与综合性大学合并后，我们开始 8 年制的招生，办了 8 年制以后就不再办 7 年制了。因为一个 7 年拿硕士，一个 8 年拿博士，这样在一个学校里很难处理。我个人认为少数高水平院校开设 8 年制专业是非常有必要的。另外，整体的医疗卫生队伍水平的提高有赖于全国一百多所院校的院校长认真地提高自己学生的培养水平。

3．纵观全国医学院校与综合院校的合并，您觉得取得了什么样的成果？又引发了怎样的问题？如何解决？（学科发展、教学、科研、人才培养等方面）

如果要研究合并带来的成就，可以认真剖析一下北京大学医学部。为什么这么说呢？第一，北医这个合并的模式，我个人认为是保存了医学部整体的实力，保存了医学教育自身的特点与发展规律，同时呢我们又得到了教育部关于 985 院校的支持，在经费、硬件方面有了很大的保障，这些是有利于促进学科、教学、科研等方面发展的。

有一些学校合并了以后，产生了各种问题，这些问题是由合并带来的，或者说因为合并而暴露得更加明显了。我认为合并暴露什么问题以及问题是否能有效地解决主要取决于综合院校和医学院校双方领导的态度，尤其是综合性院校领导的观念与态度。双方的态度应该一致，真正形成“把事情办好，把教育水平提高，把人才培养质量提高”的共识，而不只停留在口号和套话层面，如实地抓实际工作，不要把合并后的权力放在第一重要的位置，特别是综合性大学的书记和校长。在这一点上，我认为北大和北医做得很好，树立了一个很好的模范。双方的包容性很强，北大也给予了北医很大的自主权。而有些院校，综合性院校过于看重自身的权力范围，而因为自身对医学教育认识的局限性，往往忽略医学教育基本的规律与特点，闹出不少笑话，也阻碍了医学教育的发展，出现很多的问题。

所以理论上来讲，合并是有利于整体学科的发展，有助于教学水平的提高的。但是具体效果怎么样，还是要看学校领导者们是否从思想、政策、工作上去落实。要解决其中引发的问题，重点应该要解决好“权力”这个问题。中国的官本位思想较重，从管理上来讲，“人治”的味道更重一些。因此，要想真正解决好这些问题，从目前来讲，应该首先解决好管理者思想与观念问题。从国家层面而言，在有院校合并的目标同时，应该提出一些具体的指导方案，例如人事管理体制上的改革与配套非常关键，对于违背教育发展规律，过于看重自身权力的管理者不应该担当一校之长的角色。只有综合性大学领导者充分尊重医学院校的基本规律和特色，方能很好地解决合并引发的问题。

综合性大学的人文思想活跃，这有助于医学人才人文精神的培养。中国教育陷入一个误区，忽略了把学生作为“人”的教育，如高中的文理分科就是一种非常误导的教育观念。北医在没有合校前就把学生送到北大进行学习，目的就是要加强学生人文精神，提高学生的人文情怀。

4．目前综合性大学对于医学教育管理模式不尽相同，有分权型、集权型、中间型等。请问您对这些管理模式的评价及建议是什么？

我认为绝对不要采取集权型，综合性大学必须给予医学院校足够的自主性。医学教育管理模式有自己的规律和特点，综合性大学应当尊重这些规律和特点。分权型是一种较为科学的管理模式。

5．合校是否成功？合校引发很多医学院校的招生受到影响，如专业稳定性、医学人才毕业后的去向等。

合并的成功与否现在还不能判定，毕竟实行合并政策才过了十多年，还需要长时间的观察。合校确实是引发了一些招生问题，比如说专业调剂的不合理性，总不能让一个报化学专业的学生调剂来学医吧。有些合校后的医学院校还出现招生人数不满的情况。医学专业应该是有一个相对固定的群，这个群对于医学有兴趣，热爱医学专业，从而选择报考医学院校。

北医在合并的第一年采取的就是和北大本部一起招生，就出现了招生不满的问题，于是第二年马上修正，单独招生。所以医学院校的招生应给予特殊考虑，要考虑那些有志于学医的学生，单独招生是必要的，也是解决招生问题的唯一办法。

6．2012 年，教育部则发文要求部属大学提高医学教育的自主权。就您所知，该政策的执行情况如何？面临的最大障碍是什么？对于加强综合性大学医学教育自主性，您有何建议？

现在，医学教育的自主性，很大程度上是取决于综合性院校和医学院校双方领导的态度，不同院校医学教育的自主性有所不同。也许可以通过制定相应的法律法规来保障医学教育的自主性。

7．您觉得北医在合校之前与合校之后有什么样的变化？您如何评价这种变化？

我觉得这个问题由现任领导来解答更为合适。

8．您对我国医学教育规模的评价如何？在规模方面，您认为存在的最大问题是什么？有何建议？

上面提到很多医学院校办了很多跟医学没有关系的专业。就临床医学而言，很多院校的招生规模过大，符合教学要求的医疗资源不够，教学质量没有保障，很多医学院校甚至在临床医学实习阶段没有严格地要求必须在规定的教学医院中实习（当然，他们也是以为了促进就业为借口），而是让学生复习考研或者回到家乡的医院实习，这样就无法真正保证临床医学教育的质量。而在北医研究生招生过程中，也发现这个问题，有些医学院校培养出来的学生，连最基本的操作技能都不会，培养质量出现很大的问题。

世界各国医学教育的普遍特点是生源质量高、教学规模小、学习时间长、投入大，是非常典型的精英教育。所以对于我国而言，我认为临床医学一定要控制、稳定规模，优先保证教学质量，因为医学是对待人的生命与健康的行业，必须有质量的保证。

我们在开展临床医学专业认证的时候，也一定要考虑学校对于临床医学专业质量保障上的措施，有没有足够的设施与实力来保证临床医学专业学生的质量。

当然，目前我国的管理体制上也有一定的问题。教育部是认识到控制招生规模的重要性了。但是地方所属院校又归地方政府管理。如果地方政府的领导觉得应该扩招，应该达到比较高的入学率水平，要求学校扩招，那医学院校管理者也不得不扩招。因此，医学规模的控制需要各个层面都认识到医学教育质量保障的重要性。

医学规模适宜度评价上，因为受到多方面的因素影响，很难有一个评判标准。就我个人而言，我觉得可以从每百万人口医学院校的数量、每百万人口医学生数量、医护人员需求等方面来考量。当然，在数据的背后，还应该根据具体的情况来进行分析，例如西部，虽然医学院校少，培养的学生数量不多，但是人口也少，可能其指标值比东部还要高。因此，在你们课题提出政策建议时，要考虑具体的情况。

9．您对我国医学教育布局的评价如何？在布局方面，您认为存在的最大问题是什么？有何建议？

我国医学教育地域分布不均，地域差距较大，首先应该加强当地教学，并通过合适的政策保障落后地区有适当的人才流动。但是呢，如何进行流动，这就需要相应的政策来引导。专业分布，要以临床医学为主体、特色、核心。办学层次方面，要注重 5 年制学生的培养，勿盲目追求高学位。因为教育资源也是有限的，盲目追求高学历容易导致教育资源的浪费。此外，要加强学生毕业后培养，尤其是住院医师资格培养。持续的毕业后教育是非常关键与重要的，不能把所有的重点都放在学校教育上。应注重卫生人力资源的节省、培养和使用。

访谈记录 5

访谈对象：单独设置医学院校某专家

1．在人事、财务等方面，请问贵校与附属医院的关系是怎样的？

哈尔滨医科大学附属医院有 5 所，还有一个大庆分校区，人事制度附属医院和大庆分校区是一样的。

附属医院均相对独立，财务独立，附属医院自己说了算。对于教学附属医院是自己投入，基本课程是国家通过学校投入给附属医院，附属医院的院长和书记是由学校任免的，其他人事任免由附属医院自行决定，所以附属医院职工工资来源于医院自身和国家投入两方面。学校本部收的学费不用发给附属医院。

哈医大校本部对大庆分校区的校长和书记进行任免，其他人事制度由大庆分校区自行安排和决定。大庆分校区是早期的煤炭医学部合并过来的，是 2000 年教育厅协调并入哈医大的，哈医大是由省里教育厅管的，哈医大在专业分布上算综合性医科大学。

哈医大经费来源：政府每个学生学费投入从 8000 元 / 人提升到 12000 元 / 人，这些学费全部由学校自由支配，不用上交。职工工资：财政部统发的部分 + 校内工资。

2．能否请您介绍一下贵校本、专科专业设置情况？近年来贵校新设了哪些专业？为什么设置这些专业？设置新专业的审批流程是什么？

哈医大目前有 12 个本科专业，9 个专科专业。哈医大最早的五大专业是临床医学、麻醉医学、预防医学、口腔医学、影像医学。在这之后也就是 1999 年，哈医大增加了医疗保险、卫生监督（全国首家开设卫生监督专业的学校）、护理、药学这四个专业。2003 年，新增中西医、生物信息两个专业。2004 年新增法学专业。2011 年新增市场营销、生物技术两个专业。

哈医大申请新专业的流程是：由学系提出（主要是学系根据与卫生部的交流沟通得到的信息了解增设专业的必要性）。通过和卫生部的沟通和了解新增专业的信息，然后进行学校申请，通过学校里的相关专家的论证之后，上交到教育厅进行最后审批。

新增专业很多是依据上级卫生或教育行政部门的判断进行开设的，也希望能依据市场需求调研来增设专业。

3．能否请您介绍一下贵校招生政策，比如招生数量如何确定以及增减情况？

七年制的专业有基础和临床两个专业，2014 年基础专业招收 150 人（很多了），因为学临床专业的学生不愿意再转到基础专业去学习，学基础专业的学生很想再转到临床专业去学习。基础专业的老师少，学生不愿意来，所以增加基础专业的招生人数，来保证人才。

2014 年本部招生 1500 ～ 1600 人 / 年，大庆分校区招生 800 名本科生和 900 名专科生。

招生规模的变化主要有几个节点：

年份	1998	1999	2003	2008	2012	2014
招生	500 ～ 600	800 ～ 900	1100 ～ 1200	1500	1600	1500 ～ 1600

临床医学专业的招生规模相对比较稳定，现在保持每年招 400 人左右。招生人数逐渐增加主要因为新开设专业增加招生。伴随招生增加，师资每年流入 400 ~ 500 人（18 个下属单位），每年离退休教师也相对增加了。

4．与综合性大学医学教育模式相比，您认为贵校在学科发展 / 教学 / 科研 / 管理模式等方面的长处和不足是什么？

独立医学院校对于医学教育的认识更深刻、精力投入更充足、重视程度也更高，而且医学院投入高、学制长是现实。综合性大学容易忽略临床专业的实践，更注重人文素养等其他课程，而学生的精力和时间是相对固定不变的，那么对于临床医学课程的时间和精力相对就减少了，只有 60% ~ 70% 的时间为有效医学教育的时间。美国医学院是 4 年制全部学医学课程，而中国的 5 年制学医过程中有一年半，也就是三分之一是学的非医学课程，三分之二学的是医学课程，所以中国的临床课程学习相对是少了。综合性大学附属医院脱离，被动投入，而不是主动投入了。综合性大学对学科发展认识更深刻，交叉学科更多，合作更多，团队力量更大。

教学设备采购方面，独立医学院校可以一步到位，相对容易，少了层层审批的环节。举个例子，白求恩医学院合并到吉林大学后，设备采购的审批周期变长，人权、财权、物权都削弱了。也看综合性大学对医学院给予多大相对的独立性。

卫生管理、生物信息、办公自动化这些专业事实上独立医学院校也有，独立医学院校也是在向综合性大学的优势方向靠近和接近。

优点：院系合一。临床医疗与教学合一，学院院长和科室教研室主任是一个人。但是现在教研室主任与科室主任是又分开了，之前是一个人。院系合一，可以激励附属医院重视教学。

大学有很多好的管理经验。哈医大是校教育处是小的（才 9 个人），学院是大的（每个学院都设立教务科、科研科、继续教育科，每个学院都有 4 ~ 5 个人从事教学），二级学院教学管理相对独立。

5．医学院校与综合性大学合并后的优势与不足是什么？

合并到综合性大学后优势也不明显，要充分尊重医学教育规律，医学教育的学制 5 年甚至 8 年，不同于其他学院的专业。院校合并后，综合性大学的医学专业统统招生不好，因为非医学报考专业调剂来的学生对于医学专业的选择不稳定，学医动机是非常重要的，医学专业认可度很关键，目前只能是从临床医学专业调剂到非临床医学专业。对学生而言是只能高分向低分专业调剂，报考临床专业的最后有部分人会流失。独立院校要比综合院校招的医学生流失少一些。

6．哈医大是否有过合并的历史？

哈医大有过两次院校合并的经历，一次成功，一次失败。哈工大曾经想让哈医大并入哈工大，但要求哈医大的附属医院剥离，哈医大不同意，没有合并，哈医大继续相对独立。2000 年，煤炭医学院成功并入哈医大。

7．您对医学教育规模与布局有什么看法？

医学教育规模应进行调整。目前的社会需求和需求的学历层次，都是学校自己定的招生数经教育上级部门审批。普通医学院校既保证不了质量，也保证不了就业，但招生数量巨大。普通医学院校的招生一定要控制，重点医学院校招生应当适量增加“5+3”的招生，才能保证医学教育的精英化教育。现有招生数量的制定缺乏科学规划和市场需求调研。应进行学校招生规模的论证，让规模、质量和效益三方面协调发展。对学生负责，对学校负责，不盲目扩招。

现有招生规模的问题是长学制过少，三年制过多。生师比、临床招生所占比例需要动态调整，防止规模过剩。医学生的就业需要依据社会需求和用人单位的市场需求，进行布局。

中国医学教育相关专业的学制种类繁多，太过繁杂的学制是不利于医学教育的，应当以一个标准的学制进行医学教育，不同的学制造成的是医学教育的不公平，学制不同待遇就不同，应当缩小待遇差别，应当按照一个学制标准进行医学教育，比如都是五年制，应当让三年制的招生市场萎缩，因为三年制的医学生质量不高，社会需求不大。注重公平和效率，欠发达地区通过好的政策（子女上学、住房、待遇）留住好的医学人才。

教育部一直提医学教育要以五年制为主体。七年制前五年是本科标准投入，后两年是研究生标准投入。

8．为什么哈医大的附属医院肯投入资金和精力到教学？

因为医学院档次高就要有教学，储备和培养后备人才力量，对教师本身是促进，教学相长，互相促进，教学是医院软实力的重要体现。这也是多年文化积淀下来的约定俗成，教学方面各个医院之间会互相跟进，是一个理念问题，每年的医院工作报告其中一部分就是要报告教学方面的工作和成绩，教学是中心地位，医教研相互促进。

访谈记录 6

访谈对象：某资深医学教育专家

1．您如何评价我国目前临床医学专业学制分为 3、5、7、8 年现象？有何建议？

1949 年新中国成立之后，医生素质亟待提高，于是我国先学习前苏联的临床教学模式。除了现在讲的 3 年制临床医学专业，还有中山大学的医士，还有中专、大专、本科。旧中国遗留下来的有两种，除了北医有 8 年制临床医学专业，其他院校大概都是 5 年制临床医学专业。

1962 年，北京医科大学和上海医科大学临床医学专业由 5 年制变成 6 年制，1979 年又变回去，本科是 5 年，专科是 3 年。后来协和是 8 年，觉得太长，折中成 7 年。把学医的人分为三六九等，市级医院聘用 8 年制毕业生，县级医院医生以 5 年制本科毕业生为主，还有基层的 3 年制，影响了医学公平性。不过，公平性也是理想化，全部都是 8 年制也不符合现实。浙大以前也有 7 年制，现在 7 年制也取消了，有 3 年、5 年、8 年。个别学校没有 8 年制的还有 7 年制。美国医生是 8 年制，纽约的大医院和家庭医师都是 8 年制，同样质量的医生给人民看病。多学制是不公平的表现，但是是历史原因造成的，现在也不可能改变，将来经济发展了、城乡差距缩小、居民生活水平提高、健康需求增加了，可能会有所改善。

现在我国医学教育基本是以 5 年制本科最多，不少还是 3 年制大专，中专医士和护士很少，部分检验还有。还有很多 3 年制的大专，因为农村基层医生要进的来、留得下，学历越高、学制越长越不容易在农村留得下。所以从广大农村边远地区看，三年制也是很受欢迎的，因为很多地方 3 年制都还没有。光空谈卫生要公平，要协和 8 年制学生到贵州瑶寨里面去看病是不可能的。

2．您对医学教育管理模式的评价和建议是什么？

浙大合并问题，反对一方的意见很多，主要是医学院反对，赞成的基本都是综合性大学的领导。合并以后，医学可以在综合性大学里面得到学科的交叉，有更好的氛围，但是实际上却存在很多问题。比如，合并前医科大学的医学院是一级学院，合并后从医科大学变为综合性大学下的附属学院，是二十几个或者三十几个学院之一，医学院变成二级学院。综合性大学对学院按照其他学院一样统一的政策和统一的标准来进行要求，问题是很多具有医学特色的教学人才引进没有自主权，不能医学院说了算。举个例子，巴德年院士从协和退下来到浙大当院长，在引进师资时大学需要两年时间来进行评估决定留不留。巴德年院长签字报上去，到了人事处被处长打下来了，理由是国家自然科学基金课题和 SCI 论文方面不符合。浙江医学院院长不同于协和医学院的院长，这就是合并后的弊病。

医学院护理系招生要依托浙江大学，最低招生分数线比一本线高 100 多分。这么高的门槛学生不愿意去学护理。浙大不批准护理专业降分录取学生，使得浙大连续 8 年招不到护理的学生，一个学生都没有。另外，医学院根据医学需要要发展专业和实验室，就要全校评估，教学资源和经费分配没有根据医学的特色进行考虑。

关于合并要向北医学习，北医是医学院的较好楷模，因为北医的主要领导都在北大重要岗位任职，王德炳从 2000 年 4 月至 2002 年 4 月任北京大学党委书记、柯杨任北京大学常务副校长，韩启德任医学部主任，可以代表医学部和北大签字，医学部是独立法人地位，有独立人事财务权。上海二医合并到上海交大，上海二医很好，基本相对独立。和北医一样，具有本科单独招生代码的巨大优势。对于合并后的弊病，缺乏评估和扬长避短的措施，教育部应该多听医学院校的意见。

浙大经费是按生均拨款，实验室也是，按照理科学生拨款，而非文科，生均拨费的标准一样，跟国家标准一样。以前浙江大学是教育部管，浙医是浙江省管。合并后医学院对附属医院名义上管理，实际上脱离。附属医院属于浙大旗下。以前直属医院每年收入 0.35% 给医学院用于教学，这是一笔很大的钱，达到 3.5 亿的数额。合并后这块资金没有了，这是很大的损失。另外，招生人数受到控制，医学部财务也受到学校管辖。拨款和科研经费来源于校本部。招生受到影响，本科生、硕士生和博士生都给一定指标，招生没有主动权，每年本科招生 300 ～ 400 人，研究生招生 300 ～ 400 人，一年总共招生 800 左右，每人两万元一年是 1600 万，用于实验室建设、教学费用等。浙大医学院和浙大是一个财务系统管，所有经费要经浙大财务处长批示才行，不能院长自行决定。浙大医学院经费来源于国家给校本部，然后拨给医学院。科研经费现在是最大的一块经费来源，一年约 4 亿至 5 亿左右，这才可用于实验室买设备和改善条件。

教师工资另外单独拨款。教师编制根据生师比决定。除了工资，还有津贴。教师不够还要另外招聘教师。如果经费不够，就得自掏或者自筹。合并前后经费拨款没法准确衡量，因为货币购买力在逐年下降，虽然工资水平平均都高了 20 倍，但是在货币贬值状态下的薪水提高缩水。

医学部教工问题，钱与学校其他老师一样，关键是教工的工作环境，以及每个人的理想和梦与现实之间的差距。1998 年合校到现在，很多老员工都退休了，新来员工很多没有对老校的感情，都希望参照北医与北大的模式，最好进行评估一下。1978 年之前，上医比北医的教育水平和师资强，一级教授是全国最多的，比综合性大学如复旦大学都多，比北医都强。1978 年之后，两个都没落了。教育部对北医重点支持，有很多资金盖房子，资源丰富，但是，上医属于地方院校，发展缓慢。上医合并后附属于复旦大学很惨，100 多老教授写信给中央，请求恢复上海医学院的名字。中央同意了，但是仅限于基础部名字为上医，不包括药学院等，前年又开始要求恢复医学部，和北医模式一样，其他的学院归复旦所有。希望恢复医学部，参照北医模式，管理模式独立。这种模式很不错。

上医复旦合并后，全部被打乱，两者间人员不流动，教师和医生不流动。倾向于分权，不希望中央集权。权力应分散，重心应下移，教授治校，打破行政的条条框框，这是最好的，不要官本位治校。如果浙大逐渐在各个领域发展，然后吸引医学院校加入的话，效果更好。强制性合并，弊端很多。为什么国外私立大学排位高，公立大学排位低？教育不能与政府挂钩，应该由教育部给钱，让学校自主办学。

3．2012 年，教育部发文，增强医学类院校的自主权，是否对浙大有影响？

政府没必要发文，院校的人员会主动改革，只要政府不反对就可以。教育部不应该管制，应该让学校自由发展。教育部只要拨款就行，不应该干涉学校内政。学校自治。

学校与学院之间的权力平衡，话语权应该平等，不应该是上下级的关系。医学院应该有自主权。医学院领导进入浙大后分管的是全校的利益，而不再代表医学院利益。

我是 1990 年合校之前到的浙医，合校前后的情况都比较了解。财力、人力和科研水平比合校前提高了，但是没有对照、没有随机，很多社会经济因素的影响无法区分。1992 年合校前到的浙医大排浙江第九位，现在浙江第四位，合校后到现在科研水平提高。因为科研经费、申请教授对 SCI 要求等问题，导致了科研提升，但是教学方面因为没有评估，提升不高，老师不愿意花很多时间在教学上。但是这属于鸡叫天也亮，鸡不叫天也亮。合校和不合校都会发展。学校是一级，医学院是学校二级学院，原来的公卫学院、药学院等由二级降到三级学院，系级别降低了。医学院要遵守浙大的规定，没有自主财政权。下面三级学院更没钱，对于人才引进要逐级上报，审核。

4．您认为我国医学教育存在的主要问题是什么？

首先，是招生问题。医学教育是专业性教育，跟其他的教育不同，出来就是当医生，招生人数应根据医生每年所占百分比确定。台湾每年规定招生 1200 人很好，大陆说是计划经济，但是招生人数受教授人数等影响，每年都在变。中国没有招生规定和规划，医学生是专业教育。第二，临床体系乱。一个完整的医学教育包含三个方面：本科教育、研究生教育、继续教育。其中，本科教育特点：招生规模太大，没有根据需求设计，还有没有以教师为主和缺乏学生人文培养等。第三，是没有统一的标准。毕业后教育，没有好的住院医生培训制度，要有统一要求，要统一质量，要有严格的培训计划。像协和严格要求：自己主刀 500 例手术。第四，学位制度乱上加乱。3+2 等，为挽留人才随便授予硕士、博士学位，博士学位的没做过一天临床大夫，每天都是和细胞实验室打交道，不能做大夫留在临床做医生。这就是相关部门不懂医学教育的人乱管理。像美国医生的培训都是第三方 NGO 管理的，得到社会认可，而非政府硬性命令。教育应该去行政化，回归学术和教育，教育部唯一要做的就是教育资金的发放管理。

在地域布局上，不应该是政府安排，应该是按照需要增加或减少专业。现在都是政府安排的。西部不想去，解决办法，就是提高待遇，高于城市待遇就会愿意去。招生数量应经过研究部门测算、研究出来，然后上报给政府作为参考。招生规划根据测算进行增减。